1+X 职业技术·职业资格培训教材

中药调剂员

（四级）第2版

主　编　许锦柏

副主编　吴正风　程声华

编　者（排名不分先后，按姓氏笔画排列）

　　　　王雪凤　叶愈青　师文道　孙运刚　吴正风

　　　　张国明　张增良　陈文湖　陈伟德　傅立峰

主　审　汪文娟

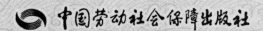

中国劳动社会保障出版社

图书在版编目（CIP）数据

中药调剂员：四级/人力资源和社会保障部教材办公室，中国就业培训技术指导中心上海分中心，上海市职业技能鉴定中心组织编写. —2版. —北京：中国劳动社会保障出版社，2013

1＋X职业技术·职业资格培训教材

ISBN 978-7-5167-0756-2

Ⅰ.①中…　Ⅱ.①人…②中…③上…　Ⅲ.①中药制剂学-技术培训-教材　Ⅳ.①R283

中国版本图书馆 CIP 数据核字（2013）第 320231 号

中国劳动社会保障出版社出版发行

（北京市惠新东街1号　邮政编码：100029）

*

三河市华骏印务包装有限公司印刷装订　新华书店经销

787 毫米×1092 毫米　16 开本　22.5 印张　427 千字

2014 年 1 月第 2 版　2017 年 3 月第 5 次印刷

定价：**50.00 元**

读者服务部电话：（010）64929211/64921644/84626437

营销部电话：（010）64961894

出版社网址：http://www.class.com.cn

内 容 简 介

  本教材由人力资源和社会保障部教材办公室、中国就业培训技术指导中心上海分中心、上海市职业技能鉴定中心依据上海1＋X中药调剂员（四级）职业技能鉴定细目组织编写。教材从强化培养操作技能、掌握实用技术的角度出发，较好地体现了当前最新的实用知识与操作技术，对于提高从业人员基本素质，掌握中药调剂员的核心知识与技能有直接的帮助和指导作用。

  本教材在编写中根据本职业的工作特点，以能力培养为根本出发点，采用模块化的编写方式。全书共分为5章，内容包括：中药鉴别、中药炮制和保管养护、中药调剂、用药指导、经营与管理等内容。全书后附有理论知识考试模拟试卷及答案、技能考核模拟试卷。

  本教材可作为中药调剂员（四级）职业技能培训与鉴定考核教材，也可供全国中、高等职业技术院校相关专业师生参考使用，以及本职业从业人员培训使用。

改 版 说 明

《1＋X职业技术·职业资格培训教材——中药调剂员（中级）》自2006年出版以来，受到广大学员和从业者的欢迎，在中药调剂员职业技能培训和资格鉴定考试过程中发挥了重大作用。近几年来，由于《中华人民共和国药典》《国家职业技能标准——中药调剂员》，以及《上海市中药饮片炮制规范》都进行了修订，特别是近年来中药零售药店的快速发展，对中药调剂员和营业人员提出了新的要求和工作标准。为此，2013年人力资源和社会保障部教材办公室与上海市职业技能鉴定中心联合组织相关专家对教材进行了改版工作，使之更好地适应社会的发展和行业的需求，更好地为从业人员和广大读者服务。

第2版教材在形式、结构和内容上相对于初版教材有了许多变化，其中，知识要求部分，常用中药方剂介绍中增补了补阳剂和补血剂内容，使知识面更加丰富和完善。操作技能部分则增加了中药检测的实训操作内容，并按照明确的操作要求编写，方便读者学习，突出了实用性的特点。教材改版中对部分章节及内容进行了调整，删除了与中药调剂员（初级）重复的内容，使教材更精练。且在编写形式上采用任务引领型，每一章都提炼了学习目标，让学员通过章节学习，明确自己应达到什么要求，使学员的学习目的更清晰；每章后增加了复习思考题，从而使学员能系统地掌握知识和技能。

教材中若存在不足和疏忽，欢迎读者、专家及业内同仁批评指正。

前　言

职业培训制度的积极推进，尤其是职业资格证书制度的推行，为广大劳动者系统地学习相关职业的知识和技能，提高就业能力、工作能力和职业转换能力提供了可能，同时也为企业选择适应生产需要的合格劳动者提供了依据。

随着我国科学技术的飞速发展和产业结构的不断调整，各种新兴职业应运而生，传统职业中也越来越多、越来越快地融进了各种新知识、新技术和新工艺。因此，加快培养合格的、适应现代化建设要求的高技能人才就显得尤为迫切。近年来，上海市在加快高技能人才建设方面进行了有益的探索，积累了丰富而宝贵的经验。为优化人力资源结构，加快高技能人才队伍建设，上海市人力资源和社会保障局在提升职业标准、完善技能鉴定方面做了积极的探索和尝试，推出了1＋X培训与鉴定模式。1＋X中的1代表国家职业标准，X是为适应上海市经济发展的需要，对职业的部分知识和技能要求进行的扩充和更新。随着经济发展和技术进步，X将不断被赋予新的内涵，不断得到深化和提升。

上海市1＋X培训与鉴定模式，得到了国家人力资源和社会保障部的支持和肯定。为配合上海市开展的1＋X培训与鉴定的需要，人力资源和社会保障部教材办公室、中国就业培训技术指导中心上海分中心、上海市职业技能鉴定中心联合组织有关方面的专家、技术人员共同编写了职业技术·职业资格培训系列教材。

职业技术·职业资格培训教材严格按照1＋X鉴定考核细目进行编写，教材内容充分反映了当前从事职业活动所需要的核心知识与技能，较好地体现了适用性、先进性与前瞻性。聘请编写1＋X鉴定考核细目的专家，以及相关行业的专家参与教材的编审工作，保证了教材内容的科学性及与鉴定考核细目以及题库的紧密衔接。

职业技术·职业资格培训教材突出了适应职业技能培训的特色，使读者通过学习与培训，不仅有助于通过鉴定考核，而且能够有针对性地进行系统学习，真正掌握本职业的核心技术与操作技能，从而实现从懂得了什么到会做什么的飞跃。

职业技术·职业资格培训教材立足于国家职业标准，也可为全国其他省市开展新职业、新技术职业培训和鉴定考核，以及高技能人才培养提供借鉴或参考。

新教材的编写是一项探索性工作，由于时间紧迫，不足之处在所难免，欢迎各使用单位及个人对教材提出宝贵意见和建议，以便教材修订时补充更正。

人力资源和社会保障部教材办公室
中国就业培训技术指导中心上海分中心
上海市职业技能鉴定中心

目 录

1

第1章

中药鉴别

第 1 节 中药与中药识别

 学习单元 1　根和根茎类中药

 学习目标

➢了解根和根茎类中药的性味归经、功能与主治。

➢熟悉根和根茎类中药的来源、别名、产地、用量用法。

➢掌握根和根茎类中药的饮片特征。

➢能够熟练辨认根和根茎类中药。

一、根和根茎类中药概述

根和根茎是植物的两种不同器官，具有不同的外形和内部结构。由于很多中药同时具有根和根茎两部分，二者又互有联系，为便于区分和鉴别，将根和根茎类中药一并叙述。鉴别根和根茎类中药应注意以下问题：

1. 根与根茎的最大区别是根没有节、节间和叶，一般无芽或及少生有不定芽。根茎类是一种变态茎，是地下茎的总称，包括根状茎、块茎、球茎及鳞茎等，中药以根状茎为多。其在外形上与根类完全不同，有节和节间，节上有退化的鳞片状或膜质状小叶、叶柄基部残余物或叶痕。

2. 根和根茎的形状通常为圆柱形或长圆锥形，有的肥大为块根，呈圆锥形或纺锤形等。双子叶植物根一般主根明显，常有分枝；少数根部细长，集生于根茎上，如威灵仙、秦艽、龙胆等。根茎上面或顶端常残存茎基和茎痕，侧面和下面有细长的不定根或根痕。

3. 根的表面常有纹理，有的可见皮孔；顶端有的带有根茎或茎基，根茎俗称"芦头"，上有茎痕，如人参、当归等。

4. 根和根茎的质地与断面特征常因品种而异，有的质地坚实，有的体轻松泡；折断时或有粉尘（淀粉粒）散落，或呈纤维性、角质状等。

5. 观察根和根茎的横断面时，应注意区分双子叶植物的根与根茎和单子叶植物的根与根茎。

一般来说，双子叶植物根一般主根明显，横断面有一圈形成层的环纹，环内的木质部范围较环外的皮部大；中央无髓部，自中心向外有放射状纹理，木部尤为明显；外表常有栓皮。单子叶植物根一般为须根系，横断面有一圈内皮层的环纹；中柱一般较皮部要小；中央有髓部，自中心向外无放射状纹理；外表无木栓层，有的具较薄的栓化组织，有的断面可见分泌物散布。

双子叶植物根茎外表有木栓层，维管束环状排列，木部有明显的放射状纹理中央有明显的髓部。单子叶植物根茎可见内皮层环纹；皮层与中柱均有维管束小点排列；髓部不明显，外表无木栓层，或具较薄的栓化组织。

6. 观察根和根茎的横断面时，还应注意根和根茎的断面组织中有无分泌物散布，如油点。例如，伞形科植物当归、白芷等含有棕黄色油点。

二、常用的根和根茎类中药

1. 七叶一枝花

[来源] 百合科植物云南重楼 Paris polyphylla Smith var. yunnanensis（Franch.）Hand. ~Mazz. 或七叶一枝花 Paris polyphylla Smith var. chinensis（Franch.）Hara. 除去须根的干燥根茎。

[别名] 白重楼、独脚莲、白蚤休。

[产地] 主产于云南、贵州、四川、广西等地。

[饮片] 本品为类圆形、椭圆形或不规则形的薄片，直径 0.6~4.5 cm。外表皮棕黄色至棕褐色，粗糙，有的可见横环纹及须根痕。切面类白色至浅棕色，散在不甚明显的筋脉小点。质坚脆，粉性。气微，味淡而后苦，稍有麻舌感。

质量以粗壮、质坚实、断面色白、粉性足者为佳。

[性味归经] 苦，微寒；有小毒。归肝经。

[功能与主治] 清热解毒，消肿止痛，息风定惊。

（1）用于痈肿疮毒及毒蛇咬伤等证。本品能解毒散肿和止痛。可单用煎服，或研末用醋调敷患部。治疮痈热毒、疔毒内攻，若配伍黄连、赤芍、金银花等解毒泻火药，尤能增强解毒消肿之效，如夺命丹。

（2）用于肝热生风、惊痫以及热病神昏、抽搐等证。本品起清肝热、解毒和息风定惊作用，常与钩藤、蝉蜕等配伍，以增强定惊止痉之效。

[用量用法] 5~10 g。煎服或入丸散。

2. 片姜黄

[来源] 姜科植物温郁金 Curcuma wenyujin Y. H. Chen et C. Ling. 趁鲜纵切后的干燥根茎切片。

[产地] 主产于浙江省。

[饮片] 本品为丝条状，有的卷曲，长短不一，长可达 4 cm。外表皮淡灰黄色至灰黄色，具不规则皱纹，有的可见残留的须根、须根痕及环节。切面灰黄色或暗黄色，略粗糙，可见散在的筋脉小点。质坚，易断。气香特异，味苦而辛辣。

[性味归经] 辛、苦，温。归肝、脾经。

[功能与主治] 破血行气，通经止痛。

用于血滞经闭、行经腹痛、胸胁刺痛、风湿痹痛、肩臂疼痛、跌扑损伤等证。

[用量用法] 内服：煎汤 3~9 g；或入丸、散。外用：适量，研末调敷。

[使用注意] 血虚而无气滞血淤者忌用，孕妇慎用。

[附注] 产地选大只加工成片姜黄。小只不切片，经蒸煮干燥后称温莪术（蓬莪术）。上海地区习惯处方"姜黄"付"片姜黄"。

3. 土茯苓

[来源] 百合科植物光叶菝葜 Smilax glabra Roxb. 除去须根的新鲜或干燥根茎；或趁鲜切成的干燥根茎薄片。

秋冬二季采挖地下根茎，洗净，除去须根及残茎，晒干，或新鲜时切成薄片晒干。

[别名] 奇粮、仙遗粮。

[产地] 主产于广东、湖南、湖北、浙江、江西等地。

[饮片] 本品为类圆形或不规则形的薄片，直径 2~4 cm。外表皮棕黄色至棕褐色，有的可见坚硬的残留须根。切面类白色至淡红棕色，散在众多筋脉小点。质稍韧，粉性，略带弹性。气微，味淡。

质量以身干、粉性大、筋脉少、断面淡棕色者为佳。

[性味归经] 甘、淡，平。归肝、胃经。

[功能与主治] 泄浊解毒；清热除湿；通利关节。

（1）用于梅毒或因梅毒服汞剂而致肢体拘挛者。本品有解毒、利关节之效。可较大剂量单用或配伍金银花、白鲜皮、甘草等，如复方土茯苓汤。

（2）用于火毒痈疖、热淋尿赤涩痛之证。有解毒和除湿热功效。治疮毒，多与金银花同用；治热淋可配伍木通、蒲公英、萹蓄等。

[用量用法] 内服：煎汤 15~60 g。外用：适量，研末调敷。

[使用注意] 肝肾阴亏者慎用。

4. 川乌

[来源] 毛茛科植物乌头 Aconitum carmichaeli Debx. 的干燥母根（主根）。上海用其干燥的小子根。

夏至到立秋间采挖，取母根，除去须根、泥土，晒干，即为生川乌。

[别名] 乌头。

[产地] 主产于四川，陕西省也为主要栽培产区之一，湖北、湖南、云南、河南等地亦有种植。

[饮片]

生川乌：本品呈多角状或不规则的圆锥形，稍弯曲，顶端常有残茎，中部多向一侧膨大，有小瘤状侧根及子根脱离后的痕迹；或顶端凹陷，有芽痕，具多数瘤状突起的分枝，直径 0.8～2.5 cm。表面灰褐色或灰棕色，皱缩；或具细皱纹，质坚实；或质坚硬。断面类白色或浅灰黄色，可见一多角形环纹；或粉性，有淡褐色小点形成的环纹。气微，味辛辣、苦而麻舌。

制川乌：本品为类圆形或不规则形的薄片，多凹凸不平，直径 0.5～2.5 cm。外表皮黑褐色。切面暗棕色至黑褐色，角质状，有灰白色筋脉小点，有的形成环状。质坚。气微，味微苦、微有麻舌感。

质量以身干、个匀、肥满坚实、无空心者为佳。

[性味归经] 辛、苦，温；有大毒。归心、肝、脾肾经。

[功能与主治] 祛风除湿，温经止痛。

用于风寒湿痹关节疼痛、少腹冷痛、寒疝作痛等证。又可用于麻醉止痛。

[用量用法] 内服：煎汤，制川乌 3～9 g。或研末 1～2 g。入汤剂应先煎 1～2 h，以减低其毒性。

[使用注意] 孕妇忌用。反半夏、瓜蒌、贝母、白芨、白蔹。酒浸、酒煎服易致中毒，应慎服。

[附注] 写川乌付制川乌。

5. 金荞麦

[来源] 蓼科植物金荞麦 Fagopyrum dibotrys（D. Don）Hara. 除去须根的干燥根茎。

[别名] 开金锁、野荞麦根。

[产地] 产于江苏、浙江、安徽等地，上海郊区也产。

[饮片] 本品为类圆形或不规则形的薄片，有的边缘具深凹陷，直径 1～3 cm。外表皮棕褐色，有的略见纵皱纹及须根痕。切面皮部极薄，棕褐色，木部淡黄棕色至淡棕红色，具放射状纹理与裂隙，髓部小，色较深。质坚硬。气微，味微涩。

质量以身干、根茎及根肥大、外表有光泽者为佳。

[性味归经] 苦，平。归肺、脾、胃经。

[功能与主治] 清热解毒，消痈利咽，祛风除湿疮毒。

用于肺痈咳吐脓血、咽喉肿痛、肺热咳嗽、风湿痹痛等证。

[用量用法] 内服：煎汤，9～30 g。外用：适量。

6. 玉竹

[来源] 百合科多年生草本植物玉竹 Polygonatum odoratum（Mill）Druce. 的干燥根茎。

秋季采挖，除去须根和泥土，蒸至透心，搓揉至透明，晒干。

[别名] 葳蕤、肥玉竹。

[产地] 主产于湖南、河南、江苏、浙江等地。

[饮片]

生玉竹：本品为类圆形或不规则形的厚片，直径 0.5～1.0 cm。外表皮黄白色或淡黄棕色，具纵皱纹及环节，有的可见圆点状须根痕及圆盘状茎基。切面黄白色至淡黄色，角质样，半透明，可见散在的筋脉小点。质坚脆或稍软。气微，味微甜，嚼之带黏性。

炒玉竹：切面黄色至淡棕黄色，有的可见焦斑，具焦香气。余同生品。

制玉竹：本品为类圆形或不规则形的厚片，直径 0.5～1.0 cm。全体呈乌黑色或黑褐色，外表皮具纵皱纹及环节。质柔软，断面淡棕色或棕色。气微，味甜。

质量以身干、根茎条长、饱满、色黄白、柔润、不泛油者为佳。

[性味归经] 甘，平。归肺、胃经。

[功能与主治] 滋阴润肺，生津养胃。

用于肺胃阴伤，燥热咳嗽、舌干口渴之证。玉竹甘平柔润，能养肺胃之阴而除燥热，虽作用缓和，但不滋腻敛邪。如加减葳蕤汤，以本品配伍薄荷、豆豉、白薇等同用，有滋阴解表作用，可治阴虚之体，感冒风热而发热咳嗽、咽痛口渴等证；玉竹麦冬汤，以本品配伍麦冬、沙参、甘草，治肺胃阴伤，燥热咳嗽、舌干少津；益胃汤，以之配伍沙参、麦冬、生地等，治温病后期，损伤胃阴而致口舌干燥、食欲不振。

[用量用法] 内服：煎汤，10～15 g。外用：适量，鲜品捣敷或熬膏涂，清热养阴生用，滋补养阴制用。

[使用注意] 脾虚而有湿者忌服。

7. 白芷

[来源] 伞形科多年生草本植物白芷 Angelica dahurica（Fisch. ex Hoffm.）Benth. et Hook. f. ex Franch. et Sav. 或杭白芷 Angelica dahurica（Fisch. ex Hoffm.）Benth. et

Hook. f. ex Franch. et Sav. var. formosana（Boiss.）Shan et Yuan. 除去须根的干燥根。按白芷的种植与产地分为禹白芷、祁白芷、杭白芷、川白芷。

夏、秋间，叶黄时，挖取根部，除去地上部分及须根，洗净泥土，晒干或烘干。杭州地区将处理干净的白芷放入缸内，加石灰拌匀，放置一周后，取出，晒干或烘干。

[别名]香白芷。

[产地]禹白芷主产于河南；祁白芷主产于河北；杭白芷主产于浙江等地；川白芷主产于四川等地。

[饮片]本品为类圆形、类方形或不规则形的薄片，直径 0.6～2.5 cm。外表皮灰褐色，有的可见纵皱纹或横向突起的皮孔。切面类白色，粉性，皮部散有众多淡棕色油点，并见有类圆形或类方形的淡棕色至棕色环纹（形成层）。质坚。气香，味微苦、辛。

质量以身干、根条饱满、质坚实、内色白、粉性足、香气浓郁者为佳。

[性味归经]辛，温。归肺、胃经。

[功能与主治]解表，祛风燥湿，消肿排脓，通窍止痛。

（1）用于外感风寒，头痛、鼻塞。能散风寒，止头痛。常与防风、羌活等配伍，如九味羌活汤。

（2）用于阳明经头痛、眉棱骨痛、头风痛、齿痛。本品芳香上达，祛风止痛。单用即都梁丸；或与川芎、防风等配伍，如川芎茶调散。又为治鼻渊头痛的要药。常配伍苍耳子、辛夷等药，如苍耳散。

（3）用于疮疡肿痛。未溃者能消散，已溃者能排脓，有消肿排脓、止痛之功，为外科常用之品。治乳痈常配伍瓜蒌、贝母、蒲公英等，以解毒散结消肿；治疮肿可配伍金银花、天花粉等。

（4）用于寒湿带下证。能燥湿止带，常与海螵蛸、白术、茯苓等配伍；若配伍清热除湿的黄柏、车前草等，也可用于湿热带下证。

（5）本品也可用于皮肤风湿瘙痒症，能祛风止痒。

[用量用法]内服：煎汤，3～10 g。外用：适量，研末撒或调敷。

[使用注意]阴虚血热者忌用。

8. 白薇

[来源]萝藦科多年生草本植物白薇 Cynanchum atratum Bunge. 或蔓生白薇 Cynanchum versicolor Bunge. 的干燥根及根茎。

春、秋二季采挖，洗净，干燥。

[别名]龙胆白薇、香白薇。

[产地]主产于山东、安徽、辽宁、四川、江苏、浙江、福建、甘肃、河北、陕西等

地。

[饮片]

生白薇：本品全体呈棕黄色或灰褐色。根呈细圆柱形，直径 1.0～1.5 mm，外表皮具细微纵皱纹，切面淡黄色，有木心，质脆，易断。根茎为不规则形的薄片，直径 0.5～1.2 cm，外表皮具细短须根或根痕，切面皮部薄，淡棕黄色，具髓部，质坚硬。气微，味微苦。

蜜炙白薇：外表皮黄棕色至棕色，滋润而不粘手，有蜜糖香气，味甜、微苦。余同生品。

质量以干燥、根条粗壮、色黄、断面色白、实心者为佳。

[性味归经] 苦，辛，咸，寒。归胃、肝经。

[功能与主治] 清热益阴，利尿通淋，解毒疗疮。

（1）用于外感热病发热及邪入营血，身热经久不退、肺热咳嗽，以及阴虚内热、产后虚热等证。本品有清热凉血作用，既能清实热，也以退虚热为其所长。若配伍当归、人参、甘草，可治产后血虚发热、昏厥，如白薇汤。若治阴虚发热或骨蒸潮热、盗汗等，常与地骨皮同用，或配入其他滋阴退虚热的方剂中。治肺热咳嗽，常配贝母、海蛤壳等同用，共奏清热化痰之效。

（2）用于热淋、血淋等证。本品清热凉血，又具利尿作用。如《千金方》治胎前产后的热淋、血淋，配白芍等分为末冲服；也可与淡竹叶、术通、滑石、生地等配伍。

（3）用于疮痈肿毒、咽喉肿痛以及毒蛇咬伤等证。本品有解毒疗疮之效。内服外敷均可。

[用量用法] 内服：煎汤，3～15 g，煎服或入丸散剂。外用：适量研末贴；或用鲜品捣烂敷。

[使用注意] 血分无热，中寒便滑，阳气外越者慎服。

9. 白蔹

[来源] 葡萄科多年生攀缘藤本植物白蔹 Ampelopsis japonica (Thunb) Makino. 的干燥块根。

春、秋二季采挖，除去茎叶、细根，纵切成瓣，或切成斜片，晒干。

[产地] 主产于河南、安徽、江西、湖北等地。

[饮片] 本品为不规则形的薄片，直径 1～2 cm。外表皮红棕色至红褐色，具纵皱纹，有的可见细横皱纹及横长皮孔，外皮可层层剥落。切面类白色至淡红棕色，有的可见深色环纹及放射状纹理。质坚脆，易折断。断面粉性。气微，味淡。

质量以身干、肥大、断面色淡红、粉性足者为佳。

[性味归经] 苦、辛，微寒。归心、脾、肝经。

[功能与主治] 清热解毒，敛疮生肌，散结止痛。

用于疮痈肿毒及烧烫伤。本品能清热解毒。疮痈初起，内服、外用都有散结、消痈肿之效。内服，可单用或与连翘等清热解毒药配伍；外用，可用本品与赤小豆同研为末，用鸡蛋清调涂患处。疮痈有脓者，内服可促使出头排脓。疮痈溃后不敛者，外用又能敛疮生肌，可与白芨、络石藤配伍，即白蔹散。治烧烫伤，可单用研末敷患处。

[用量用法] 内服：煎汤，3～9 g。外用适量，煎汤洗或研成极细粉敷患处。

[使用注意] 不宜与乌头、附子、草乌同用。

10. 玄参

[来源] 玄参科多年生高大草本植物玄参 Scrophularia ningpoensis Hemsl. 的干燥根。

冬季挖取根部，除去芦头须根、子芽（供留种栽培用）及泥沙，晒至半干，堆放发汗至内部变黑色，再晒干或烘干。

[别名] 元参、浙玄参、黑参、乌元参。

[产地] 主产于浙江，湖北、江苏、江西、四川等地也产。

[饮片] 本品为类圆形或不规则形的薄片，多凹凸不平，边缘有凹陷或深沟，直径1～2 cm。外表皮灰黄褐色。切面黑色，可见放射状细短的筋脉纹理。质坚韧。气特异，味稍甜而后带苦。

质量以身干、皮细、条粗壮、质坚实、断面黑色者为佳。

[性味归经] 甘、苦、咸，微寒。归肺、胃、肾经。

[功能与主治] 清热凉血，解毒散结，滋阴降火。

（1）用于温热病热入营分，伤阴劫液，身热、目干、舌绛等证。常与生地、黄连、连翘等配伍以泻火解毒凉血养阴，如清营汤；又用于温热病邪陷心包、神昏谵语之证。可配伍犀角、连翘心、麦冬等共奏清心解毒、凉血养阴之效，如清宫汤。

（2）用于温热病血热壅盛、发斑或咽喉肿痛、烦躁谵语之证。本品能滋阴降火以解毒消斑。常与犀角、石膏、知母等配伍，如化斑汤；也可配伍升麻、甘草，即玄参升麻汤。

（3）用于咽喉肿痛、痈肿疮毒、瘰疬痰核等证。本品有清热解毒、散结消痈的功效。咽喉肿痛由外感风热引起，常与牛蒡子、桔梗、薄荷等配伍治疗；若内热所致，可配伍麦冬、桔梗、甘草等，即玄麦柑橘汤。对于痈肿疮疡，多与金银花、连翘、紫花地丁等同用；若配伍银花、甘草、当归等，可用于脱疽，如四妙勇安汤。治瘰疬痰核可配伍贝母、牡蛎，即消瘰丸。

[用量用法] 内服：煎汤，9～15 g。外用：适量，捣敷或研末调敷。

[使用注意] 本品性寒而滞，脾胃虚寒、胸闷少食者不宜用。反藜芦。

11. 地榆

[来源] 蔷薇科多年生草本植物地榆 Sanguisorba officinalis L. 或长叶地榆 Sanguisorba officinalis L var longifolia（Bert）Yü et Li. 的干燥根。

春季将发芽时或秋季植株枯萎后采挖，除去须根，洗净，干燥；或趁鲜切片，干燥。

[产地] 地榆主产于东北地区及内蒙古、陕西、山西、河南、甘肃、山东、贵州等地；长叶地榆主产于安徽、浙江、江苏、江西等地。

[饮片]

生地榆：本品为类圆形或不规则形的中片，直径 0.5～1.5 cm。外表皮暗紫棕色或棕褐色，具纵皱纹。切面棕红色或黄棕色，可见色较淡稍突起的放射状筋脉纹。质坚。气微，味涩。

地榆炭：本品为类圆形或不规则形的中片，直径 0.5～1.5 cm。焦黑色。质松脆。折断面棕褐色，密集银灰色细点。气焦香，味苦。

质量以身干、质坚、断面棕红色者为佳。

[性味归经] 苦、酸，微寒。归肝、胃、大肠经。

[功能与主治] 凉血止血，解毒敛疮。

（1）用于咯血、衄血、吐血、尿血、便血、痔血及崩漏等证。地榆性寒苦降，味涩收敛，有凉血泻热、收敛止血之功。可用于诸种出血之证，尤适宜于下焦血热所致的便血、痔血、血痢及崩漏等证。治便血、痔血，常与槐花合用；治血热崩漏，可与生地、黄芩、炒蒲黄、莲房等配伍；治血痢经久不愈，常与黄连、木香、乌梅、诃子肉等同用，如地榆丸。

（2）用于烫伤、湿疹、皮肤溃烂等证。本品能泻火解毒，并有收敛作用，为治疗烫伤的要药。取生地榆研末，麻油调敷，可使渗出液减少，疼痛减轻，愈合加速。对于湿疹、皮肤溃烂等证，可用生地榆煎浓液，纱布浸湿外敷；也可用地榆粉，加煅石膏粉、枯矾，研匀，撒于患处，或加适量麻油调敷。

[用量用法] 内服：煎汤，9～15 g；鲜品 30～120 g 外用适量。

[使用注意] 对大面积烧伤，不宜使用地榆制剂外涂，以免其所含水解型鞣质被身体大量吸收而引起中毒性肝炎。虚寒者忌服。

12. 百部

[来源] 百部科多年生直立草本植物直立百部 Stemona sessilifolia（Miq）Miq. 或蔓生百部 Stemona japonica（Bl）Miq. 或对叶百部 Stemona tuberosa Lour. 的干燥块根。

春、秋二季采挖，除去须根，蒸或在沸水中烫至无白心，取出，晒干。

[产地] 直立百部、蔓生百部主产于安徽、浙江、江苏、山东等地；对叶百部主产于

湖北、广西、云南、四川、湖南、贵州等地。

［饮片］

生百部：类圆形或不规则形的厚片，直径0.3～1.0 cm。外表皮灰褐色至黄褐色，具深纵沟或纵皱纹，有的可见稀疏的横皱纹。切面黄白色至淡棕黄色，皮部较宽。质柔软。气微，味甜而后苦。

蒸百部：外表皮黄褐色至棕黄色，切面淡棕黄色。余同生品。

蜜炙百部：外表皮棕黄色至棕红色，滋润，有的可见焦斑，具蜜糖香气。余同生品。

质量以根条饱满、色黄白、柔润者为佳。

［性味归经］甘、苦，微温，归肺经。

［功能与主治］润肺止咳，灭虱杀虫。

（1）用于新久咳嗽、百日咳、肺痨咳嗽等证。百部有润肺止咳之功，暴咳、久咳均可用治，如《续十全方》治暴咳，《千金方》治久咳，均单用本品煎浓汁服。通常配入复方中，如止嗽散以本品配荆芥、桔梗、紫菀等治伤风咳嗽；治百日咳，与沙参、川贝、白前等药配伍；治肺痨咳嗽，与麦冬、生地、山药等配伍。

（2）用于医治蛲虫病及头虱、体虱等。本品有杀虫灭虱作用。治蛲虫病，可每天用生百部30 g煎取浓汁30 mL，在晚上9—10时做保留灌肠，连用5天，为一疗程。用本品制成20%的醇浸液或50%水煎剂涂搽，对人的头虱、体虱及虱卵都有杀灭作用。

（3）本品尚可用于荨麻疹、皮炎、体癣、蚊虫叮咬，以鲜品切断，用断面涂搽患部。

［用量用法］内服：煎汤，3～9 g。外用适量。

13. 苦参

［来源］豆科灌木植物苦参 Sophora flavescens Ait. 的干燥根。

春、秋二季采挖，切去根头，除去细根、泥土，晒干，或趁鲜切片，晒干。

［产地］全国各地均产。以山西、湖北、河南、河北产量较大，云南、福建亦产。

［饮片］本品为类圆形或不规则形的中片，直径1～2 cm。外表皮灰黄褐色至灰棕色，具纵皱纹，常见极薄的外皮反卷或脱落。切面黄白色，具放射状纹理和裂隙，有的可见同心性环纹。质坚。气微，味极苦。

质量以根条均匀、不带根头及细根、外皮较细者为佳。

［性味归经］苦，寒。归心、肝、胃、大肠、膀胱经。

［功能与主治］清热燥湿，祛风杀虫，利尿。

（1）用于湿热所致的黄疸、泻痢、带下、阴痒等证。本品能清热燥湿。治黄疸，常与山栀、龙胆草等同用；治泻痢，可单味煎服，或与木香、甘草同用，即香参丸；治带下黄色稠黏及阴痒，多与黄柏、白芷、蛇床子同用。近年用治阴道滴虫病有良效。

（2）用于皮肤瘙痒、脓疱疮、疥癣、麻风诸证。本品能祛风止痒，杀虫，既可煎服，又可外用。如煎汤浴洗，治皮肤疹痒、脓疱疮；配枯矾、硫黄制成软膏，涂治疥癣；同大风子、苍耳子配伍，可用治麻风。

（3）用于湿热蕴结，小便不利、灼热涩痛之证。本品有显著的清热利尿作用。单用或与蒲公英、石韦等清热解毒、利尿通淋药同用。若配伍当归、贝母，即当归贝母苦参丸，可用于妊娠小便不利之证。

［用量用法］内服：煎汤，3～9 g；外用适量。

［使用注意］凡脾胃虚寒者忌用。反藜芦。

14. 明党参

［来源］伞形科多年生草本植物明党参 Changium smyrnioides Wolff. 的干燥根。

春季挖根，除去须根，洗净，入沸水中煮至无白心，取出，刮去外皮，漂洗，晒干。

［别名］闽党参。

［产地］主产于江苏、浙江、安徽等地。

［饮片］本品为类圆形或不规则形的薄片，直径 0.5～1.5 cm。外表面黄白色至淡棕黄色，具细纵皱纹或须根痕，有的可见棕红色斑点。切面皮部淡黄色至淡棕黄色，呈角质状，半透明，木部类白色至黄白色，中心有的成空洞状，皮部易与木部分离。质坚。气微，味淡。

质量以身干、条匀、质坚实而重、色黄白、断面角质明亮者为佳。

［性味归经］甘、微苦，微寒。归肝、脾肺经。

［功能与主治］润肺化痰，养阴和胃，平肝，解毒。用于肺热咳嗽、呕吐反胃、食少口干、目赤眩晕、疔毒疮疡等证。

［用量用法］内服：煎汤或熬膏，6～12 g。

［使用注意］气虚下陷、精关不固及孕妇慎用。

15. 金果榄

［来源］防己科植物金果榄 Tinospora capillipes Gagnep. 或青牛胆 Tinospora sagittata (Oliv) Gagnep. 除去须根的干燥块根。

［产地］主产于湖南、广西、贵州等地，广东、四川也有少量生产。

［饮片］本品为类圆形或不规则形的薄片，直径 1.5～4.0 cm。外表皮灰黄褐色至暗褐色，皱缩，凹凸不平。切面黄白色至淡黄色，具灰褐色排列稀疏的放射状纹理，有的具裂隙。质坚。气微，味苦。

质量以身干、个匀、坚实、色黄绿者为佳。

［性味归经］苦，寒。归心、肺、胃经。

［功能与主治］清热解毒，利咽，止痛。用于咽喉肿痛、痈疽疔毒、泄泻、痢疾、脘腹疼痛等证。

［用量用法］煎服，3～9 g。外用适量，研末吹喉或醋磨涂敷患处。

16. 金雀根

［来源］豆科植物锦鸡儿 Caragana sinica（Buc'hoz）Rehd. 除去须根的干燥根。

［别名］阳雀花根、金雀藤、锦鸡儿。

［产地］江苏、浙江等地有产。

［饮片］本品为类圆形的薄片，直径 0.5～1.5 cm。外表皮棕黄色至棕褐色，具纵沟纹和须根痕，有时可见横长皮孔，外皮较易脱落。切面淡黄色至棕黄色，环纹（形成层）明显。质坚。气微，味淡，嚼之有豆腥气。

质量以身干、根条匀、质坚实、须根净者为佳。

［性味归经］甘，微温。归肝、脾、肾经。

［功能与主治］祛风湿，活血。用于风湿痹痛、跌扑损伤、体虚浮肿、胃热咳嗽、白带等证。

［用量用法］煎服，3～9 g。

17. 胡黄连

［来源］玄参科多年生草本植物胡黄连 Picrorhiza scrophulariifolia Pennell. 及印度胡黄连 Picrorhiza kurrooa Royle ex Benth. 的干燥根茎。地上部分枯萎时采挖，去尽地上部分及泥土，洗净，晒干。

［别名］胡连。

［产地］主产于我国西藏地区，印度、尼泊尔等国也产。

［饮片］本品为类圆形或不规则形的薄片，直径 0.3～1.0 cm。外表皮灰棕色至暗棕色，可见较密的环节和稍隆起的根痕。切面灰棕色至灰黑色，有裂隙，可见 4～10 条灰黄色筋脉小点排列成环。质松，易折断。气微，味极苦。

质量以根茎条粗、体轻、质松脆、易折断、断面黑色、味苦、无碎末、少杂质者为佳。

［性味归经］苦，寒。归肝、胃、大肠经。

［功能与主治］退虚热，除疳热，清热燥湿，泻火解毒。

（1）用于阴虚骨蒸，潮热盗汗之证。本品善清虚热。常与银柴胡、地骨皮等配伍，如清骨散。

（2）用于小儿疳积、消化不良、腹胀体瘦、下痢、发热等证。本品能清热消疳，常与党参、白术、使君子、山楂等同用，如肥儿丸。

（3）用于胃肠湿热泻痢及痔疮肿痛。本品有类似黄连除湿热和解毒的功效。单用有效，亦可配伍相应的药物同用。如《张氏医通》以之同刺猬皮、麝香为丸，内服以疗痔疮；《孙氏集效方》以之同鹅胆汁调，外涂以疗痔肿。

［用量用法］内服：煎汤，2～9 g。外用：适量，研末调敷；或浸汁点眼。

［使用注意］脾胃虚弱者慎服。

18. 茜草

［来源］茜草科多年生攀缘草本植物茜草 Rubia cordifolia L. 的干燥根及根茎。

春、秋二季均可采挖，以秋季采者质优，挖出根后，除去茎苗，洗净泥土，晒干。

［别名］血茜草、茜草根、小活血（陕西、湖南、江西、浙江、广东、福建）、地苏木（安徽、云南）、归骨丹（福建）。

［产地］主产于陕西、江苏、安徽、河南、山东等地。

［饮片］

生茜草：本品根呈细圆柱形，直径 1～7 cm，外表皮棕红色至暗棕色，具细纵皱纹，有时可见附着的细小结晶，外部脱落处呈淡棕红色。切面皮部狭，棕红色；木部宽，淡棕红色，有致密细孔。根茎为不规则形的中片，直径 5～7 mm，外表皮附有短小须根及须根痕，切面可见髓部。质脆，易断。气微，味微涩。

茜草炭：本品呈细圆柱形或不规则形的中片，直径 1～7 mm。外表皮棕黑色。质脆，易折断。折断面棕褐色。具焦香气，味微苦。

质量以身干、根条粗长、表面棕红色、无苗及泥沙者为佳。

［性味归经］苦，寒。归肝经。

［功能与主治］凉血止血，活血祛瘀化瘀。

（1）用于血热所致的各种出血证。本品炒用凉血止血；生用既能活血化瘀，又能止血。凡无瘀滞者宜炒用。常与大蓟、小蓟、侧柏叶等配伍同用，如十灰散。

（2）用于血滞经闭、跌打损伤、瘀滞作痛及关节痹痛等证。本品有活血祛瘀之功。治经闭，常配当归、香附、赤芍等同用；对伤痛，可与红花、当归、赤芍等配伍；对关节疼痛，可与鸡血藤、海风藤、延胡索等合用。

［用量用法］内服：煎汤，10～15 g。

［使用注意］脾胃虚寒及无瘀滞者慎服。

19. 骨碎补

［来源］水龙骨科多年生附身草本植物槲蕨 Drynaria fortunei（Kze）J. Sm. 或中华槲蕨 Drynaria baronii（Christ）Diels（D sinica Diels）.的新鲜或干燥根茎。

全年可采。鲜用者去尽泥土，除去附叶即得。干用者除去杂质后晒干或蒸熟后晒干，用火燎去鳞片。

[别名] 毛姜、申姜、猴姜。

[产地] 槲蕨主产于湖北、浙江，西南地区也产；中华槲蕨主产于青海。

[饮片]

鲜骨碎补：本品呈扁平长条状，多弯曲，有分枝，长4～20 cm，宽1～2 cm，厚2～5 mm。表面淡棕色至暗棕色，密被棕黄色至棕色的细小鳞片，柔软如毛，有的尚可见灰棕色卵形的叶。叶边缘浅裂，长约5 cm，无柄。质稍坚，断面棕红色，可见筋脉小点排列成环。气微，味微涩。

干骨碎补：本品为不规则形的中片，外表皮深棕色至黑棕色，常有未除尽的细小棕色鳞片，有的可见圆形的叶痕。切面淡棕色至红棕色，可见色淡的筋脉小点排列成环。体较轻，质坚脆。气微，味淡、微涩。

质量以身干、根茎粗大、棕色、毛茸少者为佳。

[性味归经] 苦，温。归肝、肾经。

[功能与主治] 补肾，活血，止血，续伤。

（1）用于肾虚腰痛、脚弱、耳鸣、耳聋、牙痛、久泻。本品有补肾之功，可治肾虚引起的上述症候。如《圣惠方》以本品与补骨脂、牛膝、胡桃仁等药同用，治肾虚腰脚疼痛不止；《本草汇言》方以本品配伍熟地、山萸肉等研末，蜜丸服，治肾虚耳鸣、耳聋及牙痛；《本草纲目》方，单用骨碎补研末，入猪肾中煨熟食，治肾虚久泻。

（2）用于跌扑闪挫或金疮损伤筋骨。本品有活血、止血、续伤的功效。如骨碎补散，即以骨碎补、自然铜、虎胫骨、炙龟板各半两，没药1两研末，每服1钱，日服3～4次，治金疮伤筋断骨痛不可忍；《泉州本草》方，用骨碎补4两、浸酒500 g，分10次服，日2次，另用骨碎补晒干研末外敷，可治跌扑损伤。

（3）用本品浸酒外搽斑秃，有一定疗效。

[用量用法] 内服：煎汤，3～9 g，鲜品6～15 g；外用鲜品适量。

[使用注意] 阴虚内热及无瘀血者慎服。

20. 射干

[来源] 鸢尾科多年生草本植物射干 Belamcanda chinensis（L）DC. 的干燥根茎。春初或秋末采挖，除去茎叶，晒至半干，以火燎去须根，再晒干。

[别名] 乌扇、蝴蝶花、铁扁担。

[产地] 主产于湖北、河南、浙江、安徽、江苏等地。

[饮片] 本品为不规则的薄片，边缘多凹陷与缺刻，直径0.7～2.0 cm。外表皮棕黄色与黄褐色，皱缩，具残留的须根及须根痕，有的可见细密环纹。切面淡黄色至鲜黄色，

具散在的筋脉小点或筋脉纹，有的可见环纹（内皮层）。质坚硬。气微，味苦。

质量以身干、肥大、断面色黄、无须根及泥土者为佳。

[性味归经] 苦，寒，有毒。归肺肝经。

[功能与主治] 清热解毒，祛痰利咽。

（1）用于咽喉肿痛兼有热痰壅盛者。本品有解毒利咽、祛痰和散结作用。可单服，捣汁含咽，或以醋研汁噙，引涎出即可；也可以黄芩、桔梗、甘草等清肺利咽之品配用；或与升麻、马勃等配伍，如射干汤。

（2）用于痰壅的咳喘证。本品长于化痰。对肺热咳嗽痰多者，常与桑白皮、马兜铃、桔梗等清热化痰止咳药同用，如射干兜铃汤；若属寒痰壅塞、痰鸣气喘或咳嗽痰多之证，也可与细辛、生姜、半夏等温肺化痰药配伍，如射干麻黄汤。

[用量用法] 内服：煎汤，3～9 g。外用：适量，或研末吹喉；或捣烂敷。

[使用注意] 无实火及脾虚便溏者慎用。孕妇忌用或慎用。

21. 浙贝母

[来源] 百合科多年生草本植物浙贝母 Fritillaria thunbergii Miq. 的干燥鳞茎。

初夏植株枯萎后采挖，洗净，按大小分两种规格，直径在 3 cm 以上者摘除心芽加工成"大贝"；直径在 3 cm 以下者不摘除心芽加工成"珠贝"。将其分别置于特制的木桶内，撞去表皮，每 50 kg 加入熟石灰或贝壳粉 1.5～2.0 kg，使其均匀涂布于贝母表面，吸去撞出的浆汁，晒干或烘干。

[别名] 元宝贝、大贝、象贝、土贝。

[产地] 主产于浙江等地，江苏也有栽培。

质量以身干、色白、鳞茎只大、粉性足者为佳。

[性味归经] 苦，寒。归肺、心经。

[功能与主治] 化痰止咳，清热散结。

（1）用于肺虚久咳、痰少咽燥以及外感风热咳嗽，或痰火郁结、咯痰黄稠等证。川贝与浙贝都能清肺化痰而止咳，均可用于痰热咳嗽。常与知母同用，如二母散。但川贝性凉而甘，兼有润肺之功，多用于肺虚久咳、痰少咽燥等证，可与沙参、麦冬、天冬等养阴润肺药配伍；浙贝苦寒较重、开泄力大，清火散结作用较强，多用于外感风热或痰火郁结的咳嗽，常与桑叶、牛蒡子、前胡、杏仁等宣肺祛痰药同用。

（2）用于瘰疬疮痈肿毒及乳痈、肺痈等证。川贝母、浙贝母皆有清热散结的功效，浙贝较优。治瘰疬常与玄参、牡蛎等配伍，即消瘰丸；治疮痈、乳痈，常与蒲公英、天花粉、连翘等配伍；治肺痈，可与鱼腥草、鲜芦根、薏苡仁等同用。

（3）近年来又将浙贝母用于甲状腺腺瘤，常配合夏枯草、海藻、昆布、莪术等品。

[用量用法] 内服：煎汤，3～9 g。外用：适量，研末撒。

[使用注意] 反川乌、草乌、附子。寒痰、湿痰及脾胃虚寒者慎服。

22. 川贝母

[来源] 百合科多年生草本植物川贝母 Fritillaria cirrhosa D Don.、暗紫贝母 Fritillaria unibracteata Hsiao et K C Hsia.、甘肃贝母 Fritillaria prezwalskii Maxim Ex Batal. 或棱砂贝母 Fritillaria delavayi Franch. 的干燥鳞茎。前三者按性状不同分别习称"松贝"和"青贝"，后者习称"炉贝"。

采挖季节因地而异，西北地区多在雪融后上山采挖；一般在 6—7 月采挖。挖出后，洗净，用矾水擦去外皮，晒干。

[别名] 川贝、京川贝。

[产地] 主产于四川、西藏、云南、青海、黑龙江、吉林、新疆等地。

[饮片]

川贝母：本品为类圆形、肾形、细条形或不规则形的薄片，直径 0.3～1.5 cm。外表面类白色至淡棕黄色，有的可见棕褐色基部和稍尖的顶端。切面类白色，粉性，有的可见中间微凹的长条形浅槽。质坚脆。气微，味微甜而苦。

川贝母粉：本品为类白色至淡黄色粉末。气微，味微甜而苦。

质量以色白，质坚实，无黄贝、油贝、破贝者为佳。

[性味归经] 苦、甘，微寒。归肺、心经。

[功能与主治] 化痰止咳，清热散结。参照浙贝母。

[用量用法] 内服：煎汤，3～9 g；研末每次 1～2 g，吞或冲服。

[使用注意] 脾胃虚寒及属寒痰、湿痰者忌用。反川乌、草乌、附子。

23. 薤白

[来源] 百合科植物薤白 Allium macrostemon Bge. 的鳞茎。

除去须根，蒸透或置沸水中煮透，干燥。

[别名] 野白头、薤白头。

[产地] 主产于东北地区及河北、江苏、湖北等地。

[饮片] 本品呈不规则卵圆形，顶端具截断的叶痕，底部有短而突起的鳞茎盘，直径 0.5～1.8 cm。外表面黄白色至淡黄棕色，皱缩，角质状，半透明，有的外包类白色膜质鳞片。质硬。具蒜臭，味微辣。

质量以干燥、鳞茎大、坚实、黄白色者为佳。

[性味归经] 辛、苦，温。归肺、胃、大肠经。

[功能与主治] 通阳散结，行气导滞。

（1）用于寒痰湿浊凝滞于胸中，阳气不得宣通所致的胸闷作痛或兼见喘息、咳唾的胸痹证。本品辛开行滞，苦泄痰浊，能散阴寒之凝结而温通胸阳。临床使用时，每与化痰散结、利气宽胸的瓜蒌配伍，如瓜蒌薤白白酒汤、瓜蒌薤白半夏汤及枳实薤白桂枝汤，皆为《金匮要略》的著名方剂，可为例证。若胸痹证兼见血瘀阻滞者，可视证情在前方基础上选加丹参、红花、赤芍等活血祛瘀之品。

（2）用于肝胃气滞，泻痢后重。本品有行气导滞之功。可配柴胡、白芍、枳实等同用；如有湿热之证，可配清热燥湿药，如黄柏、秦皮等品。

〔用量用法〕内服：煎汤，3～9 g，鲜品 30～60 g；或入丸、散，也可煮粥食。外用：适量。

〔使用注意〕气虚无滞及胃弱纳呆者不宜用。

 学习单元 2　果实和种子类中药

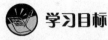 **学习目标**

➤了解果实和种子类中药的性味归经、功能与主治。

➤熟悉果实和种子类中药的来源、别名、产地、用量用法。

➤掌握果实和种子类中药的饮片特征。

➤能够熟练辨认果实和种子类中药。

一、果实和种子类中药概述

果实和种子是两种不同的植物器官，在中药的实际应用中，大多数是将果实、种子一起入药，如马兜铃、乌梅、枸杞等；少数使用的是种子，如苦杏仁；而有的以果实储存、销售，临用时再剥去果皮取出种子入药，如巴豆、砂仁等。果实和种子类的中药关系密切，商品未严格区分，所以并入一起叙述。在鉴别果实和种子类中药时应注意的特点有：

1. 果实类中药大多采用完全成熟或将近成熟的果实；种子类中药大多采用完全成熟的种子

果实类中药有的采用整个果穗，如桑葚；有的采用完整的果实；有的采用果实的一部分果皮或全部果皮，如陈皮、大腹皮等。也有采用带有部分果皮的果柄，如甜瓜蒂；或果实上的宿萼，如柿蒂；甚至仅采用中果皮部分的维管束组织，如橘络、丝瓜络。

种子类中药大多采用完全成熟的种子，包括种皮和种仁两部分，种仁又包括胚乳和胚。多数是用完整的种子。有的用种子的一部分，有的用种皮，如花生衣；有的用假种皮，如龙眼肉；有的用去掉子叶的胚，如莲子芯；有的用发了芽的种子，如大豆卷；有的用经发酵后的加工品，如淡豆豉。

2. 观察果实和种子类中药的外形

观察完整的果实或果实的某一部分，应注意其形状、大小、颜色、顶端、基部、表面、质地、破断面及气味等。有的果实类中药带有附属物，如顶端有花柱基，下部有果柄，或有果柄脱落的痕迹；有的带有宿存的花被，如地肤子。果实类中药的表面大多干缩而有皱纹，肉质果尤为明显；果皮表面常稍有光泽；也有具毛茸的；有时可见凹下的油点，如陈皮、吴茱萸。一些伞形科植物的果实，表面具有隆起的肋线，如茴香、蛇床子。有的果实具有纵直棱角，如使君子。如为完整的果实，观察外形后，还应剖开果皮观察内部的种子，注意其数目和生长的部位（胎座）。

种子类中药应注意种子的形状、大小、颜色、表面纹理、种脐、合点和种脊的位置、形态、质地、纵横剖面及气味等。种子类中药的形状大多为圆球形、类圆球形、扁圆球形等，少数呈心形、线形、纺锤形。种皮的表面常有各种纹理。表面除常有的种脐、合点和种脊外，少数种子还有种阜存在。剥去种皮可见种仁部分，有的种子具有发达的胚乳；而无胚乳的种子，则子叶特别肥厚。胚大多直立，少数弯曲。有的种子浸入水中显黏性，如葶苈子。

3. 从气味方面来鉴别果实、种子类中药是很重要的方法

有的果实或种子类中药有浓烈的香气，可作为鉴别真伪及品质优劣的依据，如枳壳、枳实、吴茱萸等。宁夏枸杞子味甜，鸦胆子味极苦；五味子有酸、甜、辛、苦、咸等味。而剧毒类中药，如巴豆、马钱子等，尝味时应特别注意安全。

二、常用的果实和种子类中药

1. 王不留行

[来源] 石竹科一年生或多年生草本植物麦蓝菜 Vaccariasegetalis（Neck）Garcke. 的干燥成熟种子。

[别名] 王不留。

[产地] 主产于河北、黑龙江、辽宁、山东、山西、湖北等地，以河北产量大。

[饮片]

生王不留行：本品呈圆球形，直径 1.5～2.0 mm。外表面乌黑色，少数棕红色，用放大镜观察，有细密颗粒状突起，一侧具一条略凹陷的浅沟纹。质坚硬。种仁白色。气微，

味淡。

炒王不留行：本品大多数呈珠形爆花状，有的为二联或三联珠状，长 3～5 mm，宽 2～3 mm。白色，并附着多数黑色破碎的种皮及黄色细条（胚）。质坚韧。气香，味淡。

质量以身干、果实粒大、饱满者为佳。

[性味归经] 苦，平。归肝、胃经。

[功能与主治] 活血通经，下乳消痈。

（1）用于痛经、经闭等证。王不留行善通利血脉，行而不住，走而不守，故有活血通经之功。用治经行不畅而腹痛以及血滞经闭等证，常与当归、川芎、红花、香附等同用。

（2）用于产后乳汁不下以及乳痈等证。治乳汁不通，常配穿山甲以增强通乳之力；如产后气血两虚而致乳汁稀少者，以本品配伍黄芪、当归等益气补血药，能使乳汁增多；对乳痈肿痛，则配蒲公英、瓜蒌、当归、甘草、牛蒡子、天花粉、连翘等药同用。

[用量用法] 内服：煎汤，3～9 g。

[使用注意] 孕妇忌用。

2. 冬葵子

[来源] 锦葵科一年生草本植物冬葵 Malva verticillata L. 的干燥成熟种子。

[产地] 全国大部分地区均产。

[饮片] 本品呈三角状肾形，长 3～4 mm，宽约 3 mm，厚 1～2 mm。外表面呈灰黑色或暗褐色，有白色或淡棕色的稀疏绒毛。两面中央有凹陷，边缘凹入处有类椭圆状疤痕（种脐），淡棕色，四周有放射状细纹。种皮坚硬，子叶 2 片，重叠折曲，富油性。气微，味淡。

质量以籽粒饱满、色黑褐、无杂质者为佳。

[性味归经] 甘，寒。归大肠、小肠、膀胱经。

[功能与主治] 利水通淋，下乳，润肠通便。

（1）用于小便不利、水肿、淋沥涩痛。本品能利水通淋。常与车前子、海金沙、茯苓等同用，如葵子茯苓散治疗妊娠有水气，即以本品与茯苓同用。又《千金方》治血淋、虚劳尿血及妊娠子淋，均单用一味冬葵子煎服。

（2）用于乳汁不行，乳房胀痛。本品有下乳之效。如《妇人良方》即以本品配砂仁等分为末，热酒服，治疗上述病证。

（3）本品能润肠通便，可治疗大便燥结。

[用量用法] 内服：煎汤，3～9 g。或入散剂。

[使用注意] 孕妇慎用。脾虚肠滑者忌服。

3. 苍耳子

[来源] 菊科一年生草本植物苍耳 Xanthium sibiricum Patr et Widd. 的干燥成熟带总苞的果实。

[产地] 全国大部分地区均产。

[饮片] 炒苍耳子：本品呈椭圆形或纺锤形，长 1.0～1.5 cm，直径 4～7 mm。外表面呈棕黄色至黄褐色，密被多数钩刺痕，有的具焦斑。质坚硬。内有灰黑色果实，通常 2 粒，纺锤形，果皮薄，种皮淡灰棕色，膜质，子叶富油性。具焦香气，味微苦。

质量以身干、粒大饱满、色灰绿、无杂质者为佳。

[性味归经] 辛、苦，温；有小毒。归肺经。

[功能与主治] 通鼻窍，祛风湿，止痛。

（1）用于鼻渊、头痛、不闻香臭、时流浊涕等证。本品散风通窍，能止痛。常与辛夷、白芷等配伍，如苍耳散。对于外感风寒所致的头痛及头风头痛，也有解表祛风止痛的功效，可与防风、白芷、藁本等配伍。

（2）用于风湿痹痛、四肢拘挛等证。有祛风湿、止痛的作用。可单用，或与威灵仙、肉桂、苍术、川芎等配伍。

[用量用法] 内服：煎汤，3～9 g。外用：适量，捣敷；或煎水洗。

[使用注意] 血虚头痛者不宜用。过量易致中毒，引起呕吐、腹痛、腹泻等证。

4. 青葙子

[来源] 苋科一年生草本植物青葙 Celosia argentea L. 的干燥成熟种子。

[别名] 野鸡冠花子、草决明。

[产地] 全国大部分地区均产。

[饮片] 本品呈扁圆形，中间微隆起，直径 1.0～1.5 mm。外表面黑色或红黑色，光亮，侧边微凹处可见种脐。种皮薄而脆。气微，味淡。

质量以籽粒饱满、色黑光亮者为佳。

[性味归经] 苦，微寒。归肝经。

[功能与主治] 清泻肝火，明目，退翳。

用于肝火上炎，目赤肿痛、目生翳膜、视物昏暗等证。本品能清泻肝火以明目退翳，常与决明子等配伍。

此外，本品的清泻肝火作用现在还用于高血压病属于肝阳上亢之证。

[用量用法] 内服：煎汤，3～15 g。

[使用注意] 本品清热力强，且有扩散瞳孔的作用，肝肾虚及青光眼患者忌用。

5. 柿蒂

[来源] 柿树科落叶乔木柿树 Diospyros kaki L f. 的干燥成熟宿萼。

冬季果实成熟时采摘，食用时收集，洗净，晒干。

[产地] 全国大部分地区均产。

[饮片] 本品略呈扁圆形，似草帽状，有的边缘已破碎，平坦，完整者直径 3～4 cm。背面呈黄褐色或棕红色，中部微隆起，隆起的中心部有凹陷果柄痕，边缘 4 裂，裂片宽三角形，具纵向微隆起的脉纹。腹面呈棕黄色至棕色，中部凹陷，周围密被黄褐色短绒毛，中心部分有果实脱落后的疤痕，边缘裂片具纵皱纹及脉纹。质坚脆。气微，味涩。

质量以身干、宿萼个大、色青褐、洁净者为佳。

[性味归经] 苦，涩平。归胃经。

[功能与主治] 降气止呃。

用于胃失和降所致的呃逆之证。本品性平苦降、不寒不热，可视证情不同而选配相应的药物。如胃寒气逆者，可配丁香、生姜以温中降逆止吐，即柿蒂汤；若属胃热吐逆，也可与芦根、竹茹等清胃药配伍同用。

[用量用法] 内服：煎汤，3～9 g。

6. 荜澄茄

[来源] 樟科落叶灌木或小乔木山鸡椒 Litsea cubeba (Lour) Pers. 的干燥成熟果实。

秋季采摘成熟果实，除去枝叶杂质，晒干。

[别名] 毕澄茄。

[产地] 主产于广西、浙江、四川等地，广东、云南、江西、福建等地也产。

[饮片] 本品呈圆球形，直径 4～6 mm。外表面呈棕褐色至黑褐色，具隆起的网状皱纹，基部可见圆形果柄痕，外皮油润，除去外皮，可见黑棕色光亮而坚脆的内果皮。种子1粒，呈棕黄色，有肥厚子叶 2 片。质坚。气香特异，味苦而微辛，略麻舌。

质量以身干、粒大、油性足、香气浓者为佳。

[性味归经] 辛，温。归脾、胃、肾、膀胱经。

[功能与主治] 温中散寒，行气止痛。

用于胃寒疼痛、呕吐、呃逆，以其能温中止痛。可单用，大多入复方，常与其他温中、行气药同用。也可治疗寒疝疼痛。

此外，本品还用于寒证小便不利及小儿寒湿淤滞引起的小便混浊。

[用量用法] 内服：煎汤，1～3 g。

7. 草果

[来源] 姜科多年生草本植物草果 Amomum tsao ko Crevost et Lemaire. 的干燥成熟

果实。

10—11月果实成熟时摘取，晒干。

［别名］草果仁。

［产地］主产于云南、广西、贵州等地。多为栽培。

［饮片］炒草果仁：圆锥状多面体，棱线明显，直径约为 5 mm。外表面呈灰褐色至棕褐色，具细纵皱纹，背面有小点，稍尖端有小凹点，有的具焦斑。质硬。气微香特异，并有焦香气，味辛、微苦。

质量以身干、果实大而饱满、无破裂者为佳。

［性味归经］辛，温。归脾、胃经。

［功能与主治］燥湿，温中，祛痰截疟。

（1）用于寒湿阻滞脾胃，脘腹胀满、疼痛、吐泻等证。草果辛香浓烈，燥湿散寒作用较强。凡寒湿阻滞脾胃，舌苔浊腻者，可与厚朴、苍术、半夏等配伍。

（2）用于疟疾。本品燥湿，散寒，又能截疟，以寒湿偏盛之疟疾为宜。对山岚瘴气、秽浊湿邪所致的瘴疟，用之颇为适宜。常与常山、柴胡、知母等药配伍。

［用量用法］内服：煎汤，3～6 g，用时捣碎。

［使用注意］气虚或血亏，无寒湿实邪者忌服。

8. 香橼

［来源］芸香科常绿小乔木或灌木枸橼 Cirtrus medica L. 或香圆 Citrus wilsonii Tana-ka. 的干燥成熟果实。

秋季果实成熟时采摘，晒干或趁新鲜时剖成两瓣或切成薄片，除去种子及瓤，晒干或低温烘干。

［别名］粗香圆、陈香圆、香圆皮。

［产地］枸橼产于云南、广西、四川等地；香圆产于江苏、浙江、安徽、江西、湖北等地。

［饮片］麸炒香橼：本品为弧形、半圆形、圆形的薄片，直径 3～5 cm；或为不规则形的块片和丝条，片长 3～4 cm。外表面呈黑褐色，较平整或粗糙，密布均匀而深的小孔状凹陷。切面呈淡黄色至淡棕黄色，较平坦，有的略呈海绵状，外层边缘有小凹点，厚 0.4～1.0 cm。内表面有的残留棕褐色瓤。质坚或疏松。气香，略带焦香气，味微涩、苦。

质量以片色黄白、香气浓者为佳。

［性味归经］辛、微苦、酸，温。归肝、脾、肺经。

［功能与主治］疏肝，理气，和中，化痰。

（1）用于肝失疏泄、脾胃气滞所致的胸闷、胁痛、脘腹胀痛、嗳气食少及呕吐等证。

香橼皮气芳香味辛而能行散，苦能降逆，有疏肝理气、和中止痛之效。其止痛作用与佛手相似。用治胸闷、胁痛，可配瓜蒌皮、郁金、香附；治脘痛腹胀，可配木香、川楝子、吴茱萸，如兼见口苦及呕吐吞酸，可再佐以黄连苦降泻热。

（2）用于痰湿壅滞、咳嗽痰多之证。本品虽无橘皮之温，但其燥湿化痰之功则相似。常与半夏、茯苓等配伍，可奏健脾消痰止咳之功。

［用量用法］内服：煎汤，3～9 g。

［使用注意］阴虚血燥及孕妇气虚者慎服。

9. 紫苏子

［来源］唇形科植物紫苏 Perilla frutescens（L）Britt. 茎叶呈紫色的干燥成熟果实。

［别名］杜苏子、家苏子、黑苏子。

［产地］湖北产量大。

［饮片］

炒紫苏子：本品呈卵圆形或类圆形，直径约 1.5 mm。外表面呈灰棕色至棕褐色，具微隆起的深棕色网纹，基部有灰黄色的果柄痕，有的具焦斑或焦粒。果皮薄而脆，易压碎，压碎后显油性。具焦香气，味微辛。

蜜炙紫苏子：外表面呈棕色至棕褐色，滋润，稍粘连，具蜜糖香气，甜味。余同炒紫苏子。

紫苏子霜：棕黄色或灰棕色松散的粉末，微具特异香气，味淡。

质量以粒饱满、色灰棕、油性足者为佳。

［性味归经］辛，温。归肺、大肠经。

［功能与主治］降气消痰，平喘，润肠。用于痰壅气逆、咳嗽气喘、肠燥便秘等证。本品炒用以减弱辛散之性；蜜炙有润肺作用；霜多用于脾虚患者。

［用量用法］内服：煎汤，3～9 g；霜包煎。

10. 路路通

［来源］金缕梅科植物枫香树 Liquidambar formosana Hance. 的干燥成熟果实。

［别名］枫实、枫树球、九孔子、枫树果。

［产地］主产于江苏、浙江、江西、福建、广东等地。

［饮片］本品呈圆球形，直径 2～3 cm。外表面呈灰褐色至黑褐色，有的可见焦斑，具众多已去刺尖的残刺，并散有众多蜂窝状小孔。体轻，质坚，不易破开。具焦香气，味淡。

质量以身干、个大、无泥土及果柄者为佳。

［性味归经］苦、微涩，平。归肝、胃经。

［功能与主治］祛风活络，利水通经。

用于关节麻痹、麻木拘挛、水肿胀满、乳少经闭等证。

［用量用法］内服：煎汤，4～9 g。

［使用注意］孕妇忌服。

11. 瘪桃干

［来源］蔷薇科植物桃 Prunus persica（L.）Batsch 尚未核化的幼果。

［别名］桃奴、碧桃干。

［产地］产于浙江、江苏、安徽、湖南等南方大部分地区。

［饮片］本品呈卵圆形或橄榄形，稍扁，先端渐尖呈鸟喙状，基部不对称，长1.5～3.0 cm，宽1～2 cm，厚3～5 mm。外表面黄绿色至棕黄色，皱缩成网状纹理，有的呈长条扭曲状，密被黄绿色短柔毛。质坚，不易折断。气微，味微酸、微涩。

［性味归经］苦，微温。归肺经。

［功能与主治］敛汗，止血。用于阴虚盗汗、咯血等证。

［用量用法］煎服，9～15 g。

 学习单元 3　藤、木、茎枝类中药

 学习目标

➤了解藤、木、茎枝类中药的性味归经、功能与主治。

➤熟悉藤、木、茎枝类中药的来源、别名、产地、用量用法。

➤掌握藤、木、茎枝类中药的饮片特征。

➤能够熟练辨认藤、木、茎枝类中药。

一、藤、木、茎枝类中药概述

藤、木、茎枝类中药包括药用木本植物的茎或仅用其木材部分，以及少数是草本植物的茎藤，用植物分类方法，藤、木、茎枝类中药分为茎类和木类。

木类中药：药用部位主要采用木本植物茎的形成层以内的各部分，通称为木材。一般木材可分为边材和心材。边材含水分较多，颜色较浅，又称液材；心材由于蓄积了较多的挥发油和树脂类物质，颜色较深，质地亦较致密而重。木类中药大都采用心材部分。

茎类中药：有药用茎藤的，如红藤、络石藤、忍冬藤、青风藤等；有药用茎枝的，如桂枝、桑寄生、桑枝等；有药用茎刺的，如皂角刺；或仅用茎的髓部，如灯芯草、通草等。药用草本植物的茎，则列入全草类中药。

鉴别藤、木、茎枝类中药注意事项：

1. 应注意其形状、大小、粗细、表面、颜色、皱纹等

茎木类中药在观察时尚需注意其各个表面的纹理，如横切面上有无明显的年轮、射线的宽狭及密度、导管的管孔明显与否以及纵向切面木质纹理的色泽等。茎类中药的形状以圆柱形较多，也有扁圆柱形、方形的，草质茎表面多皱纹而形成纵向的凹沟纹，具有粗细不等的棱线，如天仙藤；木质藤本多扭曲不直，大小粗细不一，表面大多呈棕黄色，少数呈特殊的颜色，如鸡血藤为红紫色。未除去木栓层的茎藤尚可见深浅不一的纵横裂纹或栓皮剥落后的痕迹，皮孔大多可见。

2. 应注意其质地、折断面的鉴别

茎的断面有放射状的木质部与射线相同排列，习称"车轮纹""菊花心"等。中央有时尚可见髓部，有时常成空洞状。有些茎的木质部较发达，商品切成斜向横切片或不规则段片时，不易区分。

3. 应注意其气味的鉴别

如海风藤味苦，有辛辣感，青风藤味苦而无辛辣味可以区别；木类药如降香、沉香等则气香。

二、常用的藤、木、茎枝类中药

1. 红藤

[来源] 大血藤科落叶木质植物大血藤 Sargentodoxa cuneata（Oliv.）Rehd. et Wils. 的干燥藤茎。

夏秋二季采收藤茎，除去枝叶，砍成短节，趁鲜切片，晒干。

[别名] 大血藤。

[产地] 主产于湖北、四川、江西、河南等地。

[饮片] 本品为类圆形的中片，直径 0.8～2.5 cm。外表皮呈灰棕色至黑棕色，粗糙，外皮呈鳞片状，易剥落，剥落处呈棕色。切面皮较狭，呈红棕色，多处嵌入木部，木部黄白色，有多数细孔及红棕色放射状纹理。质坚硬。气微，味微涩。

质量以藤茎粗长条匀、质坚韧、断面纹理明显者为佳。

[性味归经] 苦，平。归大肠经。

[功能与主治] 清热解毒，活血止痛祛风杀虫。为治肠痈腹痛之要药。本品长于清热

解毒，消痈止痛。常与清热凉血、解毒消痈的金银花、连翘、丹皮等配伍，如红藤煎；又可配伍金银花、白芷、赤芍等用于热毒痈肿。

〔用量用法〕内服：煎汤，9～15 g。

〔使用注意〕孕妇慎服。

2. 夜交藤

〔来源〕蓼科植物何首乌 Polygonum mulitiflorum Thunb. 除去残叶的干燥藤茎。

夏秋二季采收藤茎，除去枝叶，晒干。

〔别名〕首乌藤。

〔产地〕主产于河南、湖北、广西、广东、贵州、四川、江苏等地。

〔饮片〕本品为圆形或类圆形的厚片，直径 0.4～1.3 cm。外表皮呈棕红色至暗棕色，具纵沟纹。切面淡棕红色，皮部狭窄，有的淡红棕色中嵌有棕红色条纹，易剥离，木部较宽广，淡棕色或淡棕黄色，具放射状纹理及裂隙，密布细孔，髓部色较深或中空。质坚韧。气微，味稍涩。

〔性味归经〕甘微苦，平。归心、肝经。

〔功能与主治〕养心安神，祛风通络。

用于失眠多梦、血虚身痛、风湿痹痛、皮肤瘙痒等证。

〔用量用法〕内服：煎汤，9～15 g；外用适量，煎水洗患处。

3. 络石藤

〔来源〕夹竹桃科常绿攀缘木质藤本植物络石 Trachelospermum jasminoides（Lindl.）Lem. 的干燥带叶藤茎。

冬季至次春采割，除去杂质，晒干。

〔产地〕主产于华东、华北、华南等地。

〔饮片〕本品呈短段状。茎圆柱形，直径 1～5 mm，外表面棕红色至棕褐色，具点状皮孔及纵皱纹，有的可见分枝、对生叶痕及不定根，切面黄白色，中空。叶大多已切断和破碎，完整者呈卵圆形或卵状披针形，暗绿色至棕绿色，革质，全缘，略反卷。质坚。气微，味微苦、涩。

质量以身干、藤茎条长、质硬、带叶者为佳。

〔性味归经〕苦，微寒。归心、肝经。

〔功能与主治〕祛风通络，凉血消肿。

（1）用于风湿痹痛、筋脉拘挛。络石藤能祛风通络，兼能清热，痹痛偏热性者较为适宜。可单用本品浸酒服，也可与五加皮、牛膝等同用。

（2）用于喉痹、痈肿。本品能凉血消肿。如《近效方》单用本品水煎，慢慢含咽，治咽喉肿塞；止痛灵宝散以本品配皂角刺、瓜蒌、乳香、没药等煎服，可治痈疽肿痛。

〔用量用法〕内服：煎汤，6～12 g。外用适量，研末调敷或捣汁涂。

4. 桑枝

〔来源〕桑科落叶乔木桑树 Morus alba L. 的嫩枝。

春末夏初采收，去叶晒干，或趁鲜切片晒干。

〔别名〕童桑枝、嫩桑枝。

〔产地〕主产于河南、湖南、浙江、江苏、山东等地。

〔饮片〕

生桑枝：本品为椭圆形或类圆形的薄片，直径 0.5～1.5 cm。外表皮灰黄色至棕灰色，具细纵皱纹及点状皮孔。切面平坦，皮部极薄，木部黄白色，具细密放射状纹理，髓部白色。质坚。气微，味淡。

炒桑枝：表皮棕褐色，木部淡棕色至棕黄色，有的具焦斑，具焦香气。余同生品。

质量以身干、茎细、质嫩者为佳。

〔性味归经〕微苦，平。归肝经。

〔功能与主治〕祛风通络。

用于风湿痹痛、四肢拘挛。桑枝有祛风通络、利关节作用，可治痹痛，尤宜于上肢痹痛。如《本事方》单用本品治风热痹痛；《景岳全书》桑枝膏，即单用桑枝熬膏服，治疗筋骨酸痛、四肢麻木；也可与其他祛风湿药配伍。

〔用量用法〕内服：煎汤，9～15 g。外用：适量，煎水熏洗。

5. 广藿梗

〔来源〕唇形科植物广藿香 Pogostemon cablin（Blanco）Benth. 的干燥茎。

枝叶茂盛时采割，去叶晒干。

〔别名〕南藿梗。

〔产地〕主产于广东、海南等地。

〔饮片〕本品为方柱形或类圆形的短段，直径 5 mm 以上。外表面灰褐色至黄褐色，具纵棱线，有的尚可见对生的分枝。切面皮部极薄，木部淡黄色，中央有白色至黄白色髓部。质坚。气微香特异，味微苦。

〔性味归经〕辛，微温。归脾、胃、肺经。

〔功能与主治〕理气宽中，化浊和胃。

用于暑热头痛、胸脘痞闷、呕吐泄泻、食欲不振等证。

〔用量用法〕内服：煎汤，3～9 g。

6. 六月雪

[来源] 茜草科植物六月雪 Serissa serissoides（DC）Druce. 干燥带花、叶的茎。

夏、秋二季可采，洗净晒干，切断。

[产地] 主产于江苏、浙江、江西、广东等地。

[饮片] 本品茎呈圆柱形，直径 2～8 mm，外表皮灰白色至淡灰褐色，具纵裂纹，外皮易脱落，有的细茎尚可见对生叶痕，切面黄白色，皮部极狭，木部宽广，可见同心环纹及放射状纹理，中央有小髓部，叶占大部分，叶片大多已切断，多皱缩和破碎，展平后，完整者呈卵形或长卵圆形，大者长达 3 cm，黄绿色至褐绿色，顶端急尖，全缘。花小，数朵簇生，花冠多已脱落，花萼 5 裂片披针形，边缘有茸毛。质坚。气微，味微涩。

[性味归经] 苦、微辛，凉。归肝经。

[功能与主治] 祛风除湿，清热解毒。

用于风湿腰痛、癣疾、目赤肿痛、咽喉肿痛、疮痈肿痛、白带等证。又可用于治疗肝炎。

[用量用法] 内服：煎汤，3～9 g，外用适量。

7. 矮地茶

[来源] 紫金牛科常绿小灌木紫金牛 Ardisia japonica（Horrst）Bl. 的干燥全株。

全年可采，洗净晒干，切段。鲜用或生用。

[别名] 紫金牛、老勿大、平地木。

[产地] 产于浙江、江苏等地。

[饮片] 本品呈短段状，根圆柱形而弯曲，直径约 2 mm，外表皮暗褐色至黑褐色，具细纵皱纹，疏生须根。茎圆柱形或稍扁，直径 1.5～3.0 mm，外表皮黄褐色至棕褐色，具细纵皱纹，有的具分枝及互生叶痕，切面中央有淡棕色髓部。叶占大部分，多切断或破碎，完整者略呈椭圆形，灰绿色至棕绿色，顶端较尖，基部楔形，边缘具细锯齿，背面网状脉明显。质稍坚。气微，味微涩。

质量以身干、茎短、色紫棕者为佳。

[性味归经] 苦，平。归肺、肝经。

[功能与主治] 止咳祛痰，利水渗湿，活血祛瘀。

（1）用于咳喘痰多。本品有较好的止咳祛痰作用，用于肺热咳嗽、喘促痰多或发热等证。单用煎服，或作片剂使用；若与胡颓叶、猪胆汁制成浸膏片，清热止咳之效尤佳；如属寒痰咳嗽，可与麻黄、细辛、干姜等温肺化痰止咳药同用，亦可奏效。近年来，将本品与十大功劳、百部、天冬等同用，对于防治肺结核、结核性胸膜炎，均获得较好的疗效。

（2）用于湿热黄疸、水肿等证。本品有利水渗湿作用。治湿热黄疸，常与茵陈、连钱草等配合；用治水肿，可与茯苓、泽泻等药同用。

（3）用于跌打损伤、风湿痹痛、经闭腹痛等证。本品能活血祛瘀以止痛。治损伤疼痛，可与川芎、当归、红花等配伍；治风湿痹痛，可与威灵仙、防己、八角枫等配伍；治经闭腹痛，可与益母草、当归、川芎等同用。

［用量用法］内服：煎汤，10～30 g。

8. 灯芯草

［来源］灯芯草科多年生草本植物灯芯草 Juncus offusus L. 的干燥茎髓。

夏末至秋季割取茎，晒干，取出茎髓，理直，扎成小把。生用，朱砂拌用或煅炭用。

［别名］灯芯、白灯草、灯草、灯心草。

［产地］主产于江苏、四川、云南，以苏州产量大、质量佳。

［饮片］

灯芯草：本品呈细圆柱形而弯曲的长段，有的已压扁，直径 1.5～2.5 mm，类白色，具细纵纹，体轻质软，略有弹性。气微，味淡。

朱砂拌灯芯草：淡朱红色。余同生品。

青黛拌灯芯草：淡蓝色。余同生品。

灯芯草灰：本品呈细粉末，黑色，体轻，气微，味淡。

质量以茎髓长、粗壮、色白、体轻者为佳。

［性味归经］甘、淡，微寒。归心、肺、小肠经。

［功能与主治］利水通淋，清心除烦。

（1）用于热证小便不利、淋沥涩痛。灯芯草能清热利水，但药力单薄。宜于病情较轻者，或辅助清热利湿药同用。

（2）用于心热烦躁、小儿夜啼、惊痫。灯芯草有清心除烦的作用。可单味煎服，或配其他清心安神药同用。婴儿夜啼，可用灯芯煅炭研末，涂母乳头上喂之。

［用量用法］内服：煎汤，1～3 g；外用适量，煅存性研末撒；或用鲜品捣烂敷，扎把煎汤外擦。

［使用注意］治心烦惊痫，朱砂拌用。

9. 苏木

［来源］豆科落叶小乔木或灌木苏木 Caesalpinia sappan L. 的干燥心材。

全年均可采收，一般多在 5—7 月份，将树砍下，除去粗皮及边材，取其黄红色或棕红色的心材，晒干。用时刨成薄片或劈成小块片。

［别名］红苏木、苏方木。

［产地］主产于台湾、广东、广西、贵州、云南等地。

［饮片］本品为不规则形的极薄片或丝条。片大小不一，多卷曲；丝条长约 1.5 cm，宽约 2 mm。黄红色，具纵直纹理。用水浸泡，呈玫瑰红色。质坚硬。气微，微涩。

质量以粗大、坚实、色红黄者为佳。

［性味归经］微甘、咸、辛，平。归心、肝、脾经。

［功能与主治］活血通经，祛瘀止痛。

用于血滞经闭、产后瘀阻腹痛以及跌打损伤等证。有活血通经、散瘀止痛之功。用治妇科血滞瘀阻之证，可与红花、桃仁、当归等配伍；用治伤科折跌瘀痛，常与乳香、没药、血竭、自然铜等同用，如八厘散。

［用量用法］内服：煎汤，3～9 g。外用：适量，研末撒。

［使用注意］血虚无瘀者不宜，孕妇忌用。

10. 皂角刺

［来源］豆科植物皂荚 Gleditsia sinensis Lam. 的干燥棘刺。

［别名］天丁、皂针、皂荚刺。

［产地］主产于河南、江苏、湖北、广西等地。

［饮片］本品为圆柱形或不规则形的厚片，有的带有圆锥形的锐刺，直径 8 mm 以下。外表皮呈棕红色至紫棕色，具细纵纹，稍光亮。切面皮部极薄，木部黄白色至淡黄棕色，髓部宽广，呈淡棕红色。质坚。气微，味淡。

［性味归经］辛，温。归肝、胃经。

［功能与主治］消肿托毒，排脓，杀虫。

用于痈疽初起或脓成不溃、疥癣、麻风等证。

［用量用法］内服：煎汤，3～9 g；外用适量，醋煎涂，或研末撒，或调敷。

［使用注意］凡痈疽已溃不宜服。孕妇忌服。

11. 油松节

［来源］松科植物油松 Pinus tabulaeformis Carr. 或马尾松 Pinus massoniana Lamb. 带油的干燥瘤状节或分枝节。

［别名］松节。

［产地］全国大部分地区均产。

［饮片］本品为不规则形的薄片，多卷曲，大小不一，大者宽约 2 cm。呈棕黄色至棕红色，显油性。质坚硬。气香特异，味微苦、微辛。

质量以油性足、干燥者为佳。

［性味归经］苦，温。归肝、肾经。

［功能与主治］祛风湿，止痛。用于关节疼痛、屈伸不利等证。

［用量用法］内服：煎汤，9～15 g；外用适量。

12. 降香

［来源］豆科乔木降香檀 Dalbergia odorigera T Chen. 树干和根的干燥心材。全年均可采收，除去边材，锯段阴干，或取作木材用剩余的碎料。

［别名］紫降香、降真香。

［产地］主产于广东、海南等地。

［饮片］本品为不规则形的极薄片或丝条，有的稍扭曲。片大小不一，多卷曲；丝条长约 1.5 cm，宽约 2 mm。呈紫红色至红褐色，具细密纵向纹理。质坚硬，难折断，断面粗糙。气微香，味微苦。

质量以色红紫、质坚实、香气浓者为佳。

［性味归经］辛，温，无毒。归肝经。

［功能与主治］活血散瘀，止血定痛。

用于气滞血瘀所致的胸胁作痛以及跌打损伤、创伤出血等证。本品气香辛散，温通行滞，有散瘀止血定痛之功。对胸胁痛，常与郁金、桃仁、丝瓜络等品配伍；对损伤瘀血肿痛，可与乳香、没药等合用；外用于创伤出血，能止血定痛。

［用量用法］内服：煎汤，3～9 g，后下；外用适量，研末敷。

［使用注意］凡阴虚火盛、血热妄行而无瘀滞者均忌服。

13. 茯神木

［来源］多孔菌科植物茯苓 Poria cocos（Schw）Wolf. 菌核中的干燥松根。

［别名］茯苓木。

［产地］主产于云南、湖北、安徽等地。

［饮片］本品为类圆形或长圆形的薄片，直径 0.7～1.5 cm。外表面呈黄白色至淡棕黄色或棕黄色至黄褐色，或相互交织。切面淡棕黄色，周围带有残留的薄层茯苓，木部可见同心环纹。质稍坚。气微，味淡。

［性味归经］甘，平。归心经。

［功能与主治］宁心安神。

用于心悸失眠等证。

［用量用法］内服：煎汤，4～9 g。

14. 鬼箭羽

［来源］卫矛科植物卫矛 Euonymus alatus（Thunb）Sieb. 干燥茎的翅状物。夏、秋二季采收带翅的嫩枝或枝翅，晒干。

［别名］卫矛。

［产地］主产于云南、贵州、广西、江西、四川、河北、浙江、安徽、江苏、湖北等地。

［饮片］本品为长方形或不规则形的扁平薄片，一侧边缘平截，另一侧渐薄，大小不一，长者约 3 cm，厚的一侧厚约 2 mm。外表面呈灰褐色，具细密纵直或微波状弯曲的纹理，并隐现细密横纹。体轻，质脆，易折断，断面平坦，黄褐色。气微，味淡。

［性味归经］苦，寒。归心、肝经。

［功能与主治］活血通经，散瘀止痛。

用于跌扑损伤、月经不调、产后瘀滞腹痛、风湿痹痛等证。

［用量用法］内服：煎汤，3～9 g。

［使用注意］孕妇忌服。

15. 透骨草

［来源］凤仙花科植物凤仙花 Impatiens balsamina L. 干燥的茎。

夏、秋二季均可采收，除去根、泥土，晒干。

［别名］凤仙花梗。

［产地］主产于山东、河南、江苏、江西、四川等地。

［饮片］本品呈短段状。茎圆柱形，直径 1～5 mm，外表面呈棕红色至棕褐色，具点状皮孔及纵皱纹，有的可见分枝、对生叶痕及不定根，切面呈黄白色，中空。叶大多已切断和破碎，完整者呈卵圆形或卵状披针形，暗绿色至棕绿色，革质，全缘，略反卷。质坚。气微，味微苦、涩。

质量以干燥、色红、少叶者为佳。

［性味归经］辛，温。

［功能与主治］祛除风湿，活血止痛。用于风湿痹痛、跌扑损伤等证。

［用量用法］内服：煎汤，3～9 g。

16. 海风藤

［来源］胡椒科常绿木质藤本植物风藤 Piper futokadsura Sieb et Zucc. 的干燥藤茎。

夏、秋二季采割，除去根、叶，晒干。

［别名］巴岩香（湖北）。

［产地］主产于福建、广东、台湾、浙江等地。

［饮片］本品为扁圆形的中片，直径 0.3～1.5 cm。外表皮呈灰褐色至棕褐色，具纵棱线或纵沟纹，有的可见膨大的节部及不定根。切面呈淡棕黄色，皮部狭窄，木部宽广，具放射状纹理及多数细密小孔，中央有髓。质坚。气微香，味微辛辣、微苦。

质量以身干、质坚实、气味辛香、藤茎条匀者为佳。

［性味归经］辛、苦，微温。归肝经。

［功能与主治］祛风湿，通经络，理气，止痛。

用于风湿痹痛、关节不利、筋脉拘挛、腰膝疼痛及跌打损伤疼痛。本品有祛风湿、通经络作用，常与祛风湿、活血通络的药物配伍治疗上述病证。

［用量用法］内服：煎汤，6～12 g；或浸酒。

 学习单元 4　皮类中药

 学习目标

➤了解皮类中药的性味归经、功能与主治。

➤熟悉皮类中药的来源、别名、产地、用量用法。

➤掌握皮类中药的饮片特征。

➤能够熟练辨认皮类中药。

一、皮类中药概述

皮类中药来源于裸子植物或被子植物（其中主要是木本双子叶植物）的茎干、枝和根的形成层以外部分入药的药材。人们常将此部分称为"树皮"。但它的含义不同于植物学中所指的皮层。它由内向外包括次生和初生韧皮部、皮层和周皮等部分。皮类中药大多为木本植物茎干的皮，少数为根皮或枝皮。

鉴别皮类中药时要仔细注意以下几点：

1. 形状

由粗大老树上剥的干皮大多粗大而厚，呈长条状或板片状，枝皮则呈细条状或卷筒状，根皮多呈短片状或短小筒状。皮类药材又因其采皮剥离和皮在干燥时收缩程度而呈各种不同弯曲状态：

（1）平坦状。皮片呈板片状，较平整，如杜仲、黄柏等。

（2）弯曲状。皮片多数横向向内表面略弯曲，皮的外层呈凹陷状，如石榴树皮。

（3）反曲状：皮片向外表面，略弯曲，皮的外层呈凹陷状，如石榴树皮。

（4）槽状或半管状。皮片两边向内弯曲呈半圆形。

（5）管状或筒状。皮片向内弯曲度较大，以致两侧相接近成管状，常见于加工时用抽心法抽去木质部的皮类中药，如牡丹皮。

(6) 单卷状。皮片向内面弯曲，以致两侧重叠，如肉桂。

(7) 双卷筒状。皮片两侧各自向内面卷成筒状，如厚朴。

(8) 复卷筒状。几个单卷或双卷的皮重叠在一起呈筒状，如锡兰桂皮。

2. 外表面

外表面指皮的外侧，通常为木栓层。外表颜色多为灰黑色、灰褐色、棕褐色或棕黄色等，有的树干皮片外表面常有斑片状的地衣、苔藓等物附生，呈现不同颜色。有的外表面常有片状剥离的落皮层和纵横深浅不同的裂纹，有时也有各种形状的突起物而使树皮表面显出不同程度的粗糙；多数树皮尚可见到皮孔，通常是横向的，也有纵向延长的，皮孔的边缘略突起，中央略向下凹，皮孔的颜色、形状、皮孔分布的密度常是鉴别皮类中药的特征之一；少数枝干皮上有刺，如红毛五加皮，或有钉状物，如海桐皮，亦是皮类中药具有鉴别意义的中药特征。除去木栓层或部分刮去木栓层的皮片表面常较光滑，如桑白皮、川黄柏、刮丹皮等。

3. 内表面

内表面一般较外表面色浅而平滑，或常有粗细不等的纵向皱纹，纹理粗细程度常因树种而异；也有内表面呈网状皱纹或平滑坚硬，如秦皮。少数树皮尚留有少量的木质部。

4. 断面

皮类中药横向折断面的特征和皮的各部组织的组成及排列方式有密切关系，因此，是皮类中药的重要鉴别特征。折断面的性状主要有：

(1) 平坦状。组织中富有薄壁组织而无纤维束的皮，折断面较平坦，无显著突起物，如牡丹皮。

(2) 颗粒状。组织中富有石细胞群的皮，折断面常呈颗粒状突起，如肉桂。

(3) 纤维状。组织中富含纤维的皮，折断面多呈细的纤维状物或刺状物突出，如桑白皮、合欢皮。

(4) 层状。组织构造中的纤维束和薄壁组织成环带状间隔排列，折断时裂面形成明显的层片状，如苦楝皮等。

有些皮的断面外层较平坦或呈颗粒状，内层呈纤维状，说明纤维主要存在于韧皮部，如厚朴。有的皮类中药在折断时有胶质丝状物相连，如杜仲。有些皮在折断时有粉尘出现，这些皮的组织较疏松，含有较多的淀粉，如白鲜皮。

(5) 大小。要注意皮的长度、宽度、厚度，一般树皮大而厚，枝皮、根皮小而薄。

(6) 质地。根据树皮的厚薄及纤维层的不同确定是否易折断。

(7) 气味。气味也是鉴别中药的重要方法，它和皮中所含成分有密切关系，各种皮的外形有时很相似，但其气味却完全不同。如相加皮和地骨皮，前者有特殊香气，味苦而有刺激感，后者气味均较微弱；肉桂与桂皮外形亦较相似，但肉桂味甜而微辛，桂皮则味辛辣而凉。

二、常用的皮类中药

1. 白鲜皮

［来源］芸香科多年生草本植物白鲜 Dictamnus dasycarpus Turcz. 的干燥根皮。

春、秋二季将根挖出后，洗净泥土，除去细根及外面糙皮，纵向割开，抽去木心，晒干。

［产地］主产于辽宁、河北、山东等地。

［饮片］本品为圆形、类圆形的薄片或一侧有半径性切开，中空，有的已破碎成半圆形，直径 0.7～1.5 cm，皮厚 2～5 mm。外表面呈淡灰黄色至灰黄色，具纵皱纹，有的残留黄褐色的外皮及须根痕。切面呈黄白色至淡黄色，具裂隙状层纹。质坚脆。具羊膻气，味微苦。

质量以干燥、根皮条长、色灰白、无木部者为佳。

［性味归经］苦，寒。归脾、胃经。

［功能与主治］清热解毒，除湿，止痒。

用于湿热疮疹、多脓或黄水淋沥、肌肤湿烂、皮肤瘙痒等证。本品能清热解毒，除湿，止痒。可与苦参、苍术等配伍。

［用量用法］内服：煎汤，3～9 g；外用适量。

［使用注意］虚寒症忌服。

2. 合欢皮

［来源］豆科落叶大乔木合欢 Albizia julibrissin Durazz. 的干燥树皮。

夏、秋二季剥去树皮晒干。

［别名］夜合皮。

［产地］全国大部分地区均有野生或栽培。

［饮片］本品呈片状或稍弯曲，有的呈半卷筒状，长短不一，长者约 4 cm，皮厚 1～3 mm。外表皮呈灰黄色、灰褐色至褐绿色，稍平坦或粗糙，有的可见棕红色类圆形的横向或长圆形皮孔，有的具裂纹。内表皮呈淡黄色至淡棕黄色，具细纵皱纹。切面呈淡黄色，近外皮处有断续排列不整齐的黄白条状带。质坚。气微，味微涩、稍麻舌。

质量以身干、皮细腻、无栓皮、皮孔明显者为佳。

［性味归经］甘，平。归心、肝经。

［功能与主治］安神解郁，活血消肿。

（1）用于情志所伤的愤怒忧郁、虚烦不安、健忘失眠等证。合欢皮有安神解郁的功能，故常用治上述诸证。可以单用，也可与柏子仁、龙齿等同用。

（2）用于跌打骨折及痈肿、内痈等证。以本品有活血之功，故用治上述诸证获消肿、止痛之效。治骨折，常与当归、川芎同用；治肺痈，配白蔹即合欢饮；治痈疽疮肿，常与蒲公英、野菊花同用。

［用量用法］内服：煎汤，6～12 g；外用适量。

3. 钻地风

［来源］木兰科植物地枫皮 Illicium difengpi KIB et KIM. 的干燥树皮。

［别名］追地风。

［饮片］本品呈卷筒状或不规则形的片块，大小不一，长约 3 cm，皮厚 2～3 mm。外表皮呈灰棕色至深棕色或具灰白色斑块，有纵向裂纹，外皮呈鳞片状剥落。内表面呈棕红色至暗棕色，具纵向断续的条状突起。质坚脆，易折断。断面呈棕红色，不整齐。气香特异，味微涩。

［性味归经］微辛、涩，温；有小毒。归肝、肾经。

［功能与主治］祛风除湿，行气止痛。

用于风湿痹痛、腰肌劳损等证。

［用量用法］内服：煎汤，6～9 g。

4. 桑白皮

［来源］桑科落叶乔木桑 Morus alba L. 的干燥根皮。

秋末叶落时至次春发芽前采挖根部，趁鲜时除去泥土及须根，刮去棕黄色粗皮，纵向剖开皮部，剥取白色内皮晒干。

［别名］桑皮。

［产地］全国各地大都有野生或栽培。

［饮片］

生桑白皮：本品呈卷筒状或条片状，稍弯曲，长短不一，长者约 4 cm，皮厚 1～4 mm。外表面呈黄白色至灰黄白色，有的残留橙黄色鳞片状粗皮。内表面呈淡棕黄色，具细纵皱纹。切面呈黄白色。质韧，纤维性强，难折断，易纵向撕裂。撕裂时有白色粉尘飞扬。气微，味淡。

炒桑白皮：呈淡棕黄色，有的具焦斑，有焦香气。余同生品。

蜜炙桑白皮：呈棕黄色，略具滋润感，稍黏手，味甜。余同生品。

质量以纯根皮、色白、皮厚、质柔韧、无栓皮、嚼之有黏性、成丝团者为佳。

［性味归经］甘，寒。归肺经。

［功能与主治］泻肺平喘，利尿消肿。

（1）用于肺热咳喘、痰多之证。桑白皮能清肺消痰而降气平喘，可与地骨皮、甘草同用，如泻白散。

（2）用于浮肿、小便不利之水肿实证。本品能利尿消肿，常与大腹皮、茯苓皮、生姜皮等同用，如五皮散。

［用量用法］内服：煎汤，6～12 g；外用：适量，捣汁涂或煎水洗。

［使用注意］肺虚无火，小便多及风寒咳嗽忌服。

5. 椿根皮

［来源］苦木科植物臭椿 Ailanthus altissima（Mill）Swingle. 除去粗皮的干燥根皮或近根干皮。

［别名］椿白皮、椿皮、樗白皮、樗根白皮。

［饮片］炒椿根皮：本品呈卷筒状或不规则条片状，长短不一，长者约 4 cm，皮厚 2～7 mm。外表皮呈黄褐色、棕褐色或绿褐色，有多数突起的纵向皮孔及不规则纵横裂纹，有的粗糙而有深裂纹。内表面呈棕黄色至棕色，较平坦，密布长圆形小孔。切面呈棕黄色，颗粒性，粗糙。有的具焦斑。质坚。略具焦香气，味苦。

［性味归经］苦、涩，寒。归大肠、胃、肝经。

［功能与主治］清热燥湿，收涩止带，止泻，止血。用于赤白带下、湿热泻痢、久泻久痢、便血、崩漏等证。

［用量用法］内服：煎汤，6～9 g，外用适量。

［使用注意］脾胃虚寒者慎用。

 学习单元 5　叶类中药

 学习目标

➢了解叶类中药的性味归经、功能与主治。

➢熟悉叶类中药的来源、别名、产地、用量用法。

➢掌握叶类中药的饮片特征。

➢能够熟练辨认叶类中药。

一、叶类中药概述

叶类中药多数是完整而已成长的干燥叶，也有只用嫩叶的，如苦竹叶。大多为单叶，仅少数是用复叶的小叶，如番泻叶。有时带有部分嫩枝，如侧柏叶等，因其药用部分主要是叶，所以归为叶类中药。叶类中药的鉴定应注意以下几个方面：

1. 仔细观察叶子的形状是完整的还是破碎的，是单叶还是复叶的小叶片，有无茎枝或叶轴，是平坦的还是皱缩的，在鉴定时要选择具有代表性的样品来观察。

2. 观察叶类中药特征时，应将其浸泡在水中使其湿润并展开后才能识别。一般应注意：叶的形状，如卵圆形、披针形等；长度和宽度；叶端、叶缘及叶基的情况；叶片的质地和上、下表面的色泽及有无毛茸和腺点腺鳞等、叶脉的凹凸和分布情况；叶柄有无及其长短；有无叶翼、叶轴及茎枝；叶片的气味等。

3. 借助放大镜观察叶片的表面特征，应仔细观察叶的上、下表面的毛茸、腺点、腺鳞等。此外，还应注意有无叶鞘及托叶，叶柄平直、槽状和扭曲情况。

二、常用的叶类中药

1. 石韦

[来源] 水龙骨科植物庐山石韦 Pyrrosia sheareri（Bak）Ching.、石韦 Pyrrosia lingua（Thunb）Farwell. 或有柄石韦 Pyrrosia petiolosa（Christ）Ching. 的干燥叶。

[别名] 小石韦、金背茶匙、有柄石韦。

[产地] 主产于浙江、湖北、江苏，以浙江、湖北、江苏所产的带叶石韦质佳。

[饮片] 本品呈丝条状。叶片已切断，多卷曲，展平后，长 1～5 cm，全缘，革质。上表面呈黄绿色至灰绿色，散有圆形小凹点。背面呈灰黄褐色，绒毛样，用放大镜观察，密布淡棕色星状毛，有的背面布满棕色孢子囊群，孢子囊群脱落处可见小点状凹陷。叶柄细，宽约 1 mm，具纵槽。质稍韧。气微，味微涩。

质量以身干、叶大、质厚、根净者为佳。

[性味归经] 苦、甘，微寒。归肺、膀胱经。

[功能与主治] 利尿通淋，清热止咳。

用于热淋、血淋、石淋、小便不通、淋沥涩痛、吐血、衄血、尿血、崩漏、肺热喘咳等证。

[用量用法] 内服：煎汤，6～12 g。

2. 橘叶

[来源] 芸香科植物橘 Citrus reticulate Blanco. 的干燥叶。

[别名] 青橘叶。

[产地] 主产于广东、浙江、福建、江西、四川、湖南等地。

[饮片] 本品呈丝条状，长 3～4 cm。黄绿色，革质，有的可见较尖的顶端或楔形的基部。上表面较平坦，用放大镜观察，具细小圆形凹点，下表面主脉突起。质脆。气微，味微苦、微辛。

[性味归经] 苦、辛，平。归肝经。

[功能与主治] 疏肝行气，消肿散结。

用于肝气不疏之胁肋胀痛、乳房胀痛或结块等证。

[用量用法] 内服：煎汤，3～9 g。

3. 功劳叶

[来源] 冬青科常绿乔木枸骨 Ilex cornuta Lindl. 的干燥叶。

全年均可采，以 8—12 月采为多，晒干。

[别名] 枸骨叶。

[产地] 长江中下游各省均产。

[饮片] 本品呈丝条状，略卷曲，长 2～4 cm。革质。上表面呈黄绿色，具光泽，下表面色稍淡，叶脉突起，叶缘具刺齿。质坚。气微，味微苦、微涩。

[性味归经] 苦，凉。归肺、肾经。

[功能与主治] 清热养阴，平肝，益肾。

用于肺痨咯血、骨蒸潮热、头晕目眩等证，又可用于高血压症。

[用量用法] 内服：煎汤，9～15 g。

4. 苦丁茶

[来源] 本品为冬青科植物大叶冬青 Ilex latifolia Thunb. 的干燥叶。

[别名] 大叶冬青。

[产地] 产于云南、四川、浙江、广西、广东、海南、贵州等地。

[饮片] 本品呈丝条状，长 3.5～5.5 cm，厚革质。上表面呈黄绿色至褐绿色，具蜡样光泽。下表面呈淡黄绿色至淡褐绿色，主脉突起，侧脉少而明显。叶缘具尖锯齿，较疏。质脆。气微，味苦。

[性味归经] 甘、苦，寒。归肝、肺经。

[功能与主治] 散风热，清头目，除烦渴。

用于头痛、齿痛、目赤、热病烦渴等证。

[用量用法] 内服：煎汤，3～9 g。外用：适量、煎水熏洗，或涂搽。

[使用注意] 脾胃虚寒者慎服。

5. 侧柏叶

[来源] 柏科常绿小乔木侧柏 Biota orientalis（L.）Endl. 的干燥梢枝及叶。

全年均可采收，多于夏、秋二季采收嫩枝叶，阴干。

[产地] 我国特产，除新疆、青海外，遍及全国。多为栽培。

[饮片]

生侧柏叶：本品呈扁平细条状，有的具分枝，宽约 2 mm。呈灰绿色至黄绿色。叶细小，长约 2 mm，贴伏于枝上，先端微尖。质脆，易折断，断面呈黄白色。气微香，味微辛辣、微苦涩。

侧柏叶炭：本品呈扁平细条状，有的具分枝。叶细小，贴伏于枝上。黑褐色，断面呈棕褐色。具焦香气，味苦、微辛辣。

[性味归经] 苦、涩，微寒。归肝、胃、大肠经。

[功能与主治] 凉血止血，祛痰止咳。

用于各种内外出血证。侧柏叶性凉味涩，既能凉血，又能收敛止血，主要用于血热妄行之证。治咯血、吐血、鼻衄、尿血、崩漏等证，可与大蓟、小蓟、茅根等同用；若与艾叶、炮姜等温经止血药同用，也可用治虚寒性出血。本品研末，还可用于外伤出血。此外，近年来在临床上用于咳喘痰多之证，有止咳祛痰作用。外用可治脂溢性皮炎，以鲜品 60 g，加 60％乙醇（或白酒）适量，浸泡 7 天，取药液涂搽头皮，有止痒之功，并可减少头发脱落。

[用量用法] 内服：煎汤，6～12 g；外用适量。

6. 莱菔叶

[来源] 十字花科植物萝卜 Raphanus sativus L. 的干燥叶。

[别名] 莱菔缨、莱菔甲（荚）、萝卜叶、萝卜甲（荚）、萝卜缨。

[产地] 全国各地均产。

[饮片] 本品呈中段状，叶片多皱缩和破碎，长 3～5 cm，呈黄绿色至棕绿色，展平后，可见边缘有锯齿，具稀疏粗毛。叶柄长条形，宽 2～5 mm，呈淡黄色至棕黄色，具纵皱纹。质软。气微，味微咸。

[性味归经] 辛、苦，温。归胃经。

[功能与主治] 消积止痢。

用于痢疾、消化不良、咽喉肿痛等证。

[用量用法] 内服：煎汤，3～9 g。

7. 荷叶

[来源] 睡莲科植物莲 Nelumbo nucifera Gaertn. 的干燥叶。

［别名］莲叶。

［产地］主产于湖南、湖北、福建、江苏、安徽、浙江等地。

［饮片］

鲜荷叶：本品呈开展的折扇形，两边长 16～22 cm，宽端约 20 cm。上表面呈绿色至深绿色，略见放射状脉纹，手摸有绒毛感。下表面呈淡绿色，脉纹较突出。质软韧。气清香，味涩、微苦。

干荷叶：本品呈丝条状，长约 3 cm。上表面呈黄绿色至褐绿色。下表面呈灰绿色至淡黄绿色，较平滑，叶脉突起。质软。气微，味微涩。

质量以干燥、叶大、色翠绿、无斑点、不破碎者为佳。

［性味归经］苦、涩，平。归肝、脾、胃经。

［功能与主治］清热解暑，升发清阳，凉血止血。

用于暑热烦渴、暑湿泄泻、血热吐衄、便血崩漏等证。鲜品清暑热作用较佳。

［用量用法］内服：煎汤，3～9 g（鲜品 15～30 g）；荷叶炭 3～6 g。外用：适量，捣敷或煎水洗。

8. 荷梗

［来源］睡莲科植物莲 Nelumbo nucifera Gaertn. 新鲜或干燥的叶柄。

［产地］主产于湖南、湖北、福建、江苏、安徽、浙江等地。

［饮片］

鲜荷梗：本品为圆柱形的中段，直径 1.0～1.5 cm。外表面呈淡绿色，具浅纵沟，散生小短刺。切面呈翠绿色，可见大小不等的孔道。质脆，易折断，断面具细丝。气清香，味微涩。

干荷梗：本品为类圆柱形的中段，多皱缩，直径 0.8～1.3 cm。呈黄绿色至棕黄色。外表面略具光泽，有深浅不等的纵沟及短小的刺状突起。切面可见大小不等的孔道。质软。气微，味微涩。

［性味归经］苦，平。归脾、胃经。

［功能与主治］解暑，行气宽中。

用于感受暑湿、胸脘痞闷等证。本品鲜用解暑作用较佳。

［用量用法］内服：煎汤，5～10 g，鲜荷梗 30～60 g。

9. 荷蒂

［来源］睡莲科植物莲 Nelumbo nucifera Gaertn. 新鲜或干燥带小部分叶片的叶基部。

［产地］主产于湖南、湖北、福建、江苏、安徽、浙江等地。

［饮片］

鲜荷蒂：本品呈圆碟状，直径约5 cm。上表面呈绿色至深绿色，中央具灰绿色类圆形蒂块，直径约1.5 cm，周围略见放射状脉纹。手摸有绒毛感。下表面呈淡绿色，脉纹较突出，中央有叶柄残基，并可见大小不等的孔。质韧。气清香，味涩、微苦。

干荷蒂：本品呈圆碟状，多数已压扁成半圆形，直径约5 cm。上表面呈黄绿色至褐绿色，中央有类圆形蒂块，周围略见放射状脉纹。下表面呈灰绿色至淡黄绿色，脉纹较突出，中央有叶柄残基，并可见大小不等的孔洞。质坚。气微，味微涩。

［性味归经］苦，平。归脾、胃经。

［功能与主治］清暑祛湿，和胃安胎。

用于胎动不安、白痢、泄泻、脱肛等证。

［用量用法］内服：煎汤，3～5个。

10. 铁树叶

［来源］苏铁科植物苏铁 Cycas revolute Thunb. 的干燥叶。

［产地］我国南方地区。

［饮片］本品呈短段状，羽叶宽3～5 mm。呈黄绿色至棕黄色，光滑，革质。上表面中脉细而明显，下表面中脉突起，无侧脉。叶缘向下反卷，形成凹沟，顶端部分如尖刺状。叶柄圆柱形，具羽片残基。切面呈淡黄色，略呈海绵状，可见散在的圆形小点，部分小点沿周边排成半环状。质坚。气微，味淡。

［性味归经］苦、涩，平。归肝、胃经。

［功能与主治］理气，活血。

用于肝胃气痛、经闭、难产、咳嗽、吐血、跌扑损伤等证。

［用量用法］内服：煎汤，3～9 g。

11. 桑叶

［来源］桑科落叶小乔木桑树 Morus alba L. 的叶。

［采收加工］经霜后采收，晒干。生用或炙用。

［别名］霜桑叶、冬桑叶。

［产地］主产于河南、安徽、湖南、浙江、江苏、山东等地。

［饮片］

生桑叶：本品呈不规则形碎片，长约2 cm。呈黄绿色至棕黄色。上表面有不规则疣点，下表面叶脉隆起，疏生短柔毛。质脆。气微，味淡。

炒桑叶：呈褐绿色至棕黄色，有的具焦斑，有焦香气。余同生品。

蜜炙桑叶：呈褐绿色至棕黄色，稍滋润，味甜。余同生品。

质量以身干、叶大、叶片完整、色黄绿、无杂质者为佳。

［性味归经］苦、甘，寒。归肺、肝经。

［功能与主治］疏风清热，清肝明目。

（1）用于外感风热，发热、头昏头痛、咳嗽及咽喉肿痛等证。本品轻清凉散，能清疏肺经及在表的风热。常与菊花、连翘、桔梗等配伍，如桑菊饮；对于燥热伤肺，咳嗽痰稠，鼻、咽干燥之证，可用蜜炙桑叶，有清肺热和润肺燥功效，多与杏仁、贝母、麦冬等配伍，如桑杏汤、清燥救肺汤。

（2）用于肝经实热或风热所致的目赤、涩痛、多泪等证。本品能清肝明目。常配伍菊花、决明子、车前子，也可煎汤外洗；若属肝阴不足，目暗昏花，可同黑芝麻配伍，做蜜丸服，即桑麻丸。

（3）本品略有凉血止血作用，可用于血热吐血之轻证，单用或入复方。

［用量用法］煎服或入丸散，3～9 g。外用煎水洗眼。

［使用注意］经期妇女及孕妇不宜使用。

学习单元6　花类中药

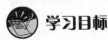

学习目标

➤了解花类中药的性味归经、功能与主治。

➤熟悉花类中药的来源、别名、产地、用量用法。

➤掌握花类中药的饮片特征。

➤能够熟练辨认花类中药。

一、花类中药的鉴别要点

1. 花类中药包括完整的花、花序或花的某一部分。完整的花有的是已开放的，如洋金花、红花；有的需采集尚未开放的花蕾，如辛夷、丁香、金银花、槐米。药用花序也有的是采收未开放的，如头状花序款冬花；也有的要采收已开放的，如菊花、旋复花；而夏枯草实际上采收的是带花的果穗。药用仅为花的某一部分的，如莲须系雄蕊，玉米须系花柱，西红花系柱头、松花粉、蒲黄等则为花粉粒等。

2. 花类中药由于经过采制、干燥，因此常干缩、破碎而改变了形状，常见的有圆锥状、棒状、团簇状、丝状、粉末状等；如果花序或花很小，肉眼不易辨认清楚，需先将干燥药材先放入水中浸泡后，再行解剖并借助于放大镜、解剖镜观察清楚。

3. 虽然花类中药的颜色、气味在新鲜时比较容易区别，但颜色和气味仍然是鉴别干燥花类中药的主要方法。

4. 鉴别时，以花朵入药者，要注意观察萼片、雄蕊和雌蕊的数目及其着生位置、形状、颜色、被毛与否、气味等；如以花序入药，除观察单朵花外，需要注意花类类别、总苞片或苞片。菊科植物还需要观察花序托的形状、有无被毛等。花粉粒是花类中药显微鉴别的标志性特征之一。

二、常用的花类中药

1. 芫花

[来源] 瑞香科落叶灌木芫花 Daphne genkwa Sieb et Zucc. 的干燥花蕾。

春季采摘将开放的花蕾，晒干。

[产地] 主产于河南、山东、江苏、安徽、四川等地。

[饮片] 本品略呈棒槌状，多弯曲。长 0.8～1.2 cm，直径约 1 mm，呈灰黄色至灰褐色，有的略带紫色。花被筒状，外表面密被白色柔毛，顶端 4 裂。雄蕊 8 枚，2 轮，分别着生于花被筒中部及上部。质软。气微，味微辛辣。

质量以身干、灰白色或紫灰色、花蕾多而整齐、无杂质者为佳。

[性味归经] 辛、苦，温；有毒。归肺、肾、大肠经。

[功能与主治] 泻水逐饮，祛痰止咳，外用杀虫疗疮。

（1）用于身面浮肿、大腹水肿、胸胁积液等证。芫花泻水逐饮与甘遂、大戟相似，而以泻胸胁水饮见长，并能祛痰止咳。如《补缺肘后方》以芫花与大枣同煮，食枣治卒得咳嗽。现代用以治疗慢性气管炎属于寒湿型者。

（2）用于头疮、白秃、顽癣。芫花外用有杀虫疗疮之功。可单用研末，或与雄黄共研细末，猪脂调膏外涂。

[用量用法] 内服：煎汤，1～3 g。醋炒能降低毒性。研末服 0.6～1 g，每日 1 次。外用：研末调敷或煎水洗。

[使用注意] 不宜与甘草同用（反甘草）。身体虚弱者及孕妇忌用。

2. 谷精草

[来源] 谷精草科一年生草本植物谷精草 Ericocaulon buergerianum Koern. 和赛谷精草 E sieboldtianum Seib et Zucc. 的全草或花序。

秋季采收，拔取全草或剪取花序，晒干，切段用。

[别名] 移星草。

［产地］主产于浙江、湖北、江苏，浙江所产质佳。

［饮片］本品呈中段状。头状花序呈半球形，直径 4～5 mm，淡黄绿色至灰黄色，略有光泽。总苞片数层，宽卵形，长约 2.5 mm。花众多，细小，长约 2 mm，可见黑色花药及黄褐色长约 1 mm 未成熟的果实。花茎纤细，直径不足 1 mm，呈黄绿色，具纵棱线。质柔软。气微，味淡。

质量以干燥、花序大而紧密、色灰白、花茎短、无杂质者为佳。

［性味归经］甘，平。归肝、胃经。

［功能与主治］疏散风热，明目退翳。

用于肝经风热，目赤肿痛、羞明多泪、目生翳膜。本品有疏散肝经风热明目翳之效，可与荆芥、龙胆草、赤芍等配伍，以增强清肝、活血、散风之功，如谷精龙胆散。

［用量用法］内服：煎汤，3～9 g。外用：烧炭存性研末撒。

3. 白菊花

［来源］菊科植物菊花 Chrysanthemum morifolium（Ramat）Tzvel. 白色头状花序的干燥品。

［别名］甘菊花、白甘菊、池菊。

［产地］主产于安徽、河南、四川、山东、河北、浙江等地。

［饮片］

生白菊：本品呈不规则扁球形，直径 1.5～2.5 cm。总苞呈灰绿色至黄绿色，由 3～4 层苞片组成，外层苞片线形，内层苞片较宽，边缘膜质。舌状花数层，类白色，多弯曲和皱缩，细长，展平后，长 1.2～2.5 cm，宽约 2 mm。管状花短而少，隐蔽。质柔软。气香特异，味微苦。

炒白菊花：呈黄白色，有的具焦斑，略带焦香气。余同生品。

质量以身干，花完整、不散瓣，香气浓郁，无叶梗者为佳。

［性味归经］甘、苦，微寒。归肺、肝经。

［功能与主治］散风清热，平肝明目，用于风热感冒、头痛眩晕、目赤肿痛、眼目昏花等证。

［用量用法］内服：煎汤，4～9 g。入汤剂。

4. 黄菊花

［来源］菊科植物菊花 Chrysanthemum morifolium Ramat. 黄色头状花序的干燥品。

［别名］杭甘菊、杭菊。

［产地］主产于浙江。

［饮片］

生黄菊花：本品呈不规则扁球形，直径 1.2～2.0 cm；或数个粘连成块。总苞呈灰绿色至黄绿色，由 3～4 层苞片组成，外层苞片线形，内层苞片较宽，边缘膜质。舌状花较少，位于边缘，呈黄色，多弯曲和皱缩，展平后，长 1.0～1.5 cm，宽约 3 mm。管状花多数，外露。质柔软。气香特异，味微苦。

炒黄菊花：呈暗黄色至棕黄色，有的具焦斑，略带焦香气。余同生品。

[性味归经] 甘、苦，微寒。归肺、肝经。

[功能与主治] 散风清热，平肝明目。

用于风热感冒、头痛眩晕、目赤肿痛、眼目昏花等证。本品味较苦，疏散风热作用较好。

[用量用法] 内服：煎汤，4～9 g。入汤剂。

5. 野菊花

[来源] 菊科多年生草本植物野菊花 Chrysanthemum indicum L. 的干燥头状花序。

秋季花盛开时采摘，置沸水中泡 5～10 min，取出晒干。

[产地] 全国各地均有分布。野生。

[饮片] 本品呈类球形，直径 3～5 mm，呈黄绿色至灰黄色。苞片约 4 层，外层苞片较狭，边缘膜质，膜质边缘向内层逐渐变宽。舌状花 1 列位于周围，皱缩，长约 5 mm，中央为多数管状花。体轻，质软。气香特异，味苦。

质量以花朵完整、色黄、香气浓者为佳。

[性味归经] 苦、辛，微寒。归肝、心经。

[功能与主治] 清热解毒疏风平肝。

用于痈疽疔疮、目赤肿痛、头痛眩晕等证。

[用量用法] 内服：煎汤，9～15 g，鲜品可用至 30～60 g；外用适量，捣敷；煎水漱口或淋洗。

[使用注意] 脾胃虚寒者，孕妇慎用。

6. 莲须

[来源] 睡莲科植物莲 Nelumbo nucifera Gaertn. 的干燥雄蕊。

[别名] 莲蕊。

[产地] 主产于湖南、湖北、福建、江苏、浙江等地。

[饮片] 本品呈线形。花药长 1.2～1.5 cm，直径约 1 mm，多螺旋状扭转，呈淡棕黄色，2 室，中裂，有的可见黄色花粉。花丝纤细，稍弯曲，长 1.5～1.8 cm，直径不足 0.5 mm，呈棕黄色。体轻，质软。气微香，味微涩。

[性味归经] 甘、涩，平。归肾经。

［功能与主治］清心固肾，涩精止血。

用于梦遗滑精、遗尿尿频、吐血崩漏等证。常与沙苑子、芡实、龙骨、牡蛎等同用，如金锁固精丸。

［用量用法］内服：煎汤，3～5 g。

 学习单元 7　全草类中药

 学习目标

➤了解全草类中药的性味归经、功能与主治。

➤熟悉全草类中药的来源、别名、产地、用量用法。

➤掌握全草类中药的饮片特征。

➤能够熟练辨认全草类中药。

一、全草类中药的鉴别要点

全草类中药是指可供药用的草本植物新鲜或干燥的全植物体或地上部分。由于草类经干燥后变化较大，给鉴别带来一定难度，在鉴别时要注意以下几点：

1. 全草类中药中，有的是带根或根茎的全株，如细辛、蒲公英等；有的是地上部分的茎叶，如淫羊藿、藿香等；有的是带有花或果实的地上部分，如荆芥、老鹳草等；也有个别是小灌木的幼枝梢，如麻黄，或草本植物地上部分草质茎，如石斛，按习惯也列入全草类。

2. 全草类中药主要是由草本植物的全株或地上的某些器官直接干燥而成的，因此，依靠原植物分类的鉴定更为重要，原植物的特征一般反映了药材性状的特征。

3. 将干燥药材先放入水中浸泡后，再行解剖并借助于放大镜、解剖镜观察清楚。

二、常用的全草类中药

1. 木贼草

［来源］木贼科植物木贼 Equisetum hiemale L. 的干燥地上部分。

夏、秋二季采割，除去杂质，晒干或阴干。

［别名］木贼。

[产地] 主产于东北、西北各省及河北等地。

[饮片] 本品为圆筒状的短段，直径 4～8 mm。外表面呈灰绿色，具多数纵棱，棱上有众多细小光亮的疣状突起，有的可见节，节上具棕黑色鞘状叶。切断面中空，周边多数排列成环的小空隙。体轻，质脆。气微，味淡，嚼之有砂粒感。

质量以茎粗长、色绿、不脱节者为佳。

[性味归经] 甘、苦，平。归肺、肝经。

[功能与主治] 散风热，退目翳，凉血止血。

用于风热目赤、迎风流泪、目生云翳等证。

[用量用法] 内服：煎汤，3～9 g。外用：适量，研末撒敷。

[使用注意] 气血虚者慎服。

2. 萹蓄

[来源] 蓼科植物萹蓄 Polygonum aviculare L. 的干燥地上部分。

夏季叶茂盛时采收，除去根及杂质，晒干。

[别名] 萹蓄草、道生草。

[产地] 以河南、四川、浙江、山东、吉林、河北等地产量较大。

[饮片] 本品呈中段状。茎圆柱形，直径 1～2 mm，外表面呈棕红色或黄绿色，具细纵棱线，节稍膨大，有淡棕色至棕色的膜质托叶鞘包围，切面黄白色，中空或有髓。叶多皱缩和破碎，展平后，完整者呈披针形，长约 2 cm，宽约 7 mm，褐绿色，全缘。质坚。气微，味微涩。

质量以身干、色绿、叶多、质嫩、无杂质者为佳。

[性味归经] 苦，微寒。归膀胱经。

[功能与主治] 利尿通淋，杀虫，止痒。

用于膀胱热淋、小便短赤、淋沥涩痛、皮肤湿疹、阴痒带下等证。

[用量用法] 内服：煎汤，3～9 g；外用适量。煎汤外洗，有杀虫止痒作用。

3. 豨莶草

[来源] 菊科一年生草本植物腺梗豨莶 Siegesbeckia pubescens Makino. 豨莶 S. orientalis L. 或毛梗豨莶 S. glabrescens Makino. 的干燥地上部分。

夏、秋二季花前期及花期均可采收，割取地上部分，干燥。

[产地] 主产于湖南、湖北、江苏等地。

[饮片]

生豨莶草：本品呈短段状。茎略呈圆柱形，直径 0.2～1.0 cm，外表面呈灰绿色至棕黄色或紫棕色，有纵沟及细纵皱纹，被稀疏白色毛茸，有的可见对生叶痕或残留的枝，切面黄白色，中空。叶片已切断，多皱缩和破碎，暗绿色至黑绿色，具白色毛茸，展平后，可见边缘有锯齿。质坚。气微，味微苦。

制豨莶草：呈褐绿色至黑绿色或黑褐色，微具酒香气。余同生品。

质量以身干、叶多、枝嫩而壮、鲜绿色、无根、无杂质者为佳。

[性味归经] 辛，苦，寒。归肝、肾经。

[功能与主治] 祛风湿，利关节（酒蒸作用较佳），生用解毒。

用于风湿痹痛、筋骨无力、腰膝酸软、四肢麻痹、半身不遂、风疹湿疮等证。本品酒蒸性转温，长于强健筋骨，多用于瘫痪等证。

[用量用法] 内服：煎汤，9～12 g。

[使用注意] 治风湿痹症宜制用，治痈肿、湿疹宜生用。

4. 墨旱莲

[来源] 菊科植物鳢肠 Eclipta prostrata L. 的干燥地上部分。

花开时采割，晒干。

[别名] 墨汁旱莲草、墨旱莲草、鳢肠。

[产地] 全国大部分地区均产。

[饮片] 本品呈短段状。茎圆柱形，有的已压扁，直径 2～5 mm，外表面呈灰褐色至绿褐色，具纵棱线，有的可见对生叶痕或枝痕，有白毛，嫩茎部分毛较多，切面中空或有白色髓部。叶片已切断，多皱缩和破碎，黑绿色，密生白毛，展平后，可见边缘全缘或具浅锯齿。头状花序圆球形，直径 3～6 mm，苞片长卵形，呈黄绿色至棕绿色，具白毛，花细小，呈灰黄色至棕黄色，偶可见有黑褐色长卵形的果实，长约 2 mm。质坚。气微，味微涩。

质量以身干、色墨绿、叶多、无杂质者为佳。

[性味归经] 甘，酸，寒。归肝、肾经。

[功能与主治] 滋补肝肾，凉血止血。

用于牙齿松动、须发早白、眩晕耳鸣、腰膝酸软、阴虚血热、吐血、衄血、尿血、血痢、崩漏下血、外伤出血等证。

[用量用法] 内服：煎汤，6～12 g；外用鲜品适量。

5. 瞿麦

[来源] 石竹科植物瞿麦 Dianthus superbus L. 或石竹 Dianthus chinensis L. 的干燥地上部分。

夏、秋二季花果期采割，除去杂质，干燥。

[别名] 瞿麦穗。

［产地］全国大部分地区均产，主产于江苏、浙江、河北、河南、湖北等地。

［饮片］本品呈短段状。茎圆柱形，直径 1～3 mm，外表面呈淡黄绿色至淡棕黄色，偶有紫棕色，具纵直纹，节部膨大，有的残留对苞茎的叶，切面呈淡黄色，中空。叶片已切断，呈黄绿色，叶脉平行，完整者呈长披针形，先端尖，全缘。花萼略呈纺锤形，顶端 5 裂，似麦粒，长约 2 cm，淡黄绿色至淡棕黄色，具纵直麦纹，外有宽卵形苞片，有的残留淡棕色花冠。质坚。气微，味淡。

质量以茎嫩、色黄绿、穗多、叶密者为佳。

［性味归经］苦，寒。归心、小肠、膀胱经。

［功能与主治］利尿通淋，破血通经。

用于热淋、血淋、石淋、小便不通、淋沥涩痛、月经闭止等证。

［用量用法］内服：煎汤，3～9 g。

［使用注意］脾、肾气虚及孕妇慎用。

6. 藿香

［来源］唇形科植物藿香 Ageastache rugosa（Fissh et Mey）O Ktze. 新鲜或干燥的带嫩茎的叶。

［别名］土藿香。

［产地］主产于四川、江苏、浙江等地。

［饮片］

鲜藿香：本品茎呈方柱形，直径不大于 7 mm，外表面呈绿色，具纵棱线，四面中间略凹陷，可见对生的叶及枝。切面呈白色，边缘及棱角处呈淡绿色，中空，叶片呈绿色至深绿色，心状卵形至长圆状披针形，宽 3～6 cm，顶端渐尖，边缘有锯齿。下表面叶脉具毛茸，并可见众多脉点。质稍软。气香特异，味微凉、微苦。

干藿香：本品呈短段状。茎方柱形，直径不大于 6 mm，外表面呈淡绿色至淡褐绿色，具纵棱线，四面中间略凹陷，有的可见对生的叶痕或残留的枝，切面呈白色至黄白色，中空。叶片已切断，多皱缩和破碎，呈深绿色至暗绿色，展平后，可见边缘有锯齿。质坚。气香特异，味微凉、微苦。

［性味归经］辛，微温。归脾、胃经。

［功能与主治］祛暑解表，化湿和胃。

用于暑湿感冒、胸闷、腹痛吐泻等证。

［用量用法］内服：煎汤，6～12 g。外用：适量，煎水洗；或研末搽。

学习单元 8　动物类中药

 学习目标

➤了解动物类中药的性味归经、功能与主治。

➤熟悉动物类中药的来源、别名、产地、用量用法。

➤掌握动物类中药的饮片特征。

➤能够熟练辨认动物类中药。

一、动物类中药的鉴别要点

鉴定动物类中药，需要掌握动物学基础知识。在实际鉴别时一般可注意以下几个方面：

1. 对于以完整的动物干燥体作为中药的，可根据其形态特征进行动物分类学鉴定，确定其品种，如蜈蚣、斑蝥、金钱白花蛇等。

2. 以动物体的一部分入药的，鉴定时因为看不到完整动物的形态，主要是进行性状鉴定，以辨别真伪、优劣。在这方面有许多传统的鉴别方法和经验可以借鉴。如有"天沟""地岗""马牙边"等传统俗语。近来又采用磨片或制作切片进行显微鉴定，如骨类中药（猴骨等）、贝壳类中药（石决明、牡蛎等）及角类中药（羚羊角等）的显微鉴定。有的还可观察荧光。

3. 对于采自动物体的分泌物或病理产物的中药，如牛黄等，除应注意性状特征外，一般还要进行显微鉴定或理化试验，以防伪充或掺伪。对蜂蜡、虫白蜡，还应测定其熔点、溶解度或酸值、皂化值等。

4. 对于蛇类中药（如金钱白花蛇、蕲蛇、乌梢蛇等），可根据其鳞片特征进行显微鉴定。

二、常用的动物类中药

1. 桑螵蛸

［来源］节肢动物门昆虫纲螳螂科昆虫大刀螂 Paratenodera sinensis de Saussure.、小刀螂 Statilia maculate Tbunb. 或巨斧螳螂 Hierodula patellifera（Serville）. 的干燥卵鞘。分别习称为"团螵蛸""长螵蛸"及"黑螵蛸"。

9月至翌年2月采收，除去树枝，置蒸笼内蒸死虫卵，晒干或烘干。

[别名] 螳螂窠（广西、四川、湖南、河北）、桑蛸（山西、浙江）、螵蛸虫（河北）。

[产地] 团螵蛸主产于广西、云南、湖北、湖南、河北、甘肃、辽宁等地；长螵蛸主产于浙江、江苏、安徽、山东、湖北等地；黑螵蛸主产于河北、山东、河南、山西等地。

[饮片] 炒桑螵蛸：本品为略呈圆柱形、半圆柱形或不规则形的团块，直径1～3 cm，由多数膜状薄层叠成。外表面呈棕褐色或灰褐色，有的具焦斑，底面平坦或有一条凹沟，上面有的具呈带状隆起，两侧各有一条暗棕色的浅沟及多数斜向纹理。切面可见排列整齐略具光泽的小室，每室有细小长形的卵，长约3 mm，有的切面外层有海绵状物。质坚韧。气微腥，略具焦臭。

质量以干燥、卵鞘个大、色黄、未经孵化、无树枝者为佳。

[性味归经] 甘、咸，平。归肝、肾经。

[功能与主治] 补肾助阳，固精缩尿。

用于肾虚阳衰引起的遗精、滑精、遗尿、尿频、白带过多等证。本品有补肾固涩的功能，遗尿、尿频尤为常用。如《产书方》单用桑螵蛸捣为散，米汤送服，治妊娠尿频不禁；《外台秘要》以之配伍龙骨为末，盐汤送服，治遗精白浊、盗汗虚劳；桑螵蛸散以本品为主药，配伍远志、菖蒲、龙骨等，治肾虚遗尿、白浊、小便频数、遗精滑泄、心神恍惚之证。

[用量用法] 内服：煎汤，3～9 g。研末，3～5 g；或入丸剂。外用：适量，研末撒或油调敷。

[使用注意] 阴虚多火、膀胱有热而小便短促者忌服。

2. 地龙

[来源] 钜蚓科动物参环毛蚓 Pheretima aspergillum（E. Perrier）、通俗环毛蚓 Pheretima vulgaris Che.、威廉环毛蚓 Pheretima guillelmi（Michaelsen）. 或栉盲环毛蚓 Pheretima pectinifera Michaelsen. 的干燥体。第一种习称"广地龙"，后三种习称"沪地龙"或"土地龙"。

广地龙春季至秋季捕捉，沪地龙夏季捕捉。广地龙捉到后拌以稻草灰，用温水稍泡，去掉体外黏液，从腹面剖开，除去内脏，洗净，晒干或焙干。土地龙用草木灰呛死，去灰晒干或烘干。

[别名] 蚯蚓干（广东）、曲鳝（青海、河南、山东、山西）。

[产地] 广地龙主产于广东、广西、福建；沪（土）地龙主产于上海、浙江、江苏、河南、山东、安徽。此外，内蒙古、新疆、青海、甘肃等地也产。

[饮片] 本品略呈薄片状及短段状，多皱缩或边缘略卷，短段状者宽5～7 mm，摊平

的薄片宽约 1.5 cm，厚约 0.5 mm。黄褐色至棕褐色，具紧密的环节，有的一端钝圆，先端有一小孔。体轻，质韧。气腥。

质量以身干、光亮、肉厚、质柔韧、无泥者为佳。

[性味归经] 咸，寒。归肝、脾、膀胱经。

[功能与主治] 清热息风，通经活络，平喘利尿。

(1) 用于壮热惊痫、抽搐等证。本品能息风止痉，又善清热。可单用，或入复方。如《本草拾遗》治热狂癫痫，即以本品同盐化为水饮服；《应验方》治惊风，则用本品研烂，同朱砂末作丸服。现治壮热惊痫抽搐之证，多与清热息风药，如钩藤、僵蚕、七叶一枝花等配用。近年来，亦有以鲜蚯蚓洗净，加白糖化水服，治疗精神分裂症而属于热狂证者。

(2) 用于痰鸣喘息。本品能扩张支气管而有良好的平喘作用，对支气管哮喘以肺热型较为适宜。可研末单用，或配伍麻黄、杏仁、石膏等药。

(3) 用于热痹之关节红肿热痛、屈伸不利等证。本品性寒清热，又有通利经络的功能。常与桑枝、忍冬藤、络石藤、赤芍等配伍；若治寒湿痹痛、肢体屈伸不利等证，也可与川乌、草乌、南星等同用，如小活络丹。又可用于气虚血滞、经络不利所致的半身不遂，常配伍黄芪、当归、红花等，如补阳还五汤。

(4) 用于热结膀胱、小便不利或尿闭不通等证。本品有清热利尿之功。可单用，或配合其他利尿药用，如《斗门方》治小便不通，以本品捣烂，浸水，滤取浓汁饮服；若治热结膀胱，小便不利，可配伍车前子、木通等。

[用量用法] 内服：煎汤，3～9 g。鲜品 10～20 g。入丸、散剂；每次 1～2 g。外用：适量。

[使用注意] 脾胃虚弱、大便溏泄者慎用。

3. 牡蛎

[来源] 软体动物门牡蛎科动物长牡蛎 Ostrea gigas Thunberg.、大连湾牡蛎 Ostrea talienwhanensis Crosse. 或近江牡蛎 Ostrea rivularis Gould. 等的贝壳。

全年可采，去肉（供食用），洗净，晒干。

[别名] 蛎黄壳、蚝壳、左牡蛎。

[产地] 长牡蛎主产于山东以北沿海；大连湾牡蛎主产于辽宁、河北、山东等沿海地区；近江牡蛎产地较广，北起东北，南至广东、海南岛沿海。主为野生品，也有养殖。

[饮片]

生牡蛎：本品为不规则形的块片，长 1～2 cm。白色至类白色或灰黄色至灰色，外表面凹凸不平，呈波浪形覆瓦状层次，有的略具光泽。破碎面粗糙，显层纹。质坚硬。

气微。

煅牡蛎：灰白色，间有灰青色或淡灰黄色，质松，略具焦臭。余同生品。

质量以个大整齐、无杂质泥沙、洁净、内面有光泽者为佳。

［性味归经］咸，涩微寒。归肝、肾经。

［功能与主治］平肝潜阳，软坚散结，收敛固涩（煅用）。

（1）用于阴虚阳亢所致的烦躁不安、心悸失眠、头晕目眩及耳鸣等证。牡蛎有平肝潜阳作用，可与龙骨、龟板、白芍等配伍。热病伤阴、肝风内动、四肢抽搐等证亦可，常以之配合龟板、鳖甲等药，共奏育阴潜阳以息风止痉之效，如三甲复脉汤。

（2）本品能软坚以散结块，适用于痰火郁结之瘰疬、痰核等证。常与浙贝、玄参配伍，即消瘰丸。近年来临床上用于治肝脾肿大，常与丹参、泽兰、鳖甲等配伍同用。

（3）本品煅用，长于收敛固涩。用于虚汗、遗精、带下、崩漏等证。治自汗、盗汗，与黄芪、小麦、麻黄根配伍，即牡蛎散；治肾虚精关不固，与沙苑、蒺藜、芡实、莲须等配用，如金锁固精丸；至于崩漏、带下等证，则可与煅龙骨、乌贼骨、山药等同用。

［用量用法］内服：煎汤，9～30 g，生品应先煎。

［使用注意］除收敛固涩系煅用外，均生用。多服、久服易致纳呆腹胀、便秘。

4. 鱼脑石

［来源］石首鱼科动物大黄鱼 Pseudosciaena crocea（Richardson）. 或小黄鱼 Pseudosciaena polyactis Bleeker. 的干燥耳石。

［产地］华东沿海地区。

［饮片］

生鱼脑石：本品呈长卵圆形而略显三棱，长 0.6～2.0 cm，宽 0.4～1.0 cm。全体白色，一端稍钝圆，另一端较尖，中间宽，一面平滑，两端微翘成船形，隆起的两面不对称，偏向一面，均凹凸不平，隆起部分可见齿状，近尖端处有 1 斜沟。质坚硬，气微。

煅鱼脑石：黄褐色至灰褐色，质松，略具焦臭。余同生品。

［性味归经］咸，平。归膀胱经。

［功能与主治］利尿通淋，燥湿。

用于石淋、耳痛流脓、鼻渊等证。

［用量用法］内服：煎汤，3～9 g，外用适量；生品应先煎。

5. 鹿角

［来源］鹿科动物马鹿 Cervus elaphus Linnaeus. 或梅花鹿 Cervus nippon Temminck. 已骨化的角或锯茸后翌年春季脱落的角基，分别习称"马鹿角""梅花鹿角""鹿角脱盘"。

褪角多在春季自然脱落，以春末拾取新脱落的角为佳。砍角、锯角一般在冬季或早春将角连脑骨砍下，或自基部锯下，风干。

[产地] 主产于东北等地。

[饮片]

鹿角片：本品为卷曲状的极薄片，展平后，呈长条状、椭圆形或类圆形，宽2～4 cm。类白色至黄白色，中部黄棕色至灰褐色，具细密小孔，裂隙或中空，边缘褐色，有的呈微波状。质韧，气微，味淡。

鹿角粉：本品为淡黄棕色的粉末。气微，味淡。

[性味归经] 咸，温。归肝、肾经。

[功能与主治] 温肾阳，强筋骨，行血消肿。

用于阳痿遗精、腰脊冷痛、阴疽疮疡、乳痈初起、瘀血肿痛等证。

[用量用法] 内服：煎汤，6～15 g。鹿角片应先煎；粉吞服每次1～3 g。外用：适量，磨汁涂、研末撒或调敷。熟用偏于补肾益精，生用偏于散血消肿。

[使用注意] 阴虚阳亢者忌服。

6. 鹅管石

[来源] 腔肠动物标珊瑚科的栎珊瑚 Balonophyllia sP. 的石灰质骨骼。

[产地] 主产于福建、台湾、广东等地。

[饮片]

生鹅管石：本品呈圆柱状，略扁，稍弯曲，有的一端较粗，一端渐细而尖，长2～4 cm，直径3～6 mm。白色至灰白色，表面具突起的节状横环纹及细密纵棱线，并可见不甚明显的小方格花纹。质坚脆，易折断，断面具放射状线纹和空隙。气微，味咸。

煅鹅管石：灰白色至淡灰色。余同生品。

质量以色白、无杂质者为佳。

[性味归经] 甘，温。归肺、肾经。

[功能与主治] 补肺，壮阳，通乳。

用于肺虚咳嗽气喘、阳痿、腰膝无力、乳汁不通等证。

[用量用法] 内服：煎汤，9～15 g。打碎先煎；研末，0.3～15 g，或入丸剂。

[使用注意] 实热及阴虚火旺者禁服。

7. 蝉蜕

[来源] 蝉科昆虫黑蚱 Cryptotympana pustulata Fabricius. 的若虫羽化时脱落的皮壳。夏、秋二季收集，除去泥沙，晒干。

[别名] 蝉退（河北、陕西、浙江）、蝉衣（江苏、浙江）、虫退（河南）。

[产地] 主产于山东、河北、江苏、浙江、安徽，以山东产量较大。

　　[饮片] 本品略呈椭圆形而弯曲，有的已破碎，完整者长约 3.5 cm，宽约 2 cm。表面黄棕色，中空，半透明，具光泽，头部有触角 1 对，细丝状，多已断落，复眼 1 对，突出，透明，额端也突出，口吻发达，上唇宽短，下唇延伸成细管状。背面裂开，胸背两边具小翅 2 对，前腿较长，腹面具足 3 对，前 1 对粗壮，有锯齿，后 2 对细长，尾部呈三角状钝尖，背部和腹部均有环节。体轻，质脆。气微。

　　质量以身干、色黄亮、体完整、无杂质者为佳。

　　[性味归经] 甘，寒。归肺、肝经。

　　[功能与主治] 疏散风热，透疹止痒，明目退翳，息风止痉。

　　（1）用于外感风热及温病初期，发热、头痛等证。本品能凉散风热，清利头目，常与菊花配伍；对于风热郁肺，发热、咽痛、声音嘶哑之证有疏散风热、开宣肺气之效，常与胖大海或牛蒡子、桔梗等配伍。

　　（2）用于麻疹初期，疹出不畅。可借本品宣散作用助其透发，常与葛根、牛蒡子等同用；对风疹及热风证皮肤瘙痒，也能疏风止痒，可配伍白蒺藜、荆芥等药。

　　（3）用于肝经风热，目赤、目翳、多泪等证。本品有疏肝经风热以退目翳之效。常与菊花、木贼等配伍，如蝉花散。

　　（4）用于肝经风热、小儿惊哭夜啼及破伤风证。本品能凉肝息风，定惊止痉。单用或配伍全蝎、僵蚕、钩藤等祛风止痉药。

　　[用量用法] 内服：煎汤，3～6 g。熄风止痉可用至 15～30 g。

　　[使用注意] 孕妇慎服。

8. 僵蚕

　　[来源] 节肢动物门昆虫纲蚕蛾科昆虫家蚕 Bombyx mori L. 的 4～5 周龄幼虫因感染（或人工接种）白僵菌 Beauveria bassiana Vuill. 而致死的僵化虫体。

　　将感染白僵菌致死的蚕晒干或微火烘干。

　　[别名] 姜虫（江苏、浙江、贵州、四川）、僵虫、白僵虫（四川）、天虫。

　　[产地] 主产于江苏、浙江、四川、广东等地。多为自然病死者，也有在非蚕区进行人工培植。

　　[饮片] 麸炒僵蚕：本品略呈圆柱形，多弯曲，稍皱缩，长 2.5～4.5 cm，直径约 5 mm。外表面棕黄色至棕褐色，被有黄白色粉霜，凹陷处尤明显。头角小而圆，体节不甚明显，足 8 对，突起，尾端稍狭窄，呈二分叉状，大多已断落。质坚脆，易折断。断面黑褐色，腹部有光泽。气微腥，略具焦臭。

　　质量以直条肥壮、质硬、色白、断面棕黑明亮者为佳。

　　[性味归经] 咸、辛，平。归肝、肺经。

［功能与主治］熄风止痉，祛风止痛，化痰散结。

（1）用于肝风内动与痰热壅盛所致的抽搐惊痫。白僵蚕能息风止痉，并兼化痰之效。常与全蝎、天麻、胆星等同用，如千金散；若证属脾虚久泻，慢惊抽搐，又当配伍党参、白术、天麻等，如醒脾散；治中风口眼歪斜，面部肌肉抽动，则配伍全蝎、白附子，即牵正散。

（2）用于风热与肝热所致的头痛目赤、咽喉肿痛、风肿牙痛等证。本品有祛风止痛之效。治风热头痛、迎风泪出等证，可配伍荆芥、桑叶、木贼等，如白僵蚕散；治风热喉痛，则与桔梗、防风、甘草同用，如六味汤。

（3）用于瘰疬痰核、疔肿丹毒等证。本品有解毒散结并化痰软坚之效。常与浙贝母、夏枯草、连翘等同用。

［用量用法］内服：煎汤，3～9 g。

［使用注意］散风热宜生用，一般多炒制用。血虚而无风热者忌用。

 学习单元9 矿物类中药

 学习目标

➢了解矿物类中药的性味归经、功能与主治。

➢熟悉矿物类中药的来源、别名、产地、用量用法。

➢掌握矿物类中药的饮片特征。

➢能够熟练辨认矿物类中药。

一、矿物类中药的鉴别

对于矿物类中药的鉴定，我国历来的许多《本草》里都有记载，尤其在宋代出现了许多有效的鉴定方法，譬如根据矿物的外形、颜色、比重，用物理、化学的方法来鉴别其真伪与优劣。如《图经草本》对"绿矾石"的鉴定方法是"取此一物，置于铁板上，聚炭封之，囊袋吹令火炽，其矾即沸流出。色赤如融金汁者，是真也"。如《本草衍义》在密陀僧条载"坚重，椎破如金色者佳"。

对矿物类中药的鉴别，应注意以下几个方面：

1. 首先进行外形鉴别

对于外形明显的中药，根据矿物的一般性质进行鉴定，鉴别的方面有外形、颜色、质地、气味等检查，还应注意其硬度、条痕、透明度、解理、断口、有无磁性及比重等的检查。

2. 鉴别矿物类中药粉末

粉末状中药，有的可用显微镜帮助鉴定，观察其形状、透明度和颜色等，如朱砂的粉末等。

在矿物的研究中，主要使用偏光显微镜研究透明的非金属矿物的晶形、物理和化学性质，如折射率、双折射率；反光显微镜对不透明与半透明矿物进行物理、化学性质的测定。

3. 对矿物类中药可采用物理和化学方法进行鉴别

一般的物理、化学分析方法能对矿物药的成分定性和定量。对外形及粉末无明显特征或剧毒的中药，如玄明粉、信石等尤为必要。《中华人民共和国药典》（2010 年版）还规定了一些矿物药的含量测定，如雄黄、白矾、芒硝等。

4. 目前对矿物药的鉴定已采用了许多新技术

如用 X 射线衍射法分析龙骨的成分；用 X 射线衍射、热分析和 X 射线荧光分析，研究滑石的成分；用原子发射光谱分析测定龙骨中的元素；用固体荧光法和比色法测定龙骨中放射性元素铀的含量等。

光谱分析和 X 射线光谱分析也用于矿物的鉴定和研究，能快速、准确地定性和定量。对很细小的胶态矿物还可用电子显微镜进行观察。这些先进的分析技术的应用，不但使矿物的成分和含量能很快被测定，而且对含有的其他微量元素，特别是有害元素也能进行检测，这对保证用药的安全和有效是十分重要的。

二、常用的矿物类中药

1. 滑石

［来源］硅酸盐类矿物滑石族滑石，主含含水硅酸镁 $[Mg_3(Si_4O_{10})(OH)_2]$。
挖出矿石后，去尽泥土及杂石。

［别名］西滑石、软滑石。

［产地］主产于山东、江苏、陕西、山西、辽宁等地。

［饮片］

块滑石：本品为不规则形的小块，长 0.5～1.0 cm。类白色、黄白色、淡蓝绿色或淡红色。手摸有滑腻感，黏手。质坚。气微，味淡。

飞滑石：呈类方形块状，边长 2 cm。类白色至黄白色。手摸有滑腻感，粘手。质松，易碎。气微，味淡。

质量以色白、润滑、无杂石者为佳。

[性味归经] 甘、淡，寒。归膀胱、肺、胃经。

[功能与主治] 利尿通淋，清热解暑，祛湿敛疮。

（1）用于小便不利，淋沥涩痛。滑石性寒，寒能清热，滑能利窍，能清膀胱热结，通利水道，为治疗湿热淋证的常用药。如滑石散，即用木通煎汤送服滑石粉，治热淋；再如治疗淋证的八正散中也用本品。

（2）用于暑热烦渴、湿温胸闷、湿热泄泻。滑石既能利湿，又能清解暑热，为治疗暑证所常用。本品配以甘草，即六一散，可治疗上述病证，并可随证配伍其他清暑、化湿的药物。

[用量用法] 内服：煎汤，10～20 g。飞滑石应包煎；外用适量。

[使用注意] 上海习用的滑石系一种高岭石的矿石，主含铝硅酸盐。《中华人民共和国药典》（2010 年版）收载的滑石系硅酸盐类矿物滑石族滑石。脾虚气弱、精滑及热病津份者忌服。孕妇慎服。

2. 赤石脂

[来源] 硅酸盐类矿物多水高岭石族多水高岭石，主含水硅酸铝 $[Al_4(Si_4O_{10})(OH)_8 \cdot 4H_2O]$。

[产地] 全国大部分地区均产。

[饮片] 本品为不规则形的小块，长 0.5～1.0 cm。粉红色、红色至紫红色，有的具红白相间的斑纹，手摸后有滑腻感。具吸水性，有黏舌感。气微，味淡。

质量以身干、色红、光滑细腻、质松易碎、黏舌力强、有夹心者为佳。

[性味归经] 甘、酸、涩，温。归胃、大肠经。

[功能与主治] 涩肠止泻，止血。外用收湿生肌，敛疮。

（1）用于下焦不固，泻痢不止、便血脱肛。本品甘温调中，酸涩质重，善固涩下焦滑脱。如赤石脂禹余粮汤即以本品与禹余粮同用，治泻痢日久、滑泻不禁；桃花汤以之配伍干姜、粳米，治虚寒下痢、大便脓血不止。

（2）用于崩漏带下。本品收敛固涩，又善止血。如赤石脂散即以本品配伍侧柏叶、乌贼骨，烧煅为末服，治妇人漏下，数年不瘥；又方以本品与白芍、干姜同用，治妇人赤白带下，日久不愈。

（3）用于溃疡不敛。本品外用有收湿、生肌、敛疮的功能。如八宝丹，即以本品与龙骨、炉甘石、血竭、乳香等同用，研细末，撒于疮口，治溃疡不敛。

［用量用法］内服：煎汤，9～12 g，包煎；外用适量，研末敷患处。

［使用注意］有湿热积滞者忌服，孕妇慎用。不宜与肉桂同用。

3. 紫石英

［来源］氟化物类矿物萤石族萤石，主要含氟化钙（CaF_2）。

［产地］主产于我国西北各地，山西、河北、江苏、浙江、湖北、云南诸地也产。

［饮片］

生紫石英：本品为不规则形的小块，多具棱角，长 0.5～1.0 cm。紫色、绿色，有的夹杂白色，深浅不一，半透明，有玻璃样光泽。质坚硬。气微，味淡。

煅紫石英：本品为不规则形的小块或结晶粉末。白色或灰白色，有的稍带紫色或绿色，具玻璃样光泽。质较松。气微，味淡。

质量以色紫、质坚、显光泽、无杂质者为佳。

［性味归经］甘，温。归心、肺、肾经。

［功能与主治］镇心安神，温肺，暖宫。

用于失眠多梦、心悸易惊、肺虚咳喘、宫寒不孕等证。

［用量用法］内服：煎汤，9～15 g；生品应先煎。

［使用注意］阴虚火旺者忌服。

4. 白石英

［来源］氧化物类矿物石英族石英，主含二氧化硅（SiO_2）。

［饮片］

生白石英：本品为不规则形的小块，长 0.5～1.0 cm。白色、类白色或黄白色，表面粗糙不平，不透明，具光泽。质坚硬。气微，味淡。

煅白石英：本品为不规则形的小块或结晶性粉末。白色或灰白色，具光泽。质较松。气微，味淡。

［性味归经］甘，微温。归心、肺经。

［功能与主治］镇静安神，止咳降逆。

用于惊悸不安、咳嗽气逆等证。

［用量用法］内服：煎汤，9～15 g；生品应先煎。

5. 花蕊石

［来源］变质岩类岩石蛇纹大理岩石。

［产地］主产于江苏、浙江、陕西等地。

［饮片］

生花蕊石：本品为不规则形的小块，长 0.5～1.0 cm。白色、灰白色、淡黄色、淡黄绿色或相互交织。表面较粗糙，可见散在的闪光小点。质坚硬。气微，味淡。

煅花蕊石：类白色、灰白色或黄白色，闪光点少而明显，质较松。余同生品。

质量以色白、莹润、坚结、块大、蕊多者为佳。

［性味归经］酸、涩，平。归肝经。

［功能与主治］止血，化瘀。

用于咯血、吐血等出血而有瘀滞之证。本品收敛止血，兼能化瘀。常与三七、茜草炭、血余炭等配伍同用。

［用量用法］内服：煎汤，10～15 g；生品应先煎，外用适量。散剂每次服 1～1.5 g。

6. 青礞石

［来源］变质岩类黑云母片岩或绿泥石化云母碳酸盐片岩。

全年可采，挖出后除去杂石、泥土。

［产地］主产于湖南、湖北、江苏、浙江等地。

［饮片］

生青礞石：本品为不规则形的小块，长 0.5～1.0 cm，青灰色或灰绿色中稍夹杂灰黄色，表面粗糙不平，可见多数鳞片状闪光点。质较松，易碎，断面呈颗粒状。气微。

煅青礞石：褐绿色中稍夹杂黄棕色，质松。余同生品。

质量以色青、破碎面有星点、无泥土者为佳。

［性味归经］甘、咸，平。归肺、心、肝经。

［功能与主治］坠痰下气，平肝镇惊。

用于顽痰胶结、咳逆喘急、癫痫发狂、烦躁胸闷、惊心抽搐等证。

［用量用法］内服：煎汤，3～6 g，多入丸散服。

［使用注意］孕妇慎用。

7. 明矾

［来源］硫酸盐类矿物明矾石经加工提炼制成，主含含水硫酸铝钾 ［$KAl(SO_4)_2 \cdot 12H_2O$］。

［别名］白矾。

［产地］主产于安徽、浙江、福建，山西、河北、湖北也产。

［饮片］本品为不规则块状的结晶体，大小不一，大者长可达 5 cm。无色或淡黄白色，透明或半透明，具细密纵棱线，有玻璃样光泽。质坚，易砸碎。气微，味酸、涩。

［性味归经］酸、涩，寒。归肺、肝、脾、胃、大肠经。

［功能与主治］解毒杀虫，燥湿止痒，止血止泻，清热消痰。

(1) 用于疮疡疥癣、湿疹瘙痒。本品有解毒杀虫、燥湿止痒功能。如二仙散，以白矾、黄丹各等分研末外敷，治疗肿恶疮；白矾散，以枯矾、朱砂研末，外敷舌上，治小儿鹅口疮；《本草原始》方以枯矾、熟松香、黄丹等分研末，麻油调涂患处，治黄水疮。治疗疥癣、湿疮瘙痒，常配伍硫黄、雄黄等药外用。又本品内服，亦有消疮解毒之效，如蜡矾丸，由白矾、黄蜡所组成，酒送服，可治一切痈肿恶疮；加雄黄名雄矾丸，可治一切虫毒、蛇犬所伤。

（2）用于吐衄下血、泻痢不止。本品有收敛止血、止泻等功能。如《中药大辞典》方，以白矾配伍儿茶，研末内服或外用，治吐衄下血及外伤出血；《圣惠方》以枯矾配伍煨诃子，研末内服，治老人久泻不止；以枯矾配伍硝石、硫黄，研末内服治泻痢日久不止。

（3）用于癫痫发狂。本品有清热消痰之效。如化痰丸，以白矾、细茶研末，蜜丸服，治风痰痫病；白金丸，以白矾、郁金二药为丸服，治痰热内郁，发为癫狂。

〔用量用法〕多入丸散服，0.6～1.5 g，用时捣碎；外用适量。

〔使用注意〕体虚胃弱及无湿热痰火者忌用。

8. 枯矾

〔来源〕明矾经煅制而成的干燥品。

〔产地〕同明矾。

〔饮片〕本品为白色疏松的粉末。气微，味酸、涩。

〔性味归经〕酸、涩，寒。有毒归肺、肝、脾、胃、大肠经。

〔功能与主治〕收湿敛疮，止血化腐。解毒，杀虫。

用于湿疹湿疮、聍耳流脓、阴痒带下、鼻衄齿衄、鼻息肉等证。

〔用量用法〕多外用，适量。

〔使用注意〕阴虚胃弱、无湿热者忌服。

9. 咸秋石

〔来源〕由氯化钠加工制成。

〔产地〕主产于安徽及我国沿海等地区。

〔别名〕盆秋石。

〔饮片〕本品完整者为半球形的结晶体，直径约 6.5 cm，中央部凹陷，有的已破碎成不规则形的小块。白色或淡黄白色。质坚硬，破碎面有光泽。气微，味咸。

〔性味归经〕咸，寒。归肾经。

〔功能与主治〕滋阴降火。

用于骨蒸劳热、咽痛、口疮等证。又可用作肾炎病人的食盐代用品。

〔用量用法〕内服：煎汤，1～3 g，用时捣碎。

10. 铁落

[来源] 铁制品加工时锤落的氧化铁小片和碎粒。主含四氧化三铁（Fe_3O_4）。

[饮片] 本品为不规则形的小片或碎粒，大小不一，大者长约1 cm。暗青灰色，表面平坦或粗糙，具金属光泽。体重，质坚脆。气微。

[性味归经] 辛，平。归心经。

[功能与主治] 镇心定惊。用于心悸易惊、惊痫癫狂等证。

[用量用法] 内服：煎汤，9～15 g，先煎。

11. 寒水石

[来源] 碳酸盐类矿物方解石族方解石矿石，主含碳酸钙（$CaCO_3$）。

全年可产，挖出后除去泥土，拣去杂石。

[别名] 方解石。

[产地] 主产于河南、安徽、江苏、浙江等地。

[饮片] 本品为类方形或长方形的小块，长0.5～1.0 cm。类白色至黄白色，半透明，具玻璃样光泽。质坚硬，断面平坦。气微，味淡。

质量以色白、透明、显光泽、呈斜方块状者为佳。

[性味归经] 辛、咸，大寒。归胃、肾经。

[功能与主治] 清热泻火，利窍，消肿。

（1）用于温热病邪在气分，烦渴、脉洪大之证。本品能清热泻火、退壮热以除烦止渴。常与石膏配伍，如三石汤。

（2）研末外用于风热火眼、咽喉肿痛、口舌生疮及烧烫伤。本品有清热泻火、缓解赤热疼痛之效。

[用量用法] 内服：煎汤，9～15 g，先煎；外用适量。

[使用注意] 脾胃虚寒者忌服。

 学习单元 10　其他类中药

 学习目标

➤了解其他类中药的性味归经、功能与主治。

➤熟悉其他类中药的来源、别名、产地、用量用法。

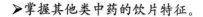

➤掌握其他类中药的饮片特征。

➤能够熟练辨认其他类中药。

一、其他类中药概述

其他类中药包括菌、藻、地衣类、树脂类中药及加工品。

其中，菌、藻类中药的特点是：

藻类、菌类和地衣类为低等植物，在形态上无根、茎、叶的分化，无胚胎，是单细胞或多细胞的叶状体或菌丝体，可以分枝或不分枝，在构造上一般无组织分化，无中柱和胚胎。

1. 藻类中药的鉴别

植物体都含有各种不同的色素，能进行光合作用，它们的生活方式是自养的，绝大多数是水生的。植物体小的肉眼看不见，大的长达 100 m 以上。据统计供药用的海产藻类有三十余种，少数在绿藻门，多数在红藻门和褐藻门。

绿藻多生在淡水，极少在海水中，植物体蓝绿色，储存养分主要是淀粉，其次是油类；细胞壁内层为纤维素，外层为果核质鞘。

红藻除少数生在淡水中外，绝大多数生长在海水中。多数种类呈红色至紫色。储存养分通常为红藻特有的一种非溶性的多糖物，通常以小颗粒状的形式存在于细胞质中，遇碘试液不呈深蓝紫色，而是呈葡萄红色至红紫蓝色。细胞壁内层坚韧，由纤维素构成，外表为藻胶层，由红藻所特有的果胶化合物（藻胶）构成，多细胞体中少数为简单的丝状体，多数为假薄壁组织体。

褐藻是藻类中比较高级的一大类群，绝大多数生于海水中。植物体常呈褐色。储存养分主要是可溶性的褐藻淀粉和甘露醇。此外，还有油类和少量的还原糖，细胞中常含有碘，如海带碘含量高达 0.34%。细胞壁内层为纤维素，外层为胶质，由特有的果胶化合物褐藻胶构成。内部构造有的比较复杂，有的分化为表皮、皮层和髓及不同的外部形态。

2. 菌类中药的鉴别

菌类一般无具光合作用的色素，不能进行光合作用，营养方式是异养的，与药用关系密切的是细菌门和真菌门。细菌是单细胞植物，无真正核，大多数不含叶绿素，细胞壁主要由蛋白质、类脂质和多糖复合物所组成，一般不具纤维素壁。如西药中的抗生素类。真菌不同于细菌是都有细胞核、细胞壁大多具有几个质成分，少数含有纤维素。中药主要分布于真菌门的子囊菌纲和担子菌纲。

3. 地衣类中药的鉴别

地衣是藻类和真菌共生的复合体。具有独特的形态、结构、生理和遗传等生物学特性。地衣中共生的真菌绝大多数为子囊菌，少数为担子菌；藻类是蓝藻及绿藻。

二、常用的其他类中药

1. 冰片

[来源] 菊科植物艾纳香 Blumea balsamifera DC. 叶子中提取的结晶，习称"艾片"，为天然冰片的一种。机制冰片为人工合成的龙脑。

9—10 月采收树叶，经蒸汽蒸馏，冷却，收取结晶。

[别名] 梅片、梅花冰片、龙脑香、片脑。

[产地] 产于广东、广西、台湾、云南、贵州等地。

[饮片]

艾片：本品为白色粉末。气香浓烈，特异，味辛凉。

机制冰片：本品为无色透明或白色半透明的片状松脆结晶，气清香，味辛、凉；具挥发性，点燃发生浓烟，并有带光的火焰。

质量以香气醇正、色灰白、无杂质者为佳。

[性味归经] 辛、苦，微寒。归心、脾、肺经。

[功能与主治] 开窍提神，清热止痛。

（1）用于神昏、惊厥诸证。冰片有开窍醒神之效，但不及麝香之效，二者常配伍，如安宫牛黄丸、至宝丹等。

（2）用于各种疮疡、咽喉肿痛、口疮、目疾等证。外用有清热止痛、防腐止痒功能，为眼、喉科常用药。如目赤肿痛，但用点眼，即可取效。又如冰硼散，以本品配伍硼砂、朱砂、玄明粉吹于患处，治咽喉肿痛及口疮。此外，许多外用的清热、生肌复方中，多配有本品。

[用量用法] 0.1～0.3 g，多入成药制剂；外用适量。

[使用注意] 不宜入煎剂。孕妇慎服。气血虚者忌服。

2. 陈棕炭

[来源] 棕榈科植物棕榈鞘片的纤维及陈旧的棕制品。

[产地] 南方各地均产，主产于江西、江苏。

[饮片] 本品为众多纤维集成的束，有的呈绞丝状，长短不一。黑褐色至黑色。体轻，质脆，易碎。气微，略具焦臭。

[性味归经] 苦、涩，平。归肺、胃、大肠、膀胱经。

[功能与主治] 收涩止血。

用于吐血、衄血、尿血、便血、崩漏下血等而无瘀滞者证，常与血余炭同用。

［用量用法］内服：煎汤，3～9 g。散剂每次服 1～1.5 g。

［使用注意］出血内夹瘀滞、邪热方盛者忌用。

3. 胆南星

［来源］生天南星粉与牛、羊或猪胆汁经发酵加工而成的干燥品。

［别名］制胆星、胆星。

［饮片］本品为类圆形的块状物，边长约 2 cm。外表面灰棕黄色至灰黄棕色。质坚，易碎。气腥，味苦。

质量以个大、色白、粉性足者为佳。

［性味归经］苦、微辛，凉。归肝、肺经。

［功能与主治］清热化痰，息风定惊。用于痰热咳嗽、咯痰黄稠、中风痰迷、癫狂惊痫等证。

［用量用法］内服：煎汤，3～6 g。

第 2 节　中药检测

 学习单元 1　中药的显微鉴别

 学习目标

➤掌握显微鉴别基础知识。

➤能够用显微鉴别方法检验中药。

一、显微鉴别基础知识

1. 显微鉴别概述

（1）概念。显微鉴别是指用显微镜对药材或饮片的切片、粉末、解离组织或表面制片及含饮片粉末的制剂中饮片的组织、细胞或内含物等特征进行鉴别的一种方法。显微鉴别是鉴别药材真实性的方法。

（2）适用范围。药材性状鉴别特征不明显或外形相似而组织机构不同；药材或饮片破碎不容易辨认或区分；药材或饮片呈粉末状或为成方制剂；用显微化学方法确定药材或饮片中有效成分在组织中的分布状况及其特征。

（3）显微鉴别时必须具备的基础知识。显微镜的使用技术；中药材或饮片显微制片技术；植物（动物）的解剖学知识。

2. 显微镜

显微镜是一种精密的光学仪器，只有全面掌握显微镜的基本构造、使用和维护的方法，才能充分发挥它的作用。否则使用不当，会造成损坏，或缩短其使用寿命。

显微镜的种类有很多，如解剖显微镜、生物显微镜、偏光显微镜、投影显微镜、摄影显微镜、荧光显微镜、暗视野显微镜和电子显微镜等。最常用的显微镜是生物显微镜和偏光显微镜。

（1）生物显微镜的构造及功能。显微镜的类型很多，但均可分为机械装置和光学系统两部分。如图1—1所示。

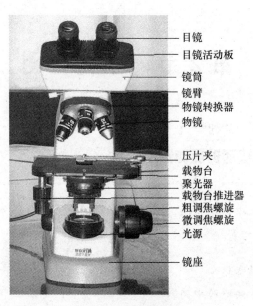

图1—1　生物显微镜

1）机械装置

① 镜座。镜座是显微镜的底座，内安装显微镜的光源，用以支持整个显微镜和保持显微镜的稳定。

② 镜臂。呈弯月形或斜直形，是用手握取的部分，上有电源开关、光亮调节旋钮。下部附有粗、微两种调焦螺旋，起既支撑镜筒又支持载物台、聚光器的作用。

③ 镜筒。其上端放置目镜，下端连接物镜转换器。

④ 载物台与推进器。载物台（镜台）用以承放和固定载玻片，台面中央有一通光孔。台的侧面装有推进器，旋转移动螺旋，可使载玻片（样品）前后左右移动。

⑤ 物镜转换器。为镜筒下面的圆盘，上面有 3～5 个螺钉孔。可安装不同倍数的接物镜，利用物镜转换器可直接转换物镜。

⑥ 调焦螺旋。用以调节物镜与样本之间的距离，也称调节轮，分为粗调节轮和微调节轮两种。功能是调节焦距，使观察物像清楚。

2) 光学系统

① 接目镜（又称目镜）。安置在镜筒的上端，不同的目镜上刻有 5×、10×、15× 等符号，表示不同的放大倍数。

② 接物镜（又称物镜）。安装在镜筒下端的物镜转换器上，不同的物镜上刻有 4×、10×、40×、100× 等符号，表示不同的放大倍数，显微镜的放大倍数等于物镜放大倍数×目镜放大倍数。

③ 聚光器。其作用是收集从光源射来的光线并集合成为光束，以调节照明光度。

④ 光源。光源有自然光源和人工光源两种。一般都采用人工光源作为显微镜光源。

（2）偏光显微镜的构造及功能。偏光显微镜在机械装置上与一般生物显微镜相似，最主要的不同点是在显微镜的光学系统中，装有下偏光镜和上偏光镜两个零件。它们透过的光波的振动方向是相互垂直的，偏光显微镜是鉴定矿物药材（即晶体光学）的重要仪器。

1) 下偏光镜（又称偏振器）。由偏光片制成，安装在聚光镜下方能使光源来的普通光经过下偏光镜后即成为振动方向固定的偏光。下偏光镜可调节光的振动方向。

2) 上偏光镜。安置在物镜之上，目镜的下方构造与下偏光镜相同，唯其振动方向与下偏光振动方向垂直，也可调节。在使用时调节两个偏振方向互相垂直，这时视野最暗，即可进行偏光观察。

载物台。偏光显微镜具有特殊的 360°旋转的载物台。

3. 显微镜的使用

（1）取显微镜时必须双手紧握镜臂，小心轻放。

（2）放置显微镜时，应注意放在距桌缘 10 cm 左右处，稍偏左侧与左肩相对，右边放绘图板、讲义资料等。

（3）操作程序

1) 打开电源开关，调节光栏，选择合适的光强度，使镜内出现明亮均匀的视野为止。

2) 调节目镜活动板，使双目镜内的两个光圈重叠成一个大的光圈。

3) 将样本片放置于载物台的压片夹中，使样本片固定于载物台上，并将观察部分移到中央孔中心。

4）旋转粗调焦螺旋提升载物台至最高处，用双目向目镜观看，手慢慢转动粗调焦螺旋，逐步使载物台下放，直至视野内出现较清晰的物像。看到物像后，再转动微调焦螺旋，直到看见最清晰的物像为止。若所观察部分不在视野中心，可通过载物台的推进器，使标本片居于正中。

5）使用高倍物镜细微观察时，应先用低倍镜找到物像，再把所观察的部分移到视野中央，旋转物镜转换器，调用高倍的物镜，再调节微调焦螺旋直到看见清晰的物像为止，注意此时不得使用粗调焦螺旋，以免压坏标本片。观察时如视野太亮或太暗，可以调节光亮。

6）观察完毕后，将物镜通过旋转物镜转换器调至低倍物镜，并将载物台通过调节粗调焦螺旋，移至最低点。取出标本片，清洁载物台，关闭电源。

（4）使用注意事项

1）显微镜使用时，应先检查有无缺损，镜头污秽时用擦镜纸轻轻擦拭，绝不能用手或其他纸、布类擦拭。切勿使用酒精擦拭镜头。

2）调焦时要注意不要拧错方向，以免造成镜头或标本片的损坏。

3）做显微化学反应时，必须将玻片从载物台上取下再滴加试剂，然后盖盖玻片。并用吸水纸将盖玻片以外的多余试剂吸净，以免腐蚀载物台和镜头。

4）加热处理的制片，必须放冷后再进行镜检。所有样本制片均需要加盖玻片后才能镜检。

4. 显微测微尺的使用

显微鉴定时应用测量方法，以测定细胞及细胞内含物等的大小，应用最多的则是长度测定。常用的量具是目镜测微尺与载物台测微尺。

（1）目镜测微尺（又称目镜量尺或目微尺）。它是放在目镜内的一种标尺，是一个直径为 18～20 mm 的圆形玻璃片，中央刻有精确等距离的平行线刻度，常为 50 条和 100 条，如图 1—2 所示。

目镜测微尺是用以直接测量物体的，但其刻度所代表的长度是根据显微镜的放大倍数不同而改变的，故使用前必须用载物台测微尺来标化。

（2）载物台测微尺（又称物镜测微尺或台微尺）。它是一种特制的载玻片，中央粘有一块圆形玻片，上刻有将 2 mm 精确等分 200 小格的细线，每一小格长为 10 μm，它是用以标化目镜测微尺的。如图 1—3 所示。

（3）目镜测微尺的标化。它用以确定使用同一显微镜及特定倍数的物镜、目镜和镜筒长度时，目镜测微尺上每一格所代表的实际长度。

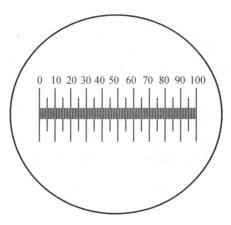

图1—2 目镜测微尺

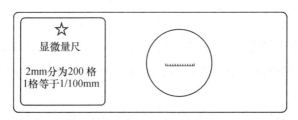

图1—3 载物台测微尺

标化方法：将载物台测微尺置于显微镜台上，按常规对光调焦，并移动测微尺物像于视野中央；从镜筒中取下目镜，旋下接目镜的目镜盖，将目镜测微尺放入目镜筒中部的光栏上（应正面向上），旋上目镜盖后返置镜筒上。此时在视野中除镜台测微尺的像外，还同时可观察到目镜测微尺的分度小格，移动镜台测微尺和旋转目镜，使两种量尺的刻度平行。左边的"0"刻度重合，寻找第二条重合刻度。记录两刻度的读数，并根据比值计算出目镜测微尺每小格在该物镜条件下所相当的长度（μm）。如图1—4所示。

例如：目镜为10×，物镜为40×时，目镜测微尺每77小格相当于载物台量尺30小格，则目镜测微尺每1小格的长度为$30 \times 10 \div 77 \approx 3.9$（μm）。

当测定中要用不同的放大倍数时，应分别标定。

（4）测定细胞及细胞内含物的方法。将载物台测微尺取下，换以装有待测标本的载片。对光，调焦，移动载片，使需要测量的目的物置于目镜量尺范围内，调清物像，计算出目的物占测微尺的小格数，乘以目镜量尺每一小格的长度值即得。计算公式为：

待测物体长度（μm）＝镜台测微尺与目镜测微尺重合时所具有的长度（μm）/目镜测微尺与镜台测微尺重合时所占的格数×所测物体占有目镜测微尺的格数

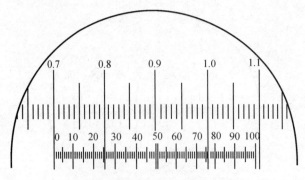

图 1—4　表示视野中目镜测微尺与载物台测微尺的重合线

例如：测得淀粉粒长径为 20 小格，每小格长 3.8 μm，则淀粉粒的长度为 20×3.8 μm =76 μm。

（5）使用注意事项

1）测量通常是在高倍镜下进行，因目镜量尺的每一小格的长度值较小，结果较为准确。但如果测量较长的物体（如纤维、非腺毛等）的长度时，则在低倍镜下测量较为方便。

2）每次测量记下数据，并分析数据最小量值、最大量值和多见量值（μm）。如浙贝母淀粉粒直径为 6～56 μm，表示最小量值和最大量值。测量直径时，应以物体中部为准。

3）目镜测微尺所代表的长度值随不同目镜与物镜配合而异，因此在试验前，应将专用的目镜测微尺，在所用显微镜不同倍数的目镜和物镜组合后，测量其长度值，全部测定后记载于试验记录本或将数值表贴在显微镜座上，备用。

4）测量时，如大小与规定有差异时，允许有少量略高于或低于规定的数值。

5. 显微鉴别法的注意事项

（1）粉碎用具用毕后，必须处理干净，干燥后才能使用于另一种药材。

（2）所用盖玻片和载玻片应绝对干净。新片要用洗液浸泡或用肥皂水煮半小时，用水冲洗，再用蒸馏水冲洗 1～2 次，置于浓度为 70%～90% 的乙醇中，取出，烘干。

（3）进行显微鉴别试验时有一定的步骤，一般先进行甘油醋酸片的观察后，再进行水合氯醛片观察，最后再进行滴加试剂或结合其他理化试剂的显微观察。所以在试验中，首先观察淀粉粒，不论其多少和大小，首先是描述，其次才是其他的显微特征。

（4）为提高显微鉴别的正确性，可与对照药材或已经鉴定品种的药材对照观察。

（5）成方制剂鉴别前，应了解处方组成，分析处方中各种药材的主要鉴别特征及其量的多少，进行显微观察时，至少观察 5 片以上，使特征不致遗漏。

6. 显微鉴别的记录

显微鉴别的记录要求详细、清晰、明确、真实。

（1）组织特征的记录，应按从外至内的次序进行，对有鉴别意义的特征需要详细地描述，并要绘制简图，有条件的可进行显微照相。

（2）粉末显微鉴别时，先记录原粉末的色泽、气味，然后边观察、边记录，并注意观察的全面性。在观察每张粉末片时，应自上左至下右，呈"之"字形扫描，逐渐移动粉末片，全面观察应找的特征，并将每个特征一一描述及绘图。在观察与描绘时，应测定其长度，并逐一记录、分析、统计其长度（最小量值、多见量值、最大量值）。

描述特征时，应根据先多数后少数的顺序，将易见、多见的特征先加以描述，顺次而为少见的，最后方描述偶见的，并在特征项下加注"多见""少见"等字样。描述应先着重描述特殊的组织、细胞和含有物。对于各类药材均具有的一些基本组织，如叶类药材有栅栏细胞、海绵细胞、细小导管等可不做重点描述。

（3）绘图时应注意特征明确、线条清晰。绘图方法有徒手绘图和采用显微描绘器绘图两种。徒手绘图时，一边用左眼向显微镜内观察，一边睁开右眼将视野中的特征图像用铅笔（HB画粗线，4H画中线，6H画细线）转绘于记录纸上。如采用显微描绘器或显微摄影，可根据各仪器的操作要求进行，并要注明放大倍数，或加比例尺。

7. 中药显微鉴别的结论

将检验的显微特征记录与标准记载或对照药材进行比较，看是否相符，断定其真伪或是否有掺伪。

二、中药显微鉴别用标本片的制作

在进行中药显微鉴别时，要将中药样品制成适用镜检的药材切片。药材切片标本制作方法较多，一般分为永久切片和临时制片两种。

1. 永久切片

适用于药材鉴定的研究工作，其中以石蜡切片最为常用。石蜡切片外形较完整，厚薄均匀，且可制得连续切片，观察时方便，又能长期保存。但其制作技术复杂，费时太多，不适用于日常的显微鉴别工作。

2. 临时制片

适用于日常中药的显微鉴别工作。一般都在观察前临时制备，故统称其为"临时制片技术"，是最常用的显微标本片的制作方法。

（1）组织切片制成标本片（横切或纵切）

1）药材或饮片的预处理。将药材或饮片应观察的部分切成适当大小的块或段，一般以宽 1 cm、长 3 cm 为宜，切面削平整。质地软硬适中的药材可直接进行切片。质地坚硬的则须先使其软化。软化方法是：放在吸湿器中闷润或在水中浸软或煮软。过于柔软的材料可将其浸入乙醇中，约 20 min 变硬后，即可切片。

2）徒手切片。右手持刀片，左手拇指和食指夹持药材，中指托着药材的底部，使药材略高出食、拇二指，肘关节应固定，使材料的切片保持水平，刀口向内，使刀刃自左前方向后切削，即可切得薄片，薄片厚度为 10～20 μm。切好的薄片用毛笔蘸水轻轻从刀片上将薄片推入盛有水或 50％乙醇的培养皿中。对于细小、柔软而薄的药材，如种子或者叶片，不便直接手持切片。种子类可夹放在软木塞或橡皮片中，叶类药材也可用松软的通草作为夹持物进行切片，也可夹放在植物的块茎中（如土豆、山芋）进行切片。

3）装片。选取薄而平整的切片至载玻片上。根据所要观察的内容要求，滴加适宜的试液 1～2 滴。盖上盖玻片，即可在显微镜下观察。

4）常用的试剂

① 水合氯醛试液。有洁净透明作用，并能使已收缩的细胞膨胀，能清楚观察其组织结构，可溶解淀粉粒、蛋白质、叶绿体、树脂、挥发油等。使用时首先在切片上滴加 2～3 滴水合氯醛试液，在酒精灯上微微加热，至边缘起小泡即停止加热，继续补充试液再加热，以不烧干为度，直至透化完全为止。透化后放冷，加盖玻片即可观察，也可滴加甘油—乙醇试液 1～2 滴后加盖玻片。

② 甘油醋酸试液。此试液专用于观察淀粉形状，可使淀粉不膨胀变形，便于测量其大小。

③ 甘油—乙醇试液。此溶液为封藏液，用于保存植物材料及临时制片，有软化组织的作用。

（2）粉末制片。粉末制片主要用于粉末状的药材及药材粉末制成的成方制剂的显微观察。

1）制片方法。供试品粉末过四号筛。挑取少许粉末，置载玻片的中央偏右的位置，加 1～2 滴适宜试液，用针（或细玻棒）搅匀，待液体渗入粉末时，将盖玻片的左侧边缘与试液层左侧接触，再用小镊子托住盖玻片的右侧，轻轻放下，使液体逐渐扩延，充满盖玻片下方。如液体未充满盖玻片，应从空隙相对边缘滴加液体，以防产生气泡。若液体过多，用滤纸片吸去多余溢出液体，使用的试液与徒手制片所用的试剂相同。

2）注意事项。粉末药材制片时，每片取用量宜少不宜多，为观察全面，可多做些制片；中成药成方制剂的鉴别时，按剂型不同，应分别将样品处理后，按粉末制片法观察。

（3）解离组织片。解离组织片适用于厚壁组织或输导组织等的单个细胞的显微观察。将样品切成长约 5 mm、直径约 2 mm 的段或厚约 1 mm 的片，然后根据细胞壁的性质，按下列方法之一进行处理。例如，对木化组织较多的样品，可用硝铬酸法或氯酸钾法；对薄壁细胞占大部分，木化组织少的样品可用氢氧化钾法。

1）氢氧化钾法。将样品置于试管中，加浓度为5％的氢氧化钾溶液2～5 mL，加热至用玻璃棒挤压能离散为止，倾去碱液，加水洗涤后，取少量置载玻片上，用解剖针撕开，以稀甘油装置观察。

2）硝铬酸法。置样品于小烧杯中，加浓度为20％的硝酸与浓度为20％的铬酸的等量混合液适量，使之浸没样品，放置30～60 min（坚硬的样品需时更长），也可水溶加热，至用玻璃棒挤压能离散为止，倾去酸液，用水洗涤后，取少量样品置载玻片上，用解剖针撕开，以稀甘油装置观察。

3）氯酸钾法。将样品置于试管中，加硝酸溶液（1～2 mL）及氯酸钾少量，缓缓加热，待产生的气泡渐少时，再及时加入少量氯酸钾以维持气泡稳定地发生，至用玻璃棒挤压能离散为止，倾去酸液，用水洗涤后，用解剖针撕开，以稀甘油装置观察（操作时应注意通风）。

（4）花粉粒与孢子制片。取花粉、花药或孢子囊群，用玻璃棒研碎后，置离心管中，加新配制的醋酐与硫酸（9∶1）的混合液1～3 mL，置水浴加热3 min，离心，取沉淀，用水洗涤2次，取沉淀少量置载玻片上，加甘油—乙醇试液装置观察，也可直接用水合氯醛试液装片。

三、中药材显微鉴别的要点

1. 根和根茎类中药的显微特点

（1）双子叶植物根类中药。大多数双子叶植物和裸子植物的根都有次生生长，能形成次生构造，使根能增粗，其显微特点如下。

周皮：由于根的表皮及部分皮层，因不能相应加粗而遭到破坏，根的中柱鞘细胞恢复分裂机能形成木栓形成层，向外分生木栓层，向内分生栓内层。栓内层、木栓形成层和木栓层三者形成周皮。

韧皮部：由次生韧皮部和初生韧皮部组成，包括筛管、伴胞、韧皮纤维、韧皮薄壁细胞等。

形成层：多为一层扁平细胞，不断进行分裂，向内产生新木质部，对外产生新的韧皮部。

木质部：由次生木质部与初生木质部组成，包括导管、管胞、木薄壁细胞和纤维。双子叶植物的根通常无髓部。

射线：位于两个维管束之间的薄壁细胞叫射线；贯于木质部的叫木射线；贯于韧皮部

的叫韧皮射线。

1）黄芪显微鉴别

[来源] 豆科植物蒙古黄芪 Astragalus membranaceus（Fisch.）Bge. var. mongholicus（Bge.）Hsiao 或膜荚黄芪 Astragalus membranaceus（Fisch.）Bge. 的干燥根。

[性状鉴别] 根呈圆柱形，极少有分枝，上端较粗，略扭曲，长30～90 cm，直径0.7～3.5 cm。表面为淡棕黄色至淡棕褐色，有不规则纵皱纹及横向皮孔，栓皮易剥落而露出黄白色皮部，有的可见网状纤维束。切面皮部为黄白色，木部为淡黄色，习称"金心玉栏"。有淡棕色环纹（形成层），并可见放射状裂隙，形成"菊花心"。质韧。气微，味微甜，嚼之有豆腥气。

[显微鉴别] 其显微鉴别照片如图1—5所示。

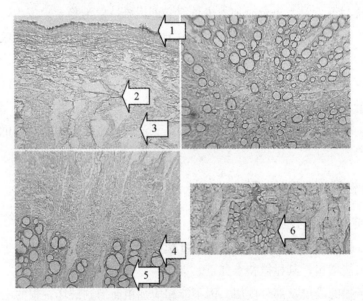

图1—5 黄芪显微鉴别照片

1—木栓层 2—韧皮部 3—裂隙 4—形成层 5—木质部 6—韧皮纤维束

根横切面（见图1—6）：木栓层细胞数列。栓内层为3～5列厚角细胞，切向延长。韧皮部有纤维束，与筛管群交替排列。近栓内层外有时可见石细胞及管状木栓组织。韧皮射线外侧弯曲，有裂隙。形成层成环。木质部导管单个或2～3个成群，木纤维束较多。薄壁细胞含淀粉粒。

粉末（见图1—7）：呈淡黄色。韧皮纤维细长，木纤维壁厚。导管为网纹或具缘纹孔，偶有螺纹。石细胞较少，呈长方形、类圆形或不规则状，壁较厚少数较薄。木栓细胞为多角形棕色。淀粉粒多为单粒类圆形。

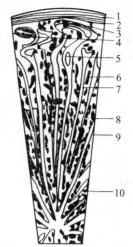

图1—6　黄芪根横切面简图

1—木栓层　2—栓内层（厚角细胞）　3—石细胞　4—管状木栓组织

5—裂隙　6—韧皮纤维　7—射线　8—形成层　9—导管　10—木纤维

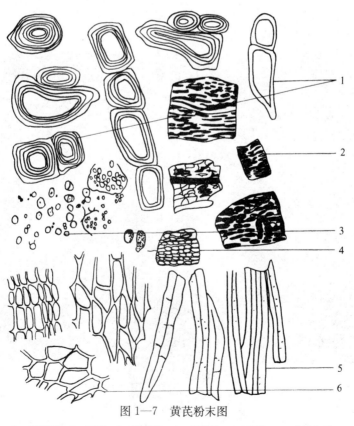

图1—7　黄芪粉末图

1—石细胞　2—导管　3—淀粉粒　4—棕色块　5—纤维　6—木栓细胞

2）人参显微鉴别

［来源］五加科植物人参 Panax ginseng C. A. Mey. 的干燥根。栽培者为"园参"；园参经晒干或烘干，称"生晒参"；插种在山林野生状态下自然生长的称"林下山参"，习称"籽海"。

［性状鉴别］

生晒参：主根呈纺锤形或圆柱形，长 3～15 cm，直径 1～2 cm。表面为灰黄色，上部或全体有疏浅断续的粗横纹及明显的纵皱纹，下部有 2～3 条支根，着生多数细长的须根，须根上常有不明显的细小疣状突起。顶端根茎（芦头）长 1～4 cm，直径 0.3～1.5 cm，多拘挛而弯曲，具不定根（芋）和稀疏的凹窝状茎痕（芦碗）。质较硬，断面淡黄白色，显粉性，形成层环纹为棕黄色，皮部有黄棕色的点状树脂道散布及放射状裂隙。气微香而特异，味微苦、甘。

林下山参：主根与根茎等长或较短，呈人字形、菱形或圆柱形，长 2～10 cm。表面为灰黄色，具纵纹，上端有紧密而深陷的环状横纹，支根多为 2 条，须根细长，清晰不乱，有明显的疣状突起，习称"珍珠疙瘩"。根茎细长，上部具密集的茎痕，不定根较粗，形似枣核。

［显微鉴别］其显微鉴别照片如图 1—8 所示。

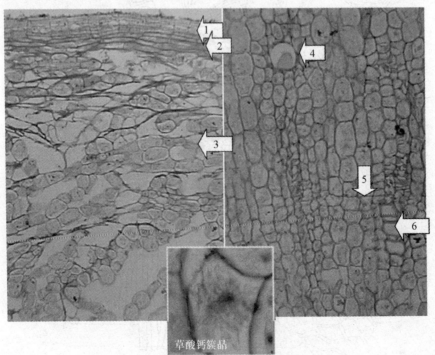

草酸钙簇晶

图 1—8　人参显微鉴别照片

1—木栓层　2—栓内层　3—韧皮部　4—树脂道　5—形成层　6—导管

主根横切面：木栓层为数列细胞内侧有数列检内层细胞。初生皮层窄。韧皮部外侧有裂隙，内侧薄壁细胞排列较紧密，有树脂道散在，内含黄色分泌物。形成层成环。木质部射线宽广，中央可见初生木质部导管。导管单个散在或数个相聚，断续排列成放射状，导管旁偶有非木化的纤维。栓内层、木射线及薄壁细胞中含草酸钙簇晶。如图1—9所示。

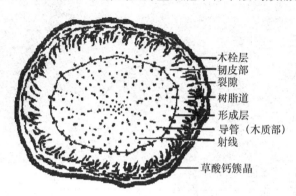

图1—9 人参横切简图

生晒参粉末：呈淡黄白色。树脂道碎片易见呈管状，含黄色块状或滴状分泌物。草酸钙簇晶，直径20～68 μm，棱角锐尖。木栓细胞为类方形或多角形，壁薄，微带棕色呈细波状弯曲。网纹及梯纹导管直径10～56 μm稀有螺纹。淀粉粒甚多，单粒呈类球形、半圆形或不规则多角形，直径4～20 μm，脐点呈点状或裂缝状；复粒由2～6个分粒组成。

3）板蓝根显微鉴别

[来源] 十字花科植物菘蓝 Isatis indigotica Fort. 的干燥根。

[性状鉴别] 呈圆柱形，稍扭曲，长10～20 cm。直径0.5～1.0 cm。表面为浅灰黄色或淡棕黄色，粗糙，有纵皱纹及横斑痕和支根，根头部稍膨大，有叶柄残留。体实，质略软，断面皮部为黄白色至棕色，木质部为黄色。质量以平直、粗壮、坚实、粉性大者为佳。规格分两个等级。

[显微鉴别] 其显微鉴别照片如图1—10所示。

横切面：木栓层为数列细胞。皮层较狭。韧皮部宽广，射线明显。形成层成环。木质部导管为黄色，呈类圆形，直径约80 μm；有木纤维束。薄壁细胞含淀粉粒。如图1—11所示。

（2）单子叶植物根类中药。大多数单子叶植物均具初生构造，其显微特点如下。

表皮细胞：位于根的最外层，无木栓层，通常由一列排列整齐的细胞组成，少数根的表皮细胞分裂为多层细胞，形成根被。

皮层：位于表皮内方，由多层排列疏松的薄壁细胞组成，通常可分为外皮层、皮层薄

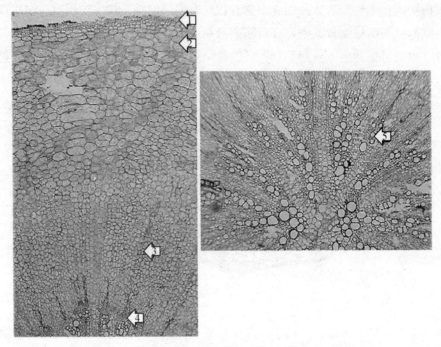

图 1—10　板蓝根显微鉴别照片

1—木栓层　2—皮层　3—韧皮部　4—形成层　5—木质部

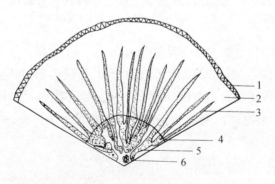

图 1—11　板蓝根横切面简图

1—木栓层　2—皮层　3—韧皮部　4—形成层　5—木质部　6—导管及木纤维束

壁细胞组织和内皮层。内皮层为皮层最内的一层细胞，排列紧密整齐，凯氏带明显，由于横切面观，增厚的部分呈点状，故又称凯氏点。

　　维管柱：由根的内皮层以内的所有组织构成，包括中柱鞘、初生木质部和初生韧皮部、髓部。

中柱鞘：由内皮层内最外方组织，通常为一层薄壁细胞组成。

维管束为辐射型，韧皮部与木质部相间排列，显辐射型，无形成层。

1）麦冬显微鉴别

［来源］百合科植物麦冬 Ophiopogon japonicus（Thunb.）Ker～Gawl. 的干燥块根。

［性状鉴别］块根呈纺锤形，两端钝圆，长 1～3 cm，直径 6～12 mm。表面为棕褐色，有宽皱折，凹凸不平。质硬，断面为土黄色，角质样，中柱明显，不易折断。气微，味微甜。嚼之发黏。

［显微鉴别］其显微鉴别照片如图 1—12 所示。

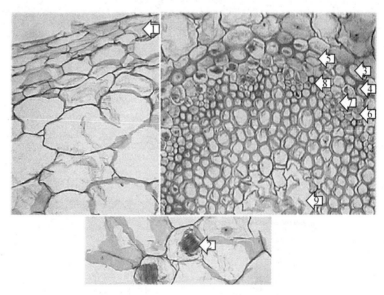

图 1—12　麦冬显微鉴别照片

1—根被　2—草酸钙针结晶　3—石细胞　4—内皮层　5—通道细胞

6—中柱鞘　7—韧皮部　8—木质部　9—髓部

横切面：表皮细胞 1 列长方形薄壁细胞，根被为 3～5 列木化细胞。皮层宽广，散有含草酸钙针晶束的黏液细胞，有的针晶直径至 10 μm；内皮层细胞壁均匀增厚，木化，有通道细胞，内皮层外侧为 1 列石细胞，其内壁及侧壁均增厚，纹孔细密。中柱甚小，韧皮部束 16～22 个，位于木质部束的弧角处。木质部来由导管、管胞、木纤维以及内侧的木化细胞连接成环层。髓小，薄壁细胞呈类圆形。如图 1—13 所示。

麦冬（块根）膨大部分横切面组织简图，如图 1—14 所示。

粉末：呈白色或黄白色。根毛如有存在，形态弯曲，长约 150 μm，宽约 30 μm。根被细胞呈多角形，壁木化，有壁孔。皮层薄壁细胞呈类圆形，黏液细胞中含草酸钙针晶

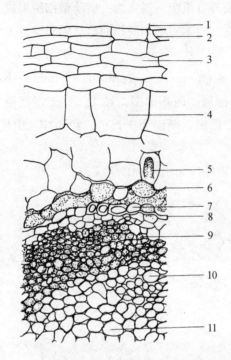

图1—13　麦冬（块根）膨大部分横切面组织详图

1—表皮　2—根被　3—外皮层　4—皮层　5—针晶束　6—石细胞

7—通道细胞　8—内皮层　9—韧皮部　10—木质部　11—髓

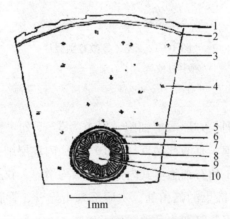

1mm

图1—14　麦冬横切面组织简图

1—表皮　2—外皮层　3—皮层　4—草酸钙针晶束　5—内皮层

6—通道细胞　7—中柱鞘　8—韧皮部　9—木质部　10—髓部

束，针晶长 25～50 μm。石细胞呈长方形，常成群存在，细胞壁木化，壁孔细密，有的一边薄壁性，孔沟极明显。木纤维细长，细胞壁木化，壁孔呈稀疏点状，孔沟明显。导管及管胞多为单纹孔及网纹，少数为具缘纹孔，直径可达 35 μm，常与木纤维相连。

（3）双子叶植物根茎类中药。一般双子叶植物根茎类中药均具有次生构造，其构造与地上茎相似，其显微特点如下。

表面通常有木栓组织，少数有表皮或鳞叶。

皮层中通常有根迹维管束或叶迹维管束斜向通过。

皮层内侧有时有厚壁组织，维管束常为无限外韧型或呈环状排列。有的束间形成层明显，则形成层显完整环状；有的束间形成层不明显，维管束被宽窄不一的髓射线分隔成多个束。

薄壁组织比较发达，机械组织一般不发达，细胞中常有较多的储藏物质。

中央有明显的髓部。

黄连显微鉴别：

［来源］毛茛科植物黄连 Coptis chinensis Franch.（习称"味连"）、三角叶黄连 Coptis deltoidea C. Y. Cheng et Hsiao（习称"雅连"）或云连 Coptis teeta Wall（习称"云连"）的干燥根茎。

［性状鉴别］

味连：多分枝，集聚成簇，常弯曲，形如鸡爪，单枝根茎长 3～6 cm，直径 0.3～0.8 cm。表面为灰黄色或黄褐色，粗糙，有不规则结节状隆起及须根或须根痕有的节间表面平滑如茎秆，习称"过桥"。上部多残留褐色鳞叶，顶端常留有残余的茎或叶柄。质坚硬，折断面不整齐，皮部为橙红色或暗棕色，木部为鲜黄色或橙黄色，呈放射状排列，中央髓部有的中空。气微，味极苦。

雅连：多为单枝，略呈圆柱形，微弯曲，长 4～8 cm，直径 0.5～1 cm。"过桥"较长。顶端有少许残茎。

云连：弯曲呈钩状，多为单枝，较细小。有"过桥"，折断面较平坦，呈棕黄色。

［显微鉴别］其显微鉴别照片如图 1—15 所示。

横切面：

味连：木栓层为数列细胞。皮层较宽，石细胞单个或成群散在。中柱鞘纤维成束，木化，或伴有少数石细胞，均显黄色。维管束外韧型，断续环列。束间形成层不明显。木质部细胞为黄色，均木化，射线宽窄不一，木纤维较发达。髓部均为薄壁细胞，无石细胞。薄壁细胞含细小淀粉粒。如图 1—16 所示。

雅连：髓部有石细胞群。

云连：皮层、中柱鞘及髓部均无石细胞。

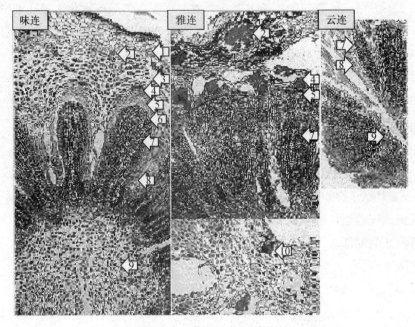

图1—15 黄连显微鉴别照片

1—木栓层 2—石细胞 3—皮层 4—中柱鞘纤维 5—韧皮部 6—形成层

7—木质部 8—射线 9—髓部 10—髓部石细胞

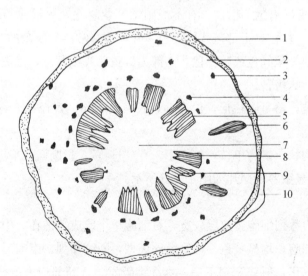

图1—16 黄连根茎（味连）横切面简图

1—木栓层 2—皮层 3—石细胞 4—中柱鞘纤维 5—韧皮部 6—根迹维管束

7—髓 8—形成层 9—木质部 10—鳞叶组织

粉末：

味连：呈棕黄色或黄色。石细胞呈类方形、类圆形、类长方形或近多角形，直径25～64 μm，长至102 μm，黄色，壁厚，壁孔明显。中柱鞘纤维为黄色，呈纺锤形或梭形，直径27～37 μm，长136～185 μm，壁厚。木纤维较细长，直径10～13 μm，壁较厚，有稀疏点状纹孔。鳞叶表皮细胞为绿黄色或黄棕色，细胞呈长方形或长多角形，壁呈微波状弯曲，或作连珠状增厚。导管为网纹或孔纹，短节状。淀粉粒多单粒，呈类圆形，直径2～3 μm。如图1—17所示。

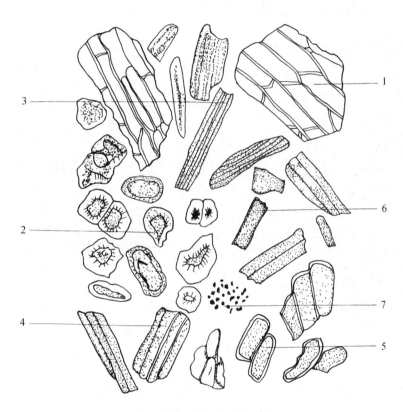

图1—17　味连粉末图

1—鳞叶表皮细胞　2—石细胞　3—中柱鞘纤维　4—木纤维　5—木薄壁细胞　6—导管　7—淀粉粒

雅连：与味连相似，但石细胞较多，金黄色，呈不规则条形或长椭圆形。

（4）单子叶植物根茎类中药。单子叶植物根茎类中药一般没有形成层和木栓形成层，只具初生构造。其显微特点如下。

最外层由一列表皮细胞构成，通常不形成周皮。

内皮层大多明显，具凯氏带，皮层与维管组织区域明显区分，皮层占较大的体积，皮层中往往有叶迹维管束散在，维管束多为有限外韧型，但也有周木型的维管组织区域。

1）石菖蒲显微鉴别

[来源] 天南星科植物石菖蒲 Acorus gramineus Soland. 的干燥根茎。

[性状鉴别] 根茎呈扁圆柱形，多弯曲常有分枝。表面为棕褐色或灰棕色，粗糙，有疏密不均的环节，节间长 0.2～0.8 cm，具细纵纹，上方叶痕呈三角形，左右交互排列，有的有残存毛鳞状叶基；下面残留须根或圆点状根痕。质硬，断面具纤维性，呈类白色或微红色，内皮层环明显，可见多数维管束小点及棕色小点。气芳香，味苦、微辛。

[显微鉴别] 其显微鉴别照片如图 1—18 所示。

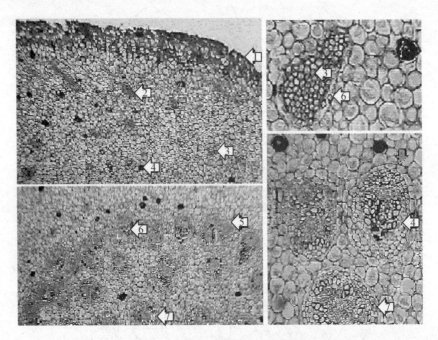

图 1—18　石菖蒲显微鉴别照片

1—表皮　2—叶迹维管束　3—纤维束　4—油细胞　5—内皮层　6—外韧型维管束　7—周木型维管束

横切面：表皮细胞外壁增厚，呈棕色，有的含红棕色物。皮层宽广，散有纤维束及叶迹维管束；叶迹维管束为外韧型，维管束鞘纤维成环，木化；内皮层明显。中柱维管束为周木型及外韧型，维管束鞘纤维较少。纤维束及维管束鞘纤维周围细胞中含草酸钙方晶，形成晶纤维。薄壁组织中散有类圆形油细胞，并含淀粉粒。如图 1—19 所示。

2）天麻显微鉴别

[来源] 兰科植物天麻 Gastrodia elata Bl. 的干燥块茎。

[性状鉴别] 块茎呈长椭圆形。稍扁缩弯曲，长 3～15 cm，宽 1.5～6.0 cm，厚 0.5～

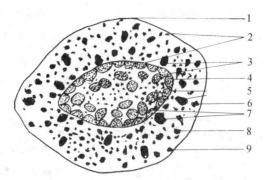

图1—19 石菖蒲（根茎）横切面简图

1—表皮 2—薄壁组织 3—维管束 4—内皮层 5—木质部

6—纤维束 7—韧皮部 8—草酸钙结晶 9—油细胞

2.0 cm。表面为黄白色或淡黄棕色，略透明，多不规则纵皱纹，有由潜伏芽排列成的多轮横环纹，有时可见棕黑色菌索；顶端有残留茎基，或为红棕色鹦哥嘴状顶芽，末端有圆脐形疤痕。质坚实，不易折断，断面较平坦，角质样。味甘。

［显微鉴别］其显微鉴别照片如图1—20所示。

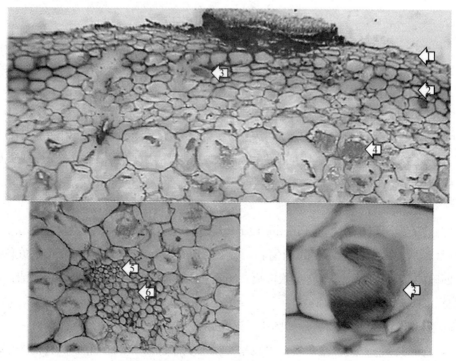

图1—20 天麻显微鉴别照片

1—表皮 2—皮层 3—草酸钙针晶束 4—多糖团块 5—韧皮部 6—木质部

横切面：最外有时有残留的表皮组织，下皮由2～3列切向延长的栓化细胞组成。皮层为10数列多角形细胞，有的含草酸钙针晶束。较老块茎皮层与下皮相接处有2～3列椭圆形厚壁细胞，木化，纹孔明显。中柱大，散列小型周韧维管束；薄壁细胞也含草酸钙针晶束。髓部细胞呈类圆形，具纹孔。如图1—21所示。

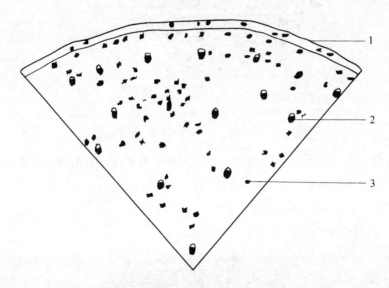

图1—21 天麻块茎横切面简图
1—表皮 2—维管束 3—草酸钙结晶

粉末：呈黄白色至黄棕色。厚壁细胞呈椭圆形或类多角形，直径70～180 μm，壁厚3～8 μm，木化，纹孔明显。草酸钙针晶成束或散在，长25～75 μm。用醋酸甘油水装片观察，含糊化多糖类物的薄壁细胞显无色，有的细胞可见长卵形、长椭圆形或类圆形颗粒，遇碘液显棕色或淡棕紫色。螺纹、网纹及环纹导管直径8～30 μm。

3）半夏显微鉴别

［来源］天南星科植物半夏 Pinellia ternate（Thunb.）Breit. 的干燥块茎。

［性状鉴别］呈类球形，有的稍偏斜，直径1～1.5 cm。表面为白色或浅黄色，顶端中心有凹陷的茎痕，周围密布麻点状根痕；下面钝圆，较光滑。质坚实，断面洁白，富粉性，无臭，味辛辣、麻舌而刺喉。

［显微鉴别］其显微鉴别照片如图1—22所示。

粉末：为类白色。淀粉粒众多，单粒呈类圆形、半圆形或圆多角形，直径2～20 μm，脐点呈裂缝状、人字状或星状；复粒由2～6个分粒组成。草酸钙针晶束众多存在于椭圆形黏液细胞中，或随处散在，针晶长20～110 μm。螺纹导管直径10～24 μm。呈螺纹或

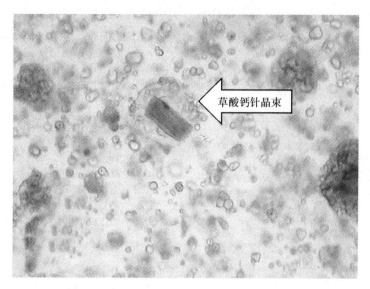

图1—22　半夏显微鉴别照片

环状，如图1—23所示。

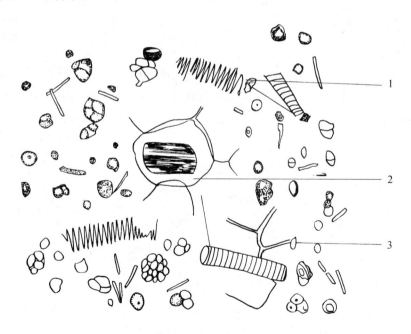

图1—23　半夏（块茎）粉末图

1—导管　2—黏液细胞及针晶束　3—淀粉粒

（5）蕨类植物根茎类中药。蕨类植物根茎类中药的显微特点如下：

外表皮由一列细胞组成，下面有下皮层，为数列厚壁细胞，内部为薄壁细胞组成的基本组织。

一般具网状中柱，因根茎叶隙的纵向延伸和互相重叠，将维管系统分割成束。横切面观可见断续环状排列的周韧型维管束，每一维管束外围有内皮层，网状中柱的一个维管束又称分体中柱。分体中柱的形状、数目和排列方式是蕨类鉴别中药品种的重要依据。

狗脊显微鉴别：

[来源] 为蚌壳蕨科植物金毛狗脊 Cibotium barometz（L.）J. Sm. 的干燥根茎。

[性状鉴别] 呈不规则的长块状，长10～30 cm，少数可达50 cm，直径2～10 cm，表面为深棕色，密被光亮的金黄色茸毛，上部有数个棕红色叶柄残基，下部丛生多数棕黑色细根。质坚硬，难折断。气无，味微涩。

生狗脊片：呈不规则长条形或圆形纵片，长5～20 cm，宽2～10 cm，厚1.5～5 cm；周边不整齐，偶有未去尽的金黄色茸毛，外表为深棕色；断面为浅棕色，近外皮约2～5 mm处有一条凸起的棕黄色木质部环纹或条纹。质坚脆，易折断。

熟狗脊片：全体呈黑褐色，木质部环纹明显。以肥大、质坚实无空心、外表略有金黄色茸毛者为佳。

[显微鉴别]

根茎横切面（见图1—24）：表皮细胞1列，外被非腺毛，呈黄棕色。厚壁细胞10～20列，呈黄棕色，壁孔明显，内含淀粉粒。双韧管状中柱，木质部由数列管胞组成，其内外均有韧皮部及内皮层。皮层及髓部较宽，均为薄壁细胞，内含淀粉粒或黄棕色物质。

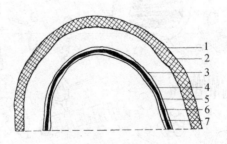

图1—24　金毛狗脊根茎横切面简图

1—表皮　2—厚壁组织　3—外韧皮部　4—木质部
5—内韧皮部　6—外内皮层　7—内内层皮

叶柄基部横切面：分体中柱多呈"U"字形，30余个断续排列成双卷状。木质部居中，外围为韧皮部、内皮层。如图 1—25 所示。

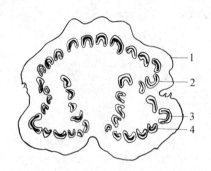

图 1—25　金毛狗脊叶柄基部横切面简图

1—表皮　2—内层皮　3—韧皮部　4—木质部

（6）根类及根茎类中药的异常构造

1）根类中药的异常构造

①具多环性同心环维管束。如怀牛膝其异常生长是在中央正常维管束形成后，最初由中柱鞘细胞分裂产生薄壁组织，从中发生新的形成层环，并形成多轮同心环维管束。

a. 怀牛膝显微鉴别

［来源］苋科植物牛膝 Achyranthes bidentata Bl. 的干燥根。

［性状鉴别］根细长，呈圆柱形，稍弯曲，上端较粗，长 15～50 cm，最长可达 90 cm，直径 0.4～1.0 cm。表面呈灰黄色或淡棕色，有细纵皱纹、横长皮孔及稀疏的细根痕。质硬而脆，受潮则变软，断面平坦，呈黄棕色，微呈角质样，中心维管束木部为黄白色，外周有点状维管束排列成 2～4 轮。气微，味微甘、苦、涩。

［显微鉴别］其显微鉴别照片如图 1—26 所示。

横切面：木栓层为数列细胞。栓内层较窄。异常维管束断续排列成 2～4 轮；最外轮维管束较小，有时仅一至数个导管；形成层连接成环；向内维管束较大，木质部由导管、木纤维及木薄壁细胞组成；中心木质部集成 2～3 群。少数薄壁细胞含草酸钙砂晶。如图 1—27 所示。

② 在木栓层的内方和韧皮部外侧的薄壁组织中，当根部中央正常维管束形成后，产生新的形成层，形成异常的外韧型维管束，如何首乌。

b. 何首乌显微鉴别

［来源］蓼科植物何首乌 Polygonum multiflorum Thunb. 的干燥块根。

［性状鉴别］呈团块状或不规则纺锤形，长 6～15 cm，直径 4～12 cm。表面为红棕色或红褐色，皱缩不平，有浅沟及横长皮孔。质坚重，显粉性，断面有淡红棕色云锦状花

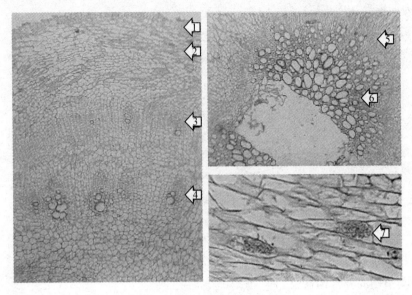

图 1—26 怀牛膝显微鉴别照片

1—木栓层 2—皮层 3—形成层 4—维管束 5—韧皮部 6—木质部 7—草酸钙方晶

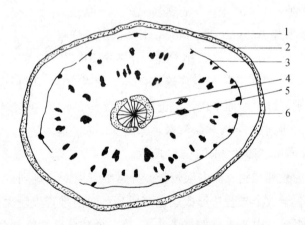

图 1—27 怀牛膝根横切面简图

1—木栓层 2—皮层 3—形成层 4—韧皮部 5—木质部 6—维管束

纹。味微苦、涩。

［显微鉴别］其显微鉴别照片如图 1—28 所示。

横切面：木栓层为数列细胞，充满棕色物。韧皮部较宽，散有类圆形异型维管束 4～11 个，为外韧型，导管稀少。中央维管束形成层呈环状；木质部导管较少，周围有管胞及少数木纤维中心为初生木质部。薄壁细胞含草酸钙簇晶及淀粉粒。如图 1—29 所示。

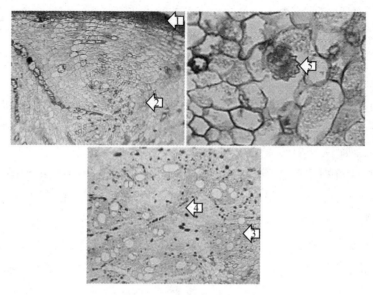

图1—28　何首乌显微鉴别照片

1—木栓层　2—异形维管束　3—维管束　4—初生木质部　5—草酸钙簇晶

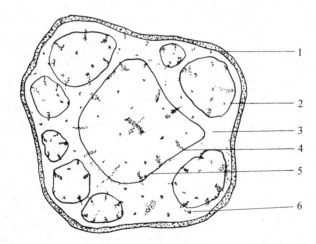

图1—29　何首乌块根横切面简图

1—木栓层　2—异形维管束　3—韧皮部　4—形成层　5—木质部　6—簇晶

粉末：呈黄棕色。淀粉粒单粒呈类圆形，直径4～50 μm，脐点呈"人"字形、星状或三叉状，层改不明显复粒由2～9个分粒组成。草酸钙簇晶众多，直径10～80（160）μm，偶见簇晶与较大的方形结晶合生。棕色细胞类圆形或椭圆形，壁稍厚，胞腔内充满淡棕黄色、棕色或棕红色物质，并含淀粉粒。具缘纹孔导管直径17～178 μm。棕色块散在，形状、大小及颜色深浅不一。

③ 具内含韧皮部，就是在次生木质部中包埋有次生韧皮部，这种异常构造是形成层活动不规则的结果。如华山参。

2）根茎类中药的异常构造

① 髓部有异常维管束，其韧皮部和木质部的位置常与外部正常维管束倒置。

② 具内生韧皮部，就是位于木质部里端的韧皮部。

大黄显微鉴别：

[来源]蓼科植物掌叶大黄 Rheum palmatum L.、唐古特大黄 Rheum tanguticum Maxim. ex Balf. 或药用大黄 Rheum officinale Baill. 的干燥根及根茎。

[性状鉴别]呈类圆柱形、圆锥形或不规则块状，长 3～17 cm，直径 3～10 cm，除尽外皮者表面呈棕黄色至棕红色，可见类白色网状纹理及星点散在。质坚实，断面为淡红棕色或黄棕色，显颗粒性。横切面根茎髓部宽广，有星点（异常维管束）环状或散在，根木质部发达、具放射状纹理，无星点。气清香，味苦而微涩。

[显微鉴别]其显微鉴别照片如图 1—30 所示。

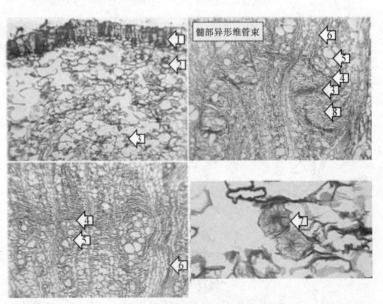

图 1—30 大黄显微鉴别照片

1—木栓层 2—皮层 3—韧皮部 4—形成层 5—木质部 6—射线

7—草酸钙针结晶 8—黏液腔

横切面：根木栓层及皮层大多已除去，偶有残留。韧皮部筛管群明显；薄壁组织发达。形成层成环。木质部射线较密，宽 2～4 列细胞，内含棕色物；导管非木化，常一至数个相聚，稀疏排列。薄壁细胞含草酸钙簇晶，并含多数淀粉粒。根茎髓部宽广，其中常见黏液腔，内有红棕色物；异型维管束散在，形成层成环，木质部位于形成层外方，韧皮部位于形成层内方，射线呈星状射出。如图1—31所示。

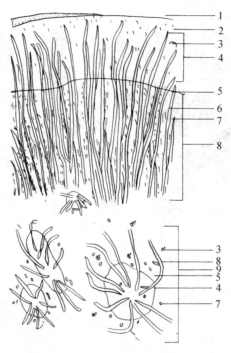

图1—31　大黄（根茎）横切面简图

1—木栓层　2—皮层　3—簇晶　4—韧皮部　5—形成层

6—射线　7—导管　8—木质部　9—髓部

粉末：呈棕黄色。草酸钙簇晶直径20～160 μm，有的至190 μm。具缘纹孔、网纹、螺纹及环纹导管非木化。淀粉粒甚多，单粒呈类球形或多角形，直径3～45 μm，脐点大多呈星状；复粒由2～8个分粒组成。如图1—32所示。

2. 皮、木、茎类中药的显微特点

（1）皮类中药。皮类中药的显微特点如下。

周皮：可分成木栓层、木栓形成层、柱内层三部分。

皮层：细胞大多呈薄壁状，略切向延长，皮层中常可见纤维、石细胞和各种分泌组织。

中柱鞘部位：常有厚壁组织（如纤维束）、石细胞群或纤维和石细胞群形成的环带。

韧皮部：包括射线和韧皮部束两部分。

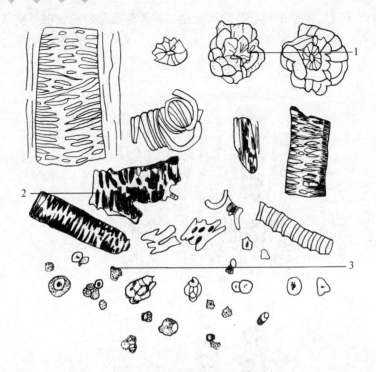

图1—32 掌叶大黄（根茎）粉末图
1—草酸钙结晶 2—导管 3—淀粉粒

牡丹皮显微鉴别：

［来源］毛茛科植物牡丹 Paeonia suffruticosa Andr. 的干燥根皮。

［性状鉴别］根皮呈筒状或半圆筒状块片，有纵剖开的裂缝，两边向内卷曲，长短不一，长 5～20 cm，筒径 0.5～1.2 cm。外表面为褐色或黄褐色，有横长皮孔及细根痕，栓皮脱落处显粉红色；内表面为淡灰黄色或浅棕色，有明显细纵纹及白色结晶。质硬脆，折断面较平坦，显粉性，呈淡粉红色。气芳香，味微苦而涩有麻舌感。

［显微鉴别］其显微鉴别照片如图1—33所示。

根皮横切面：木栓层由多列细胞组成，壁呈浅红色。皮层菲薄，为数列切向延长的薄壁细胞。韧皮部占极大部分。射线宽 1～3 列细胞。韧皮部、皮层薄壁细胞以及细胞间隙中含草酸钙结晶；薄壁细胞中含淀粉粒。如图1—34所示。

粉末：呈淡棕红色。淀粉粒众多，单粒呈类圆形或多角形，直径 3～16 μm，脐点呈点状、裂缝状或星状；复粒由 2～6 个分粒复合组成。草酸钙簇晶甚多，直径 9～45 μm，含晶薄壁细胞连接，簇晶排列成行，也有一个薄壁细胞含数个簇晶。木栓细胞呈长方形，壁稍厚，显浅红色。

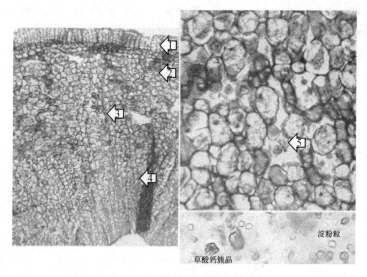

图1—33 牡丹皮显微鉴别照片

1—木栓层 2—皮层 3—射线 4—韧皮部 5—草酸钙簇晶

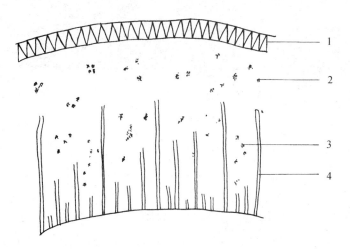

图1—34 牡丹皮（根皮）横切面简图

1—木栓层 2—皮层 3—草酸钙结晶 4—射线

（2）木类中药。木类中药的显微特点如下。

木质部：由导管、木纤维、木薄壁细胞和木射线细胞组成。

髓部：有的木类药材中央有髓部，由薄壁细胞构成。

沉香显微鉴别：

［来源］瑞香科植物白木香 Aquilaria sinensis（Lour.）Gilg. 含有树脂的木材。

［性状鉴别］呈不规则块、片状或盔帽状，有的为小碎块。表面凹凸不平，有加工的刀痕，偶有孔洞，可见黑褐色树脂与黄白色木部相间的斑纹，孔洞及凹窝表面多呈朽木状。质较坚实，大多不沉于水，断面刺状。气芳香，味苦。燃烧时发浓烟及强烈香气，并有黑色油状物渗出。

［显微鉴别］其显微鉴别照片如图1—35所示。

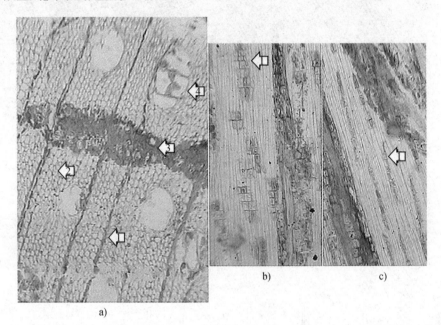

a)

图1—35　沉香显微鉴别照片

a）横切面　b）径向切面　c）切向切面

1—射线　2—木纤维　3—内含韧皮部　4—导管

横切面：木射线宽1～2列细胞，充满棕色树脂状物质。导管呈圆形、多角形，直径42～128 μm，有的含棕色树脂。木纤维呈多角形，直径20～45 μm，壁稍厚，木化。内含韧皮部，薄壁组织呈扁长椭圆状或条带状，常与射线相交，细胞壁薄，非木化，内含棕色树脂；其间散有少数纤维，有的薄壁细胞含草酸钙柱晶。如图1—36所示。

（3）茎类中药。茎类中药的显微特点包括皮类和木类中药的显微特征。

大血藤显微鉴别：

［来源］木通科植物大血藤 Sargentodoxa cuneata（Oliv.）Rehd. et Wils. 的干燥藤茎。

［性状鉴别］呈圆柱形，稍弯曲，直径2～4 cm。表面为灰棕色，粗糙，有浅纵、沟

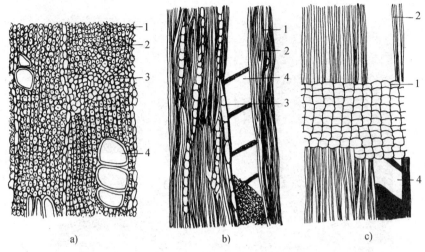

图 1—36 沉香（白木香心材）三切面详图

a）横切面 b）切向切面 c）径向切面

1—射线 2—木纤维 3—内含韧皮部薄壁细胞 4—导管

及明显横裂纹及灰状突起（小疙瘩），栓皮有时呈鳞片状剥落而露出红棕色内皮。平整的横切面皮部为红棕色环状，有数处向内嵌入木部。木部为黄白色，呈射线状花纹排列不规则的细孔（导管）。体轻质坚，易折断，断面呈裂片状。

［显微鉴别］其显微鉴别照片如图 1—37 所示。

横切面：木栓层为多列细胞，含棕红色物。栓内层及皮层石细胞常数个成群，胞腔内有的含草酸钙方晶。维管束约 12 个，外韧型。韧皮部分泌细胞常切向排列，与筛管群相间隔；有少数石细胞群散在。束内形成层明显。木质部导管多单个散在，呈类圆形，直径约 400 μm，周围有木纤维。射线宽广，外侧石细胞较多，有的含数个草酸钙方晶。髓部较窄，可见石细胞群。薄壁细胞含棕色或棕红色物。如图 1—38 所示。

3. 叶类、花类中药的显微特点

（1）叶类中药。叶片组织分为表皮、叶肉、叶脉三部分，其显微特点如下。

表皮：由一层细胞组成，细胞的形状、大小大体相同，外壁较厚，其外通常有一层角质层，有的植物表皮细胞分化成各式各样的毛茸。表皮上有气孔，气孔的形式及多少随植物种类而不同。

叶肉：通常分栅栏组织和海绵组织两部分。栅栏组织由一层或数层长圆柱形的细胞所组成，细胞长轴与叶面垂直，排列紧密，多在上表皮细胞下面，也有的在上、下表皮细胞下均有。栅栏组织细胞中含叶绿体。海绵组织位于栅栏组织之下，由一些类圆形或不规则

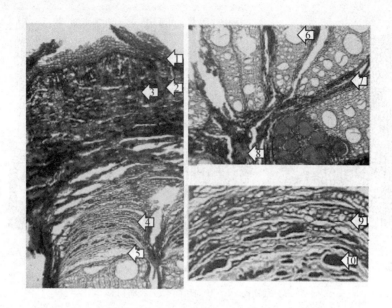

图1—37 大血藤显微鉴别照片

1—木栓层 2—皮层 3—石细胞群 4—韧皮部 5—形成层 6—导管 7—射线

8—髓部石细胞 9—韧皮部筛管群 10—韧皮部分泌细胞

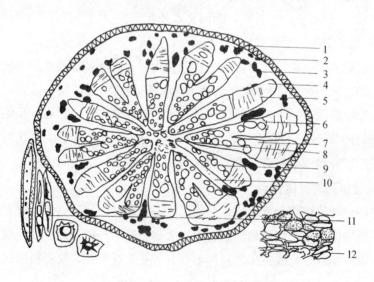

图1—38 大血藤茎横切面简图

1—木栓层 2—皮层 3—石细胞群 4—韧皮部 5—分泌细胞 6—形成层 7—木质部 8—髓部

9—导管 10—射线 11—纤维与石细胞 12—韧皮部局部放大（示分泌细胞排列）

长圆球形的薄壁细胞组成，排列疏松。间隙大，含有的叶绿体较少。分泌细胞、厚壁组织、细胞内含物常在这类组织中。

叶脉：是叶中最发达的维管束所在，维管束为外韧式，木质部在上方，略呈半月形，韧皮部在下方。主脉在下表皮以下往往有多层厚角组织细胞。

番泻叶显微鉴别：

［来源］豆科植物狭叶番泻 Cassia angustifolia Vahl. 或尖叶番泻 Cassia acutifolia Delile. 的干燥小叶。

［性状鉴别］

狭叶番泻：呈卵状披针形至线状披针形，叶端尖，具锐刺，长 15～50 mm，宽 4～20 mm，叶基不对称。呈浅黄绿色，或带红棕色，两面均有稀茸毛，侧脉明显。叶脉稍隆起。叶片革质，较厚，约 0.3 mm，平展，较少破碎。气微弱而特异，味微苦，稍有黏性。

尖叶番泻：呈披针形或长卵形，略卷曲，叶端短尖或微凸，叶基不对称，两面均有细短毛茸。

［显微鉴别］其显微鉴别照片如图 1—39 所示。

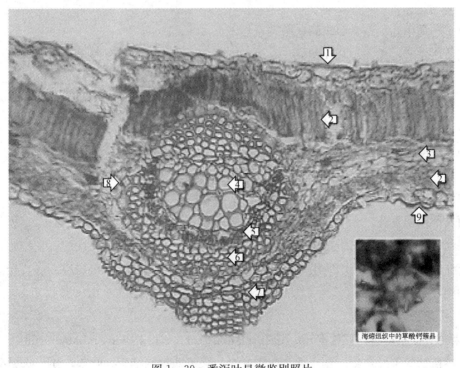

图 1—39　番泻叶显微鉴别照片

1—上表皮　2—栅栏组织　3—海绵组织　4—木质部　5—韧皮部

6—中柱鞘纤维　7—厚角组织　8—草酸钙方晶　9—下表皮

粉末：呈淡绿色或黄绿色。晶纤维多，草酸钙方晶直径 12～15 μm。非腺毛单细胞长 100～350 μm，直径 12～25 μm，壁厚，有疣状突起。草酸钙簇晶存在于叶肉薄壁细胞中，直径 9～20 μm。上、下表皮细胞表面观呈多角形，垂周壁平直；上、下表皮均有气孔，主为平轴式，副卫细胞大多为 2 个，也有 3 个的，如图 1—40 所示。

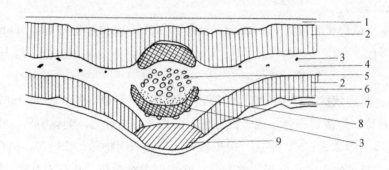

图 1—40　番泻叶横切面简图

1—表皮　2—栅栏组织　3—草酸钙结晶　4—海绵组织　5—导管　6—韧皮部

7—非腺毛　8—中柱鞘纤维　9—厚角组织

（2）花类中药。花类中药的显微特点如下。

苞片与花萼：构造与叶片相似，有上、下表皮。表皮上可见气孔及毛茸。叶肉组织呈分化，大多显海绵组织状。

花瓣：构造变异较大，上表皮细胞常呈乳头状或毛茸状突起，无气孔；下表皮细胞不呈乳头状，细胞壁有时呈波状弯曲，有时可见气孔。相当于叶肉组织的部位，由数层排列疏松的大型薄壁细胞组成。维管束组织细小，仅见少数螺纹导管。

雄蕊：花粉的花粉囊内壁细胞及花粉粒可见。花粉囊内壁细胞常不均匀地增厚，呈网状、螺旋状、环纹状或点状等，且大多木化。花粉粒形态多样，通常具内外两层壁，有的可见萌发槽或萌发孔。

雌蕊：柱头的表皮细胞常呈乳头状突起，或者分化成绒毛状，花柱的表皮细胞排列整齐，花柱内部常为薄壁细胞所组成的通道组织，子房壁的两面均具表皮层。表皮层之间为薄壁细胞，布有维管束。

1）松花粉显微鉴别

［来源］松科植物马尾松 Pinus massoniana Lamb.、油松 Pinus tabulaeformis Carr. 或同属数种植物的干燥花粉。在春季，花刚开时，采摘花穗，晒干，收集花粉，除去杂质。

［性状鉴别］为淡黄色的细粉。体轻，易飞扬，手捻有滑润感。气微，味淡。

［显微鉴别］其显微鉴别照片如图 1—41 所示。

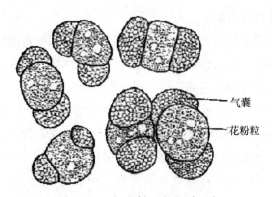

气囊

花粉粒

图1—41　松花粉显微鉴别照片

取本品，置显微镜下观察：花粉粒呈椭圆形，长45～55 μm，直径29～40 μm，表面光滑或具细网状纹理，两侧各有一翼状膨大的气囊，气囊壁有明显均匀的网状纹理，网眼呈多角形。

2）蒲黄显微鉴别

［来源］香蒲科植物水烛香蒲 Typha angustifolia L.、东方香蒲 Typha orientalis Presl. 或同属植物的干燥花粉。

［性状鉴别］为鲜黄色粉末。体轻，放水中则漂浮水面。手捻有润滑感，易附着手指上。气微，味淡。

［显微鉴别］其显微鉴别照片如图1—42所示。

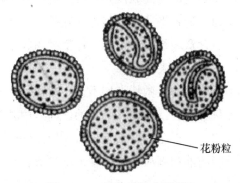

花粉粒

图1—42　蒲黄显微鉴别照片

粉末：呈黄色。花粉粒呈类圆形或椭圆形，直径17～29 μm，表面有似网状雕纹，周边轮廓线光滑，呈凸波状或齿轮状，具单孔，不甚明显。

4. 果实和种子类中药的显微特点

（1）果实类中药。果实类中药内部构造分果皮及种子两部分。果皮分外果皮、中果皮及内果皮三部分，其显微特点如下。

外果皮：与叶的下表皮相当，通常为一列表皮细胞，外被角质层，偶有气孔存在。有时其中含有色物质或嵌有分泌细胞，有的外果皮由表皮与数列薄壁细胞与数层石细胞共同组成。外果皮的表皮细胞有的具毛茸。

中果皮：与叶肉组织相当，通常较厚，大多由薄壁细胞组成，细胞中有时含淀粉粒。在中部有细小的维管束散在。有时可能有石细胞、油细胞或油管等存在。

内果皮：与叶的上表皮细胞相当，是果皮的最内层组织，大多由一列薄壁细胞组成，也有的内果皮细胞全为石细胞。有些核果的内果皮由多层石细胞组成。伞形科植物果皮，有的以 5～8 个狭长的薄壁细胞互相并列为一群，各群以斜角联合，镶嵌状，称为"镶嵌细胞"。（为伞形科植物果实的共同特征）

小茴香显微鉴别：

[来源] 伞形科植物茴香 Foeniculum vulgare Mill. 的干燥成熟果实。

[性状鉴别] 双悬果呈细椭圆形，有的稍弯曲，长 4～8 mm，直径 1.5～2.5 mm。表面为黄绿色或淡黄色。两端略尖，顶端残留有黄棕色突起的花柱基，基部有的有细小的果梗。悬果瓣呈长椭圆形，背面有 5 条隆起的纵棱线，接合面平坦且宽，横切面略呈五边形，背面的四边约等长。有特异香气，味微甜、辛。

[显微鉴别] 其显微鉴别照片如图 1—43 所示。

分果横切面：外果皮为 1 列呈切向延长的扁平细胞，外被角质层。中果皮纵棱处有维管束，其周围有多数木化网纹细胞；背面纵棱间各有大的椭圆形棕色油管 1 个，接合面有油管 2 个，共 6 个。内果皮为 1 列扁平薄壁细胞，细胞长短不一。种皮细胞扁长，含棕色物质。内胚乳细胞呈多角形，含众多细小糊粉粒，每个糊粉粒中含有细小草酸钙簇晶。如图 1—44 所示。

（2）种子类中药。种子类中药的显微特点如下。

种皮：多数种子的种皮只有一层，但也有两层的，即有内外种皮的区别。种皮常由表皮层、栅状细胞层、油细胞层、色素层、石细胞、营养层中的一种或数种组织组成。

胚乳：通常由储藏大量脂肪油和糊粉粒的薄壁细胞组成，有的细胞中含淀粉粒，种子大多数具有内胚乳，在无胚乳的种子中，也可见 1～2 列残存的内胚乳细胞。

胚：胚是种子中未发育的幼体，包括胚根、胚茎、胚芽及子叶四部分。子叶的构造与叶大致相似。

苦杏仁显微鉴别：

[来源] 蔷薇科植物山杏 Prunus armeniaca L. var. ansu Maxim.、西伯利亚杏 Prunus sibirica L.、东北杏 Prunus mandshurica（Maxim.）Koehne 或杏 Prunus armeniaca L. 的

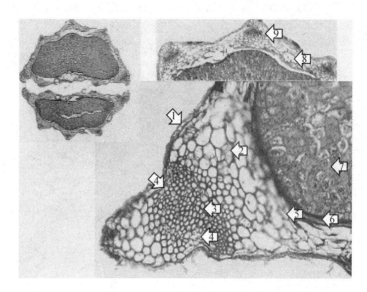

图 1—43　小茴香显微鉴别照片

1—外果皮　2—网纹细胞　3—木质部　4—韧皮部　5—内果皮　6—种皮

7—内胚乳　8—油管　9—维管束

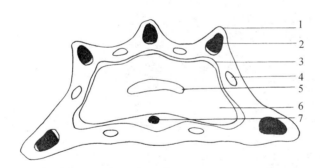

图 1—44　小茴香横切面简图

1—外果皮　2—维管束　3—内果皮　4—油管　5—胚　6—内胚乳　7—种脊维管束

干燥成熟种子。

　　[性状鉴别] 种子呈扁心形，长 1~1.9 cm，宽 0.8~1.5 cm，厚 0.5~0.8 cm。表面为黄棕色至深棕色，一端尖，另端钝圆，肥厚，左右不对称。尖端一侧有短线形种脐，圆端合点处向上具多数深棕色的脉纹。种皮薄，子叶 2 片，富油性。味苦。

　　[显微鉴别] 其显微鉴别照片如图 1—45 所示。

　　种子横切面：种皮的表皮为一层薄壁细胞，散有近圆形的橙黄色石细胞，内为多层薄壁细胞，有小型维管束通过。外胚乳为一薄层颓废细胞。内胚乳为一至数层方形薄壁细胞，内

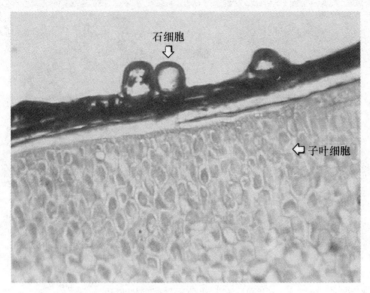

图1—45 苦杏仁显微鉴别照片

含糊粉粒及脂肪油。子叶为多角形薄壁细胞，含糊粉粒及脂肪油。如图1—46所示。

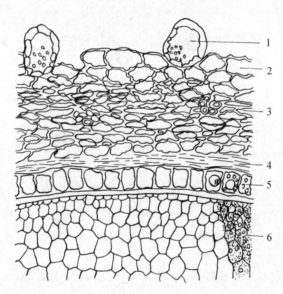

图1—46 苦杏仁横切面图

1—石细胞 2—表皮 3—薄壁细胞 4—外胚乳 5—内胚乳 6—子叶细胞

5. 全草类中药的显微特点

全草类中药的显微鉴别应按所包括的器官（根、茎、叶、花、果实、种子等）分别处理。

麻黄显微鉴别：

［来源］麻黄科植物草麻黄 Ephedra sinica Stapf.、中麻黄 Ephedra intermedia Schrenk et C. A. Mey. 或木贼麻黄 Ephedra equisetina Bge. 的干燥草质茎。

［性状鉴别］为细圆柱形的短段，直径 1～2 mm。外表面为黄绿色或淡绿色，有细的纵棱线，手摸有粗糙感，有节，节上有膜质鳞叶，即退化叶。质脆，易折断。切面平坦，木部为黄白色，髓部为棕红色，撕碎面呈颗粒状。叶先端呈三角形，为灰白色，基部联成筒状，为红棕色。气微香，味涩、微苦。

草麻黄：呈细长圆柱形，少分枝，直径 1～2 mm。有的带少量棕色木质茎。表面为淡绿色至黄绿色，有细纵脊线，触之微有粗糙感。节明显，节间长 2～6 cm。节上有膜质鳞叶，长 3～4 mm；裂片 2（稀 3），呈锐三角形，先端为灰白色，反曲，基部常连合成筒状，为红棕色。体轻，质脆，易折断，断面略呈纤维性，周边为绿黄色，髓部为红棕色，近圆形。气微香，味涩、微苦。

中麻黄：多分枝，直径 1.5～3 mm，有粗糙感。节间长 2～6 cm，膜质鳞片状叶长 2～3 mm，裂片 3（稀 2），尖端锐尖。断面髓部呈三角状圆形。

木贼麻黄：较多分枝，直径 1～1.5 mm，无粗糙感。节间长 1.5～3 cm。膜质鳞片状，叶长 1～2 mm；裂片 2（稀 3），上部呈短三角形，为灰白色，尖端多不反曲，基部为棕红色至棕黑色。

［显微鉴别］其显微鉴别照片如图 1—47 所示。

草麻黄：表皮细胞外被厚的角质层；脊线较密，有蜡质疣状突起，两棱线间有下陷气孔。下皮纤维束位于脊线处，壁厚，非木化。皮层较宽，纤维成束散在。中柱鞘纤维束呈新月形。幼枝维管束外韧型，8～10 个。形成层环呈类圆形。木质部连接成环，呈三角状细胞全部木化。髓部薄壁细胞含棕红色块状物，偶见少数环髓纤维。表皮细胞外壁、皮层薄壁细胞及纤维均有多数微小草酸钙砂晶或方晶。如图 1—48 所示。

中麻黄：维管束 12～15 个。形成层环呈类三角形。环髓纤维成束或单个散在。

木贼麻黄：维管束 8～10 个。形成层环呈类圆形。无环髓纤维。

6. 藻类、菌类、地衣类中药的显微特点

藻类、菌类、地衣类合称为低等植物，在形态上无根、茎、叶的分化，无胚胎，是单细胞或多细胞的叶状体或菌丝体。可以分枝或不分枝，在结构上一般无组织分化、无中柱。

（1）藻类中药。植物体都含有各种不同色素，能进行光合作用，它们的生活方式是自养的，绝大多数是水生。植物体小的肉眼看不见，大的长达 100 m 以上。

（2）菌类中药。菌类与药用关系密切的是细菌门和真菌门。

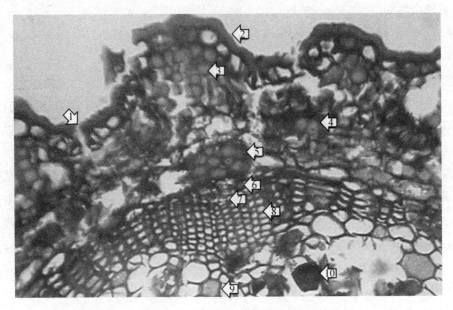

图1—47　麻黄显微鉴别照片

1—气孔　2—表皮　3—下皮组织　4—皮层纤维　5—中柱鞘纤维　6—韧皮部　7—形成层

8—木质部　9—髓部　10—棕红色物质

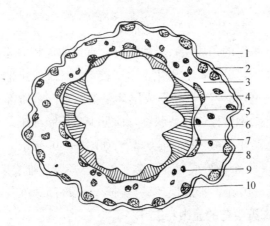

图1—48　麻黄横切面简图

1—表皮　2—气孔　3—皮层　4—髓　5—形成层　6—木质部

7—韧皮部　8—中柱鞘纤维束　9—皮层纤维　10—下皮纤维

　　真菌门中药主要分为子囊菌纲和担子菌纲。子囊菌的主要特征是在特殊的子囊中形成子囊孢子，如冬虫夏草；担子菌的主要特征是不形成子囊，而依靠担子形成担孢子来繁殖，如茯苓、灵芝。

真菌不同于细菌的是都有细胞核，细胞壁大多具有几丁质成分，少量含有纤维素，真菌的营养体除少数原始种类是单细胞外，一般都是由分枝或不分枝、分隔或不分隔的菌丝交织在一起，组成菌丝体。菌丝通常呈圆管状，直径一般在 10 μm 以下，储藏的营养物是肝糖、油脂和菌蛋白，而不含淀粉。菌丝组织有两种形式：一种菌丝或多或少相互平行排列，菌丝呈长形细胞，称"疏丝组织"；另一种菌丝细胞不呈长形，而为椭圆形或近圆形，抑或近于多角形，称为"拟薄壁组织"。

1）猪苓显微鉴别

［来源］多孔菌科真菌猪苓 Poria porus umbellatus （Pers.） Fries. 的干燥菌核。

［性状鉴别］为不规则的条块状，大小不等，长形的略扁而弯曲，有的分枝如鲜姜；个小的则较圆，状似小个茯苓。全体皆皱缩，有疣状突起，体虚如软木，长形的易折断，圆形则难破裂。断面按之较软，偶有细筋脉或显颗粒状花纹。切面为淡棕色至黄白色或淡黄棕色，略呈颗粒状。质坚。气微，味淡、微涩。

［显微鉴别］其显微鉴别照片如图1—49所示。

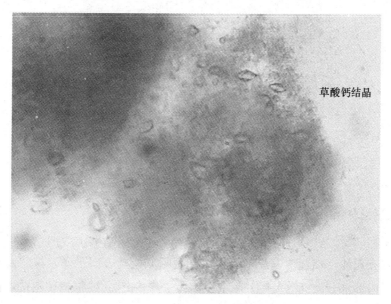

草酸钙结晶

图1—49　猪苓显微鉴别照片

横切面：全体由菌丝紧密交织而成。外层厚27～54 μm，菌丝呈棕色，不易分离；内部菌丝无色，弯曲，直径2～10 μm，有的可见横隔，有分枝或呈结节状膨大。菌丝间有众多草酸钙方晶，大多呈正方八面体形、规则的双锥八面体形或不规则多面体，直径3～60 μm，长至68 μm，有时数个结晶集合。

粉末：呈灰黄白色。菌丝团大多无色（内部菌丝），少数为棕色（外层菌丝）。散在的菌丝细长、弯曲，有分枝及结节状膨大部分。草酸钙结晶呈双锥形或八面形，也有呈不规则多面形，直径 3～64 μm，有时可见数个结晶聚集在一起。如图1—50所示。

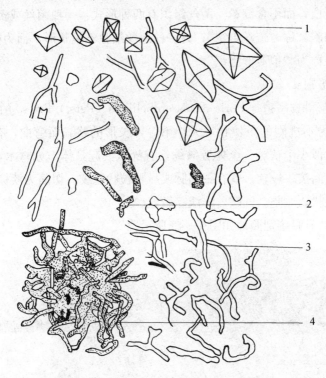

图1—50　猪苓粉末图

1—草酸钙结晶　2—棕色菌丝　3—无色菌丝　4—菌丝团

2）茯苓显微鉴别

[来源] 多孔菌科真菌茯苓 Poria cocos（Schw.）Wolf. 的干燥菌核。多于7—9月采挖，挖出后除去泥沙，堆置"发汗"后，摊开放阴凉处至表面干燥，再"发汗"，反复数次至现皱纹、内部水分大部散失后，阴干，称为"茯苓个"；或将鲜茯苓按不同部位切制，阴干，分别称为"茯苓皮"及"茯苓块"。

[性状鉴别]

茯苓个：呈类球形、椭圆形、扁圆形或不规则块状，大小不一。外皮薄而粗糙，呈棕褐色至黑褐色，有明显的隆起的皱纹。体重，质坚实，断面显颗粒性，有的具裂隙，外层为淡棕色，内部为白色，少数为淡红色，有的中间抱有松根。无臭，味淡，嚼之黏牙。

茯苓皮：为削下的茯苓外皮，形状大小不一。外面为棕褐色至黑褐色，内面为白色或淡棕色。质较松软，略具弹性。

茯苓块：为去皮后切制的茯苓，呈块片状，大小不一，为白色、淡红色或淡棕色。

[显微鉴别]

粉末：为灰白色。可见无色不规则颗粒状团块或末端钝圆的分枝状团块，无色，遇水合氯醛液渐溶化。菌丝为无色或淡棕色，细长，稍弯曲，有分枝，直径 3～8 μm，少数至 16 μm。如图 1—51 所示。

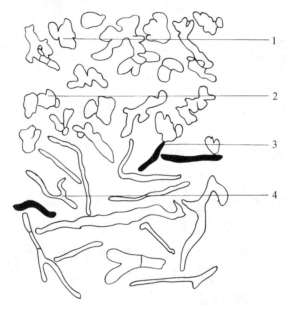

图 1—51　茯苓（菌核）粉末图

1—颗粒团块　2—分枝状团块　3—棕色菌丝　4—无色菌丝

3）其他类中药显微鉴别

[来源] 本品为海金沙科植物海金沙 Lygodium japonicum （Thunb.）Sw. 的干燥成熟孢子。

[性状鉴别] 呈粉末状，呈棕黄色或浅棕黄色。质轻，手捻有光滑感，置手中易由指缝滑落。气微，味淡。

[显微鉴别] 其显微鉴别照片如图 1—52 所示。

取本品少量，撒于火上，易燃烧发出轻微爆鸣及明亮的火焰。粉末为棕黄色或浅棕黄色。孢子为四面体、三角状圆锥形，顶面观呈三面锥形，可见三叉状裂隙，侧面观呈类三角形，底面观呈类圆形，直径 60～85 μm，外壁有颗粒状雕纹图，如图 1—53 所示。

（3）地衣类中药。地衣类是藻类和真菌类共生的复合体。地衣中共生的真菌绝大多数

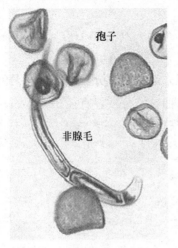

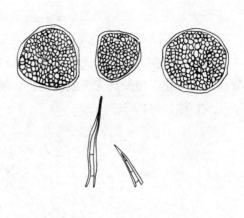

图1—52　海金沙显微鉴别照片　　　　　图1—53　海金沙孢子及其保护毛图

为子囊菌，少数为担子菌；藻类是蓝藻和绿藻。

地衣的形态分为壳状、叶状和枝状。叶状地衣分为上皮层、藻胞层、髓层和下皮层，上、下皮层是由横向分裂的菌丝紧密交织而成，特称为假皮层。上皮层内常含有大量色素。藻细胞分布于上皮层之下，呈一层排列的称为异层地衣，散乱分布的称为同层地衣。在异层地衣中，藻胞层之下和下皮层之上的为髓部。在同层地衣中则无藻胞层和髓层的区别。一般典型的壳状地衣多缺乏皮层或只有上皮层。枝状地衣的内部构造呈辐射状，具致密的外皮层、薄的藻胞层及中轴型的髓。

7. 动物类中药的显微特点

药用动物和药用植物一样，其基本的形态结构是细胞。药用动物由于细胞群之间的分工引起细胞在形态结构上的分化，由形态、结构和机能相同的细胞集成细胞群，加上没有细胞结构的间质，共同构成组织。动物的组织有以下四种。

上皮组织：覆盖在动物身体内外表面或管道之内一端游离，上皮组织的细胞结构很明显，细胞形态很多，大概可分为扁平、立方和柱状上皮等。又因细胞排列的层次不同，而分为单层及复层上皮。

结缔组织：主要作用起到机械的连接或支持的功用，使各种组织之间或器官之间联系起来，同时也有营养和保护的作用。结缔组织可分为四种疏松结缔组织，即腱和韧带，软骨和硬骨。

肌肉组织：肌肉组织的收缩性很强，主要是司运动，可分为平滑肌、横纹肌、心脏肌三种。

神经组织：主要功能是感受刺激和传递刺激。神经组织的组织单位是神经元，包括含细胞核的较小细胞体和细胞突起所形成的神经纤维两个部分。

（1）角（角质）类中药。角类中药的显微特点如下。

束：观察形状、大小，髓腔形状、髓腔大小、束间距离。

皮层组织：观察细胞形状、大小。

间质组织：观察细胞形状、大小。

色素颗粒：观察颜色，存在何种细胞中。

（2）贝壳类中药磨片。贝壳类中药磨片的显微特点如下。

珍珠：同心层纹。

贝壳：平行纹理。

珍珠显微鉴别：

［来源］珍珠贝科动物马氏珍珠贝 Pteria martensii（Dunker）、蚌科动物三角帆蚌 Hyriopsis cumingii（Lea）或褶纹冠蚌 Cristaria plicata（Leach）等双壳类动物受刺激形成的珍珠。

［性状鉴别］呈类球形、长圆形、卵圆形或棒形，直径 1.5～8 mm。

表面为类白色、浅粉红色、浅黄绿色或浅蓝色，半透明，光滑或微有凹凸，具特有的彩色光泽。质坚硬，破碎面显层纹。无臭，无味。如图 1—54 所示。

［显微鉴别］其显微鉴别照片如图 1—55 所示。

磨片：可见粗细两类同心环状层纹。粗层纹较明显，连续成环或断续成环，层纹间距不等，在 60～500 μm；细层纹部分部位较明显，中心部大多实心，无特异结构。多数磨片在暗视野中可见珍珠特有的光彩。如图 1—56 所示。

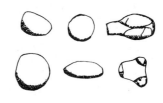

图 1—54　珍珠外形图

粉末：呈类白色。为不规则碎块，半透明，具彩虹样光泽。表面显颗粒性，由数至十数薄层重叠，片层结构排列紧密，有的可见致密的成层线条或极细密的微波状纹理。

（3）动物类中药粉末。动物类中药粉末的显微特点如下。

体壁：观察颜色、表面、纹理、壁孔等。

刚毛：观察颜色、直径、基部、先端、纹理、髓腔、腔壁。

角质鳞片：观察颜色、表面、纹理、折光性等。

毛茸：观察颜色、直径、表面细胞、皮质色素、髓、毛囊等。

横纹肌纤维：观察形状、颜色、横纹疏密、明暗纹理清楚与否、横纹平直或波状等。

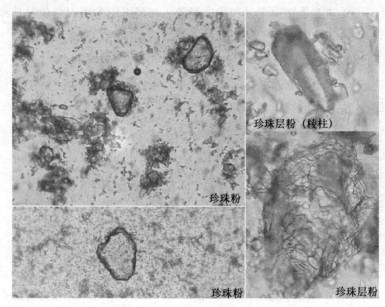

图 1—55 珍珠显微鉴别照片

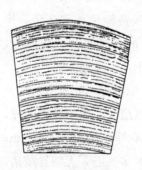

图 1—56 珍珠磨片图

斜纹肌纤维：观察颜色、散离或纹结、明暗纹理。

胶原纤维：观察直径、纹理。

气管壁碎片：观察形状、颜色等。

骨碎片：观察陷窝形状、裂隙、骨小管、纹理等。

分泌物：观察形状、颜色等。

结晶：观察形状、大小。

油滴：观察颜色、大小、多少。

8. 矿物类中药的显微鉴定

矿物类药材显微鉴定，在矿物的研究中，主要使用偏光显微镜研究透明的非金属矿物的晶型、物理和化学性质，使用反光显微镜对不透明矿物或半透明矿物进行物理、化学性质的测定，但这两种显微镜都要求矿物磨片后才能观察。如轻粉有特殊的结晶形，根据晶形便可确定。又如朱砂在镜下观察为红色、玻璃样的砂粒状、棱角尖锐的碎块等。矿物药材显微鉴定，可用正品对照，置显微下观察，便可得到准确的鉴定结果。

四、显微鉴别的实训操作

1. 徒手切片及粉末制片鉴别中药

（1）仪器和器具。生物光学显微镜 1 台、刀片 2 把、解剖刀 1 把、镊子 2 把、剪刀 1 把、培养皿 2 只、药匙 1 把、记号笔 1 支、毛笔 1 支、酒精灯 1 盏、打火机 1 只、载玻片若干、盖玻片若干、吸水纸若干。

（2）试剂。水合氯醛试液、甘油醋酸试液、甘油—乙醇试液、稀甘油、蒸馏水。

（3）徒手切片试验方法。在检验工作中，徒手切片最常用，操作简便、迅速，制成的切片保持其细胞内含物的固有形态，便于进行各种显微化学反应观察。

1）操作步骤

① 右手持刀，左手拇指和食指夹持药材，中指托着药材的底部，使药材略高出食、拇二指，肋关节应固定，使材料的切面保持水平，刀口向内并使刀刃自左前方向后方切削，即可切得薄片（厚度约为 10～20 mm）。切好的切片用毛笔蘸水轻轻从刀片上推入盛有水的培养皿中。

② 将药材（番泻叶、小茴香）用土豆夹持，以保持材料的切片方向固定；右手持切片刀，刀柄靠于拇指与食指根部，食指与中指轻压于刀片的上面，刀片平贴于切片器圆台上，由左上方至右下方迅速滑动，切下的切片用毛笔蘸水取下置于盛有水的培养皿中。

③ 装片选取薄而平整的切片置载玻片上，根据所观察的内容要求，滴加适宜的试液 1～2 滴，盖好盖玻片，即可在显微镜下观察。如加水合氯醛试液透化，将薄片移至载玻片上，滴加 3～4 滴水合氯醛试液，在酒精灯上微微加热，至边缘起小泡即停止加热，继续补充试液再加热，以不烧干为度直至透化完全为止；加热温度不能过高，以免受热不匀而炸裂；透化后放冷。水合氯醛试液有洁净透明作用，并能使已收缩的细胞膨胀，能清楚观察组织构造，可溶解淀粉粒、蛋白质、叶绿体、树脂、挥发油等，对草酸钙结晶无作用，为观察草酸钙结晶的良好试剂。如需要观察菊糖等一些多糖物质则加水合氯醛试液，不加热。

2）试验样品。大黄、何首乌、黄连、板蓝根、人参、石菖蒲、天麻、番泻叶、牡丹皮、小茴香、杏仁、麦冬。

（4）粉末制片试验方法。粉末制片主要用于粉末状的药材及药材粉末制成的成方制剂观察。

1）粉末制备。药材要先干燥，磨或挫成细粉，装瓶，贴上标签。粉末制备时，注意取样的代表性，应注意各部位的全面性，例如：根要切取根头、根中段及根尾等部位，必须全部磨成粉，不得丢弃渣头。并需通过4号筛，混合均匀。干燥时，一般温度不能超过60℃，避免经受高温使淀粉粒糊化，从而难以观察其完整性。

2）制片法。取粉末少许，置载玻片中央偏右的位置，加适宜的试液1滴，用针搅匀（如为酸或碱时应用细玻棒代替针），待液体渗入粉末时，用左手食指与拇指夹持盖玻片的边缘，使其左侧接触，再用右手持小镊子或解剖针托住盖玻片的右侧，轻轻放下，则液体逐渐扩延充满镊子下方，用滤纸片吸取溢出的液体，最后在盖玻片的左端贴上检品的标签或书写标记。

3）粉末制片的注意事项

① 粉末加液体搅拌及加盖玻片时容易产生气泡。如用水或甘油装片时，可先加少量乙醇使其润湿，可避免或减少气泡的形成，或反复将盖玻片沿一侧轻抬，也可使多数气泡逸出。搅拌时产生的气泡可随时用针将其移出。

② 装片用的液体如易挥发，应装片后立即观察。用水装片也较易蒸发而干涸，通常滴加少许甘油可延长保存时间。

③ 需要用水合氯醛试液透化时，应注意掌握操作方法。装片用手执其一端，保持水平置小火焰上1~2 cm处加热，并缓缓左右移动使之微沸，见气泡逸出时离开火焰。

④ 粉末药材制片时，每片取用量宜少不宜多，为观察全面，可多做一些制片。如果取量多，显微特征单一，轮廓不清，反而费时，不易得出准确结论。中成药制剂的粉末检查，因在多味药材粉末中寻找某一味药的某一显微特征，有时较难查见，可以取粉末量多一些，置试管或小烧杯中，加入水合氯醛试液，加热透化。透化好后再用吸管吸出，滴在载玻片上，加盖玻片，即可观察。

4）试验样品。有猪苓、茯苓、天麻、半夏。

5）显微观察。将上述切片及粉末片置显微镜下观察，绘制简画，并记录显微特征及鉴别要点。

2. 解离组织片及花粉粒孢子制片

（1）解离组织片制备。解离组织片适用于厚壁组织或输导组织等的单个细胞的显微观察。将样品切成段（长约5 mm，粗约2 mm）或片（厚约1 mm）；对于木类或茎类木质部，最好切成纵长的小段。然后根据细胞壁的性质，按照下列方法之一进行处理：如样品坚硬，木化组织较多或集成较大群束，可用硝铬酸法、氯酸钾法；对于薄壁组织占大部分，木化组织少或分散存在的样品，可用氢氧化钾法。氢氧化钾法：将样品置于试管中，加5％氢氧化钾溶液2～5 mL。加热至用玻璃棒挤压能离散为止，倾去碱液，加水洗涤后，取出少量置载玻片上，用解剖针撕开，以稀甘油装置观察。

试验样品：黄芪。

（2）花粉粒孢子制片的方法。取花粉、花药（或小的花）或孢子囊群（软化），用玻璃棒捣碎，纱布过滤，滤液置离心管中，离心，取沉淀，加新鲜配制的醋酐与硫酸（9：1）的混合液1～3 mL，置水浴上加热2～3 min，离心，取沉淀，用水洗涤2次，取汤淀少量置载玻片上，加甘油—乙淳试液装置观察，也可直接用水合氯醛装片，具体操作同粉末标本片。

试验样品：松花粉、蒲黄粉、海金沙。

（3）显微观察。取置备好的切片置显微镜下观察，绘制简图并记录鉴别要点。

（4）仪器及用具。准备离心机、离心管、试管、游管、烧杯、5％氢氧化钾溶液、醋酐、硫酸、稀甘油。

3. 显微鉴别法注意事项

（1）粉碎用具用毕后，必须清洗干净，干燥后才能使用于另一种药材。

（2）所用盖玻片和载玻片应绝对干净。新片要用洗液浸泡或用肥皂水煮半小时，用水冲洗，再用蒸馏水洗1～2次，置于70％～90％乙醇中，取出，烘干。

（3）进行显微鉴别试验时有一定的步骤，一般先进行甘油醋酸片的观察，后进行水合氯醛片观察，最后再进行滴加试剂或结合其他理化试剂的显微观察。所以在试验中，首先观察淀粉粒，不论其多少和大小，进行描述，其次方是其他的显微特征。

（4）为提高显微鉴别的正确性，可与对照药材或已经鉴定品种的药材对照观察。

（5）记录要求详细、清晰、明确、真实。

（6）组织特征的记录，应按从外至内的次序进行，对有鉴别意义的特征需详细地描述，并要绘制简图，有条件的可进行显微照相。

（7）粉末显微鉴别时，先记录原粉末的色泽、气味，然后边观察、边记录，并注意观察的全面性。观察每张粉末片时，应自上左至下右，呈"之"字形扫描，逐渐移动粉末片，全面观察应找的特征，将每个特征一一描述及绘图。在观察与描绘时，即应测定其长度，一一做记录，分析统计其长度（最小量值、多见量值、最大量值）。

描述特征时，应根据先多数后少数的顺序，将易见、多见的特征先加以描述，顺次而为少见的，最后方描述偶见的，并在特征项下加注"多见""少见"等字样。描述应先着重描述特殊的组织、细胞和含有物。对于各类药材均具有的一些基本组织，如叶类药材有栅栏细胞、海绵细胞、细小导管可不做重点描述。

（8）绘图时应注意特征明确、线条清晰。绘图方法有徒手或采用显微描绘器两种。徒手绘图时，一边用左眼向显微镜内观察，一边睁开右眼将视野中的特征图像用铅笔（HB画粗线，4H画中线，6H画细线）转绘于记录纸上。

 学习单元2　中药的水分和灰分测定

 学习目标

➤熟悉中药的水分和灰分测定知识。

➤掌握中药的水分和灰分测定方法。

➤能够正确操作水分和灰分的测定。

一、中药的水分测定

水分是中药的天然成分，是动植物体内不可缺少的重要成分，中药中含水量的多少，直接影响中药的感官性状，也影响中药的稳定性。控制中药的水分含量，可防止中药的腐败变质和营养成分的水解。

水在中药中有三种存在形态：一是游离水，指存在于动植物细胞外的各种毛细管和腔体中的自由水，包括吸附于中药表面的吸附水；二是结合水，指存在于中药胶体状态的结合水，如蛋白质、淀粉的水合作用和膨润吸收的水和糖类、盐类等形成结晶的结晶水；三是化合水，指物质分子结构中与其他物质生成的新的化合物的水。由于水存在的形态不同，则加热失水的条件也不同。如果不加限制地长时间加热干燥，必然会影响结果，所以要在一定的温度、一定的时间和规定操作条件下进行测定，方能得到满意的结果。

水分测定的操作规程：测定用供试品一般先破碎成直径不超过3 mm的颗粒或碎片，直径和长度在3 mm以下的花类、种子和果实类药材，可不破碎。减压干燥法需要通过2号筛。

水分测定的方法主要有烘干法、甲苯法和减压干燥法三种。

1. 烘干法

（1）原理。中药中的水分一般指在100～105℃直接干燥的情况下，所失去物质的总量。

（2）适用范围。本法适用于不含或少含挥发性成分的药品。

(3) 试验用品。烘干法中药水分测定的试验用品有：万分之一分析天平、恒温烘箱、称量瓶和干燥器等。

(4) 操作方法。将样品按规定破碎成直径不超过 3 mm 的颗粒或碎片。取样品 2～5 g，平铺于干燥至恒重的扁形称量瓶中，厚度不超过 5 mm，疏松样品不超过 10 mm，精密称定质量，打开瓶盖，在 100～105℃的温度下干燥 5 h，然后将瓶盖盖好，移置干燥器中，冷却 30 min，精密称定质量，再在上述温度下干燥 1 h，冷却 30 min，精密称定质量，至连续两次称重的差异不超过 5 mg 为止。根据减失的质量，计算供试品中的含水量（％）。

(5) 注意事项。恒温干燥箱干燥时，供试品应置于临近温度计部位，以避免箱内温度不均匀造成的误差；在称量时，瓶与瓶盖的编号应一致，称量瓶放入干燥器的位置，取出冷却、称量的顺序应先后一致；称量瓶必须预先干燥至恒重。

(6) 计算。用公式表示如下：

$$X_1（\%）=\frac{m_1-m_2}{m_1-m_3}\times100\%$$

式中　X_1（％）——样品中水分的含量，g/100 g；

m_1——称量瓶和样品的质量，g；

m_2——称量瓶和样品干燥后的质量，g；

m_3——称量瓶的质量，g。

2. 甲苯法

(1) 原理。中药中的水分与甲苯共同蒸出，收集馏出液于测定管中，根据体积计算含水量。

(2) 适用范围。本法适用于含挥发性成分的药品。

(3) 操作方法。取供试品适量（相当于含水量 1～4 mL），精密称定质量，置圆底烧瓶（A 瓶）中，加甲苯约 200 mL，必要时加入玻璃珠数粒，将仪器各部分连接，自冷凝管（C 管）顶端加入甲苯。至充满测定管（B 管）的狭细部分，将 A 瓶置电热套中缓缓加热，待甲苯开始沸腾时，调节温度，使每秒钟馏出 2 滴。待水分完全馏出，即测定管中刻度部分的水量不再增加时，将冷凝管内部先用甲苯冲洗，再用饱蘸甲苯的长刷或其他适宜的方法，将管壁上附着的甲苯推下，继续蒸馏 5 min，放冷至室温，拆卸装置，如有水黏附在测定管的管壁上，可用蘸甲苯的铜丝推下，放置，使水分与甲苯完全分离，检读水量，并计算供试品中的含水量。

(4) 试验用品。甲苯法中药水分测定的试验用品有水分测定器（见图 1—57）、电热套、万分之一分析天平等。

（5）注意事项。甲苯法所用的全部仪器应清洁，使用前应置烘箱中烘干；用化学纯的甲苯直接测定，必要时甲苯可先加少量水，充分振摇后放置，将水层分离弃去，经蒸馏后使用。

（6）计算。用公式表示如下：

$$X_2（\%）=V/m_4\times100\%$$

式中 $X_2（\%）$——样品中水分的含量，mL/100 g；

V——测定管内水的体积，mL；

m_4——样品的质量，g。

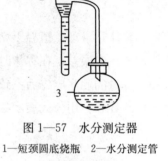

图1—57 水分测定器

1—短颈圆底烧瓶 2—水分测定管
3—直形冷凝管

3. 减压干燥法

（1）原理。中药中在一定温度及压力情况下，失去水分的质量。

（2）适用范围。本法适用于含挥发性成分的贵重药品。

（3）操作方法。取供试品 2～4 g，混合均匀，分取 0.5～1 g，置已在供试品同样条件下干燥并精密称定的称量瓶中，精密称定质量。打开瓶盖，放入上述干燥器中，减压至 2.67 kPa（20 mmHg）以下，持续 0.5 h，室温放置 24 h，在减压干燥器出口连接新鲜无水氯化钙干燥管，打开活塞，待内外压一致，关闭活塞，打开干燥器，盖上瓶盖，取出称量瓶，迅速精密称定质量，计算供试品中的含水量。

（4）试验用品。减压干燥法中药水分测定的试验用品有减压干燥器又称减压干燥箱（取直径 12 cm 左右的培养皿，加新鲜的五氧化二磷干燥剂适量，使其成 0.5～1 cm 的厚度，放在直径在 30 cm 的减压干燥器中）、万分之一分析天平和称量瓶等。

（5）注意事项。样品必须先经 2 号筛（24 目）。减压干燥器（箱）开盖时，必须先将活塞旋开，使空气全部进入后才能开盖。开活塞时应注意缓缓旋开，以免造成气流吹散供试品。凡用减压干燥法，宜选用单层玻璃盖称量瓶。如用双层中空玻璃盖称量瓶减压干燥时，称量瓶盖不放入减压干燥器（箱）内，应放入另一只干燥器内。

（6）计算。用公式表示如下：

$$X_3（\%）=（m_1-m_2）/（m_1-m_3）\times100\%$$

式中 $X_3（\%）$——样品中水分的含量，g/100 g；

m_1——称量瓶和样品的质量，g；

m_2——称量瓶和样品干燥后的质量，g；

m_3——称量瓶的质量，g。

二、中药的灰分测定

1. 基本原理

中药中除含有大量有机物质外，还含有较丰富的无机成分。经高温灼烧后所残留的无机物，称为灰分。灰分测定的限度可以鉴别药品的品质及洁净度。

2. 测定方法

（1）总灰分测定。总灰分系指中药完全灰化后的不挥发性无机物。

（2）酸不溶性灰分测定。酸不溶性灰分系指中药样品的总灰分中加10％盐酸后的不熔性灰分，故酸不溶性灰分主要指泥土、砂石等硅酸盐类化合物。

3. 测定操作规程

（1）总灰分测定。将样品粉碎，过2号筛，混合均匀后，取2～3 g（如需测定酸不溶性灰分，可取供试品3～5 g）供试品置灼烧至恒重的坩埚中，称定质量（准确至0.01 g），缓缓炽热，注意避免燃烧，至完全炭化时，逐渐升高温度至500～600℃，使完全灰化并至恒重；根据残渣质量，计算供试品中总灰分的含量（％）。

（2）酸不溶性灰分测定。取上述所得的灰分，在坩埚中加入稀盐酸约10 mL，用表面皿覆盖坩埚，置水浴上加热10 min，表面皿用5 mL热水冲洗，洗液并入坩埚中，用无灰滤纸滤过，坩埚内残渣用水洗于滤纸上，并洗涤至洗涤液不显氯化物反应为止。残渣连同滤纸置同一坩埚中，干燥，炽灼至恒重。根据残留渣质量计算供试品中酸不溶性灰分的含量（％）。

4. 试验用具

灰分测定的试验用具有高温电阻箱（马福炉）、坩埚、电炉、水浴锅、表面皿、漏斗、万分之一天平和百分之一天平等。

5. 注意事项

（1）坩埚置于马福炉中，在575℃的温度下灼烧0.5 h，冷至200℃以下后取出，放入干燥器中冷至室温（0.5 h），精密称量，并重复灼烧至恒重。

（2）供试品不易灰化，可将坩埚放冷，加热水或10％硝酸铵溶液2 mL，使残渣湿润，然后置水浴上蒸干，残渣照前法炽灼，直至坩埚中内容物完全灰化。

6. 计算

（1）总灰分含量。用公式表示如下：

$$X_1（％）＝（m_1～m_2）／（m_3～m_2）×100％$$

式中　X_1（％）——总灰分的含量，g/100 g；

m_1——坩埚和灰分的质量，g；

m_2——坩埚的质量，g；

m_3——坩埚和样品的质量，g。

（2）酸不溶性灰分含量。用公式表示如下：

$$X_2（\%）=（m_4 \sim m_2）/（m_3 \sim m_2）\times 100\%$$

式中　X_2（%）——酸不溶性灰分的含量，g/100g；

m_4——坩埚和酸不溶性灰分的质量，g。

 学习单元 3　结果和计算

 学习目标

➤了解天平的种类和分析天平使用前的准备。

➤能够正确操作天平并进行称量。

➤熟悉实验室分析方法的精确度。

➤掌握实验室数据处理及计算方法。

一、天平的使用

1. 天平的种类

天平是称量物体质量的工具，实验室所用天平一般有以下三种。

（1）架盘天平。其称量误差在 0.1～0.2 g。

（2）普通化学天平。其称量误差在 0.01 g，如扭力天平。

（3）分析天平。其称量误差在 0.001～0.000 01 g，是定量分析常用的精密仪器之一。

日前实验室最常用的天平中，以杠杆原理构成的天平称机械天平；以电磁力平衡原理直接显示质量读数的天平为电子天平。

2. 分析天平使用前的准备

（1）根据称取的物质的量和称量精度的要求，选择适宜级别的分析天平。

（2）使用分析天平前，应检查该天平的使用登记记录，了解天平的前一次使用情况，以及天平是否处于正常可用状态，并检查天平的水平状况。

（3）开启天平两侧的玻璃门，使天平内外湿度和温度趋于一致，并检查天平盘上有无异物。

(4) 关闭两侧的玻璃门，启用和关闭天平，使天平各零部件落在正常位置上。

(5) 称量前，应先调好零点。

3. 称量操作方法

(1) 减量法。将供试品放于称量瓶中，置于天平盘上，关闭两侧的玻璃门，称量为 W_1，然后取出所需的供试品量，再称剩余供试品和称量瓶的重量为 W_2，$W_1 - W_2$ 即得称取供试品的质量。

(2) 增量法。将称量瓶置天平盘上，关闭两侧的玻璃门，称重为 W_1，将所需称量的供试品加入称量瓶中，再称重为 W_2，两次称量之差，即 $W_1 \sim W_2$，为称取供试品的质量。

使用电子天平时，如需除去称量瓶重，可按控制面板"回零"，将需称量的供试品直接置称量瓶中，记录天平的读数，即为供试品的质量。

4. 注意事项

(1) 搬动过的分析天平必须重新校正好水平。

(2) 开启、关闭天平的动作应轻缓、仔细。

(3) 称量时，不要开动和使用前门，应使用侧门，取放被称量物件时，可使用两侧门，开关门时应轻缓。

(4) 分析天平称量时，必须使用称量瓶，称量完毕，被称量物应及时带离天平称盘。

(5) 电子分析天平不能称量有磁性或带静电的物体。

(6) 称量时，被称物和砝码放在称量盘的中央，被称物的温度应和天平室的温度一致后再进行称量。

二、实验室分析方法的精确度

1. 准确度

准确度是指《中华人民共和国药典》规定的取样量的准确度和试验的精确度。

(1) 试验中供试品等"称重"或"量取"的量，其精确度可根据数值的有效数位来确定。例如：称取 0.1 g 系指称取量可为 0.06～0.14 g；称取 2 g 系指称取量可为 1.5～2.5 g；称取 2.0 g 系指称取量可为 1.95～2.05 g；称取 2.00 g 系指称取量可为 1.995～2.005 g。

(2) 精密称定。系指称取质量应准确至所取质量的千分之一。

(3) 称定。系指称取质量应准确至所取质量的百分之一。

(4) 恒量。系指供试品连续两次干燥或炽灼后的质量差异，在 0.3 mg 以下的质量（除另有规定外）。

（5）试验时的温度未注明者系指在室温下进行。

2. 实验数据处理及计算

（1）《中华人民共和国药典》规定，药品标准中各种纯度和限度数值以及制剂的质（装）量差异，系包括上限和下限两个数值，本身及中间数值。规定的这些数值不论是百分数还是绝对数字，其最后一位数字都是有效位。

（2）在试验结果的运算过程中，可以比规定的有效数字多保留一位数，而后根据有效数字的修改规定进舍至规定有效位。

（3）有效数字是指其所代表的数字具有实际意义者，例如在万分之一天平上称取物重为 1.062 4 g，其中小数点后第四位已经是估计数字，因此这个质量的有效数字实际上只有四位有效数 1.062。在数学上从 0 到 9 这十个数字中，只有 0 可以是有效数字，也可以是只作定位用的无效数字，其余的数都是有效数字。如"0"是有效数字，则 1.030 50 g 有 6 位有效数字；如"0"是只作定位用的无效数字，则 0.031 5 g 有 3 位有效数字，0.305 0 g 有 4 位有效数字。

（4）运算法则。几个数字相加减时，其和或差中的有效数字应以一个数值中小数点后有效数字最少的为度，如 12.16、0.131 6 及 1.219 相加应为 12.16＋0.13＋1.22＝13.51；几个数字相乘除时，各数值及其积或商中的有效数字应以各因数中有效数字位数最少的为准，例如：12.16、0.131 及 1.219 三数相乘时，如果每一数值的最后一位数字是可疑的，则其积应为：12.2×0.131×1.22＝1.95。

（5）有效数字的修约。在分析工作中，所得的数字要弃去过多的非有效数字时，采用四舍六入五成双的原则。

所拟舍去的数字中，其尾数小于 5 时则舍去。例如：1.246 2 修约只保留一位小数时，其舍去的数字中最左面的第一个数字是 4 应舍去，则保留成 1.2。

所拟舍去的数字中，其尾数大于 5 时，则进 1，即所留下的末位数加 1。例如，1.261 0，修约只保留一位小数时，其舍去的数字中最左面的第一个数字是 6，应进 1，则保留成 1.3。

如果拟舍去的数字中，其尾数等于 5 而后面并非全部为"0"时，则进 1。如 1.050 1 修约只留一位小数时，其舍去的数字中最右的第一个数字是 5，5 后面的数字是 01，应进 1，其结果为 1.1。

如果拟舍去的数字中，其尾数等于 5 而后面的数字全部为 0 时，所保留数字末位如为奇数则进 1，为偶数则不进舍去。如 0.050 其结果为保留 1 位小数则成为 0.0；0.150 其结果为保留 1 位小数则成为 0.2；0.25 其结果为保留 1 位小数则成为 0.2。

所拟舍去的数字，并非单独一个数字时，不得对该数字进行连续的修约，应根据所拟舍去的数字中最左面的第一个数字的大小按上述规则处理。如 15.454 6 修约成整数时，其结果保留为 15，不能以 15.454 6→15.455→15.46→15.5→16 进行连续修约。

复习思考题

 1. 鉴别根和根茎类中药时应注意些什么？

 2. 鉴别果实、种子、全草类中药时应注意些什么？

 3. 鉴别茎木、皮、叶、花类中药时应注意些什么？

 4. 鉴别动物、矿物类中药时应注意些什么？

 5. 鉴别其他类中药时应注意些什么？

 6. 简述根及根茎类中药的显微特点。

 7. 简述皮、木、茎、花、叶类中药的显微特点。

 8. 简述果实、种子、全草类中药的显微特点。

 9. 简述藻、菌、地衣类中药的显微特点。

 10. 简述中药水分、灰分测定的方法和计算公式。

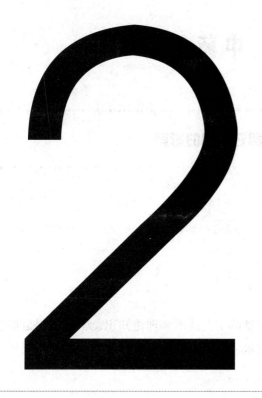

第 2 章

中药炮制和保管养护

第1节 中药炮制

 学习单元1 中药炮制的目的和对药物的影响

 学习目标

➢了解中药炮制的目的。

➢熟悉中药炮制对药物的影响。

中药炮制具有几千年的历史，积累了丰富的工艺技术和理论知识。中药炮制是根据中医药理论，按照治疗、调剂、制剂的不同要求，以及药物自身性质，进行各种不同加工处理的一项制药技术。

一、中药炮制的目的

中药品种繁多，主要来源于自然界的动物、植物、矿物等。这些药物都要经过炮制加工方可入药。按照治疗、调剂、制剂以及药物自身性质的不同要求，炮制的目的可归纳如下。

1. 降低或消除药物的毒性或副作用

有的中药虽有良好的疗效，但因毒性或副作用，不能确保用药安全，须经过一定的炮制，才能适合治疗、调剂、制剂的要求，以确保用药安全。

如川乌能治疗风湿疼痛、有较强的强心作用，但生川乌有大毒，必须经过水煮的炮制方法后，毒性才能大为降低；半夏、天南星都含有很强的刺激性，生用时会麻舌戟咽，使人体黏膜受到强烈的刺激，须经洗漂和用生姜、白矾等辅料炮制后，方可消除其刺激性；其他含有毒性的药物，如马钱子、附子、巴豆等品种的生品，也都必须经过一定的炮制方法后，才能消除毒性，以确保用药安全。

有些药物服用后，会出现程度不同的呕吐、腹泻、腹痛等副作用。如何首乌生用能致泻，经炮制后方可除去致泻的副作用；麻黄是用于风寒感冒、止咳平喘的良药，但生用发汗作用甚强，须经炮制后，才能缓和发汗力。

对这些有毒、副作用的药材，只有通过相应的炮制，才能有效地降低或消除其毒性或副作用。

2. 改变或缓和药性

所谓药性，是指药物具有寒热温凉的性能。不同的药物具有不同的药性，服用性能过偏的药物，同样也会引起一定的副作用。经过相应的炮制，可以改变或缓和其性能。如地黄，生用甘寒，有清热、凉血、养阴之功，经炮制成熟后，则变为甘、微温，有滋阴补血之效；黄芩，味苦、性寒，是用于湿热泻痢、肺热咳嗽、黄疸肝炎、目赤肿痛等疾病的药物，生用易损伤脾阳，导致腹痛，而经炮制可缓和其苦寒之性。

3. 增强药物疗效

药物炮制的主要目的，是为了提高药物的疗效，扩大应用范围。如种子类药物，经过炒制后，质地酥松，易煎出有效成分，增加疗效；竹茹在姜汁的协同作用下，可增强其和胃止呕的功效；延胡索经醋制后，可增强止痛功效；款冬花经蜜制后，可增强润肺止咳的功效。

4. 改变或增强药物作用的部位和趋向

中医对疾病的部位，常以脏腑、经络来归纳。如杏仁可止咳平喘，入肺经，也可润肠通便，故入大肠经。一药入多经，其作用分散，经炮制可使其作用专一。如延胡索的功效是活血行气、止痛，入肝经和脾经。经醋制后，有助于引药入肝，增强疏肝止痛的作用。又如小茴香、益智仁、橘核等经过盐制后，有助于引药入肾经。

中药对于人体部位有效的作用，具有一定的趋向和归经，这是中药的固有属性。炮制能改变药物作用的趋向：如黄连入心、肝、胆、胃、大肠经，是属人体的中焦部位。经酒制后，能引药上行，善清上焦头目之火。

5. 便于调剂和制剂

为便于入药配方，绝大部分药材都必须经过整理、加工，切制成一定规格的片、段、丝、块等"饮片"。或便于中药调配，以利于称准分匀的要求；或便于进一步加工成中成药；也利于制剂的过程，有些质地坚硬的矿物类、动物骨骼、贝壳类药物须经过火制、水火共制等方法，使之酥脆而便于粉碎。

6. 确保药物净度，区分药用部位

中药在采集、仓储、运输过程中，常混有泥沙、杂质及霉败品，还有残留的非药用部位，必须经过整理、洗刷等净洗加工工序，以确保药物的净度。

在同一植物药中，部位不同，其性味也不同。如莲子肉味甘涩性平；莲子心则味苦性寒。在同一植物药中其药效作用也不同。如麻黄，其茎能发汗，其根能止汗。故须区分药用部位。

7. 消除特异气味、便于药物储藏

中药中的某些动物类（僵蚕、紫河车）、树脂类（乳香、没药）药材及其他有特殊异味的药物，常使人服后有恶心、呕吐、心烦等不良反应。炮制能使药物达到矫臭矫味的效果，有利于病人服用。

对药物进行加热处理，可使其干燥而不易发生霉变；还能杀死虫卵（如桑螵蛸）；对于含有甙类的药物，加热处理后，能使与甙共存的酶凝固而失去活力，有利药物久藏（槐米等种子类药物）。

二、中药炮制对药性及制剂的影响

各种药物都具有不同的性能，炮制可影响药物性能的变化，使其发挥更好的治疗作用。

1. 炮制对中药性味的影响

性味是指中药的四性、五味，它是中药基本性能的表现之一。无论是食物，还是药物都有四性、五味之分。性味是一个不可分割的整体，它们错综复杂的配合，造成了药物在功效上的各种不同的差异。

中药的药性有四性（也称为四气），即寒、热、温、凉。它是从药物对人体的作用中概括出来的，是同所治病证的寒热属性相对而言。一般来说，能够减轻或消除热证的中药，属凉性或寒性药；能够减轻或消除寒证的中药，属温性或热性药。治疗热证用寒凉药，治疗寒证用温热药。即"热者寒之，寒者热之"，这是中药治病的用药法则之一。

五味，即辛、甘、酸、苦、咸。还有涩、淡味。一般认为涩附于酸，淡附于甘。五味是中药作用的标志，不同的味，具有不同的医疗作用。一般认为是：辛散、甘补、酸收、苦坚、咸软。中药的五味也是衡量药材质量的标准之一。

炮制对药物性味的影响是多方面的，用炮制改变药物性味的方法主要有两种：

（1）反制法。用与药物性味不同或相反的辅料来炮制药物，以纠正药物性味的偏盛。如黄连用性味辛温的姜汁或甘辛而性大热的黄酒炮制后，都能缓和其苦寒之性。即"以热制寒，抑其寒性"。

（2）顺制法。用性味相同的辅料来炮制药物，就能增强其原有的性味。如黄连用性味苦寒的胆汁炮制，则能增强其苦寒之性。即所谓"以寒制寒，寒者愈寒"。

炮制还能改变药性，扩大药物用途。如生地，性味甘寒，能清热凉血、养阴生津；经炮制成熟后，则变为甘、微温，有滋阴补血之效。蒲黄能止血活血，生用以活血见长；但炒炭后，则以止血作用见长。

2. 炮制对中药升降浮沉的影响

升降浮沉是指药物作用于人体的趋向和规律。升为向上；降为向下；浮是向外，有发散之意；沉则向内，有渗利的作用。升浮是指具有发表、散寒、升阳、催吐等作用的药物，而沉降是指具有清热、泻下、利水、收敛等作用的药物。药物的升降浮沉一般可根据中药性味厚薄、质地轻重等去判断，它也与气味有密切的关系：一般来说，味辛、甘药物，性温热，属阳，作用升浮；而味苦、酸、咸药物，性寒凉，属阴，作用沉降。

炮制能改变药物作用的方向，如砂仁辛温，行气、开胃、助消化作用于中焦，经盐水炙后，可下行治小便频数，由升浮转向沉降。黄柏性味苦寒，专清下焦湿热，经酒炙后，作用向上，兼清上焦之热，由沉降转向升浮。黄芪生用偏于皮表，有固表止汗、托里排脓的功效，作用趋向表现为升浮。经蜜炙炮制后，长于补气健脾，偏于走里，作用趋向表现为沉降。

3. 炮制对归经的影响

归经是指药物对人体作用的定位，也就是药物对人体脏腑或经络的某部分有选择地发生作用。这是中药药性的重要标志之一。如白芥子归肺经，白术归脾、胃经，白芍归肝、脾经，番泻叶归大肠经等。

辅料的性味可影响中药的归经。一般来说：酸入肝、苦入心、甘入脾、辛入肺、咸入肾。例如：杜仲味甘温，归肝、肾经，用盐水炒以引药入肾，能增强补肝肾、强筋骨的作用。

4. 炮制对中药制剂的影响

炮制与制剂的关系极为密切。炮制的好坏与否会直接影响制剂质量和疗效。

在丸、散剂的制作中，药物要通过炮制后，才能便于粉碎，服后容易被吸收。如大补阴丸中的龟板就要进行酥炙。

在中药制剂过程中，还要十分注意对具有毒性或副作用药物的炮制，确保制剂的用药安全。如半夏露中的半夏，活络丹中的川乌、草乌，藿香正气丸中的厚朴等都必须经过解毒或减少副作用的炮制过程。

5. 炮制对补泻的影响

有许多中药，在功能上存在着"补"和"泻"的逆向作用。通过炮制可以转变它们的作用。例如：何首乌具有解毒散结、滑肠致泻的作用，经炮制后，则具有补肾阴、养肝血、乌须发的作用；生地黄具有清热凉血的功能，用于清热泻火、凉血消瘀，经炮制成熟地黄后，其功能就转变为滋阴补血了。

6. 炮制对中药副作用的影响

药物能防治疾病，但也有一定的副作用。如寒凉药能清热，但又易伤脾阳；温热药可祛寒行散，却易耗气伤阴；攻伐药可祛邪，但又能伤正；滋补药能扶正，却又可恋邪。炮制可纠正或减少药材的这些副作用，如麻黄生用发汗解表、利水消肿，但过分发汗对体虚者不利，可通过蜜炙或制绒的炮制方法，缓和其发汗力。厚朴生用对咽喉有刺激，可用姜汁炒制去其辛辣，增强宽中和胃之效；马兜铃生用易引起呕吐，可用蜜炙矫味。盐制补骨脂，可缓和其辛燥之性；黄精蒸制，能去其麻味，以免刺激咽喉。

三、炮制对药物理化性质的影响

中药的化学成分是相当复杂的，不同的成分组合，会使中药材具有不同的性味和疗效。通过加热、水浸及酒、醋、药汁等辅料的处理，药材理化性质会产生不同程度的变化。现将中药材所含有主要成分的特性、炮制归纳为表 2—1。

表 2—1　　　　　　　　　　　　中药材所含有主要成分的特性与炮制

	概念	特性	药物的炮制
生物碱	生物碱是一类含氮的有机化合物，通常有似碱的性质，多数含有生物碱的药物，味苦	一般不溶于水，含有的水溶性生物碱能溶于水，如槟榔、苦参等药物 能溶于乙醇、氯仿等有机溶媒；能与酸结合生成溶于水的生物碱盐 具有不同的耐热性，有的生物碱在高温情况下不稳定，可产生水解、分解等变化	在水处理中，对能溶于水的生物碱应少泡多润 对含有生物碱的药物，炮制辅料可用酒和醋，以增加疗效 对含有毒性生物碱的药物，可采用加热高温的方法来降低或消除毒性，如川芎、马钱子等药物
甙	甙是一种由糖与甙元缩合而成的复杂化合物。味甘苦	多易溶于水，也溶于乙醇；与甙共存的还有多种酶，在常温下，它能分解甙，降低药物疗效。酶是一种蛋白质，在一定的温度下，会凝固而失去活力。甙忌醋，它在酸性下易水解，还会生成复杂的成分	在水处理中，应少泡多润，可用酒作炮制辅料来增加药物的疗效 可通过炒、烘、烫等加热的方法来"杀酶保甙"，保证药物长期有效
挥发油	挥发油是一种有治疗作用的活性成分，它是指水蒸气蒸馏所得到的挥发油状成分的总称	大多挥发油药物具有芳香气味和特殊气味，有清凉感或辛辣感。在常温下能自行挥发而不留任何油迹 不溶于水而溶于油脂及多种有机溶剂中，能全溶于 70% 以上的乙醇中	宜以生用为主，在烈日下晾晒或高温加热会走失气味，影响疗效；有些挥发油能引起一定的副作用，需通过加热处理缓和药性，降低副作用；为避免走失香气，在水制时不能多浸泡，以"喷淋"或"抢水洗"等法为宜

	概念	特性	药物的炮制
鞣质	鞣质又称单宁、鞣酸。味涩，是一类复杂的多元酚类化合物	鞣质广泛地存在于植物体中 易溶于水及乙醇，极易溶于热水 鞣质能与铁发生化学反应生成鞣酸铁	应"少泡多润"，避免用热水；用酒作辅料来增加溶出物；忌用铁锅，以免药材变色；忌与碱性物质接触，以免药材变色；鞣质还易氧化而变色，应注意药物的保存
有机酸	通常指的是含有酸性基团的一类化合物，具有酸味	低分子有机酸大多溶于水 药物中的有机酸遇热易被破坏 有机酸对金属有一定的腐蚀作用	宜"少泡多润" 在火制时，宜低温操作 不宜使用铁锅，以免药材变色，影响药效
树脂	是一类组成极为复杂的混合物	树脂不溶于水；可溶于浓乙醇和醚、氯仿等有机溶剂 加热条件下，有的树脂会被破坏	可用酒或醋炮制，使树脂易于溶出，增强疗效；对有毒副作用成分的树脂，可通过高温加热，来破坏树脂的毒副作用
油脂	油脂的主要成分为长链脂肪酸的甘油酯，大多数存在于种子类药物中	油脂没有挥发性，一般有润肠致泻的作用；有的油脂有毒，会引起恶心、呕吐、腹泻等副作用	对有毒副作用的油脂，一般采用煨制或去油制霜法。如巴豆，适用于寒积便秘、逐水退肿等证，但有大毒，需用制霜来解毒，如柏子仁制霜可以免润肠时产生致泻等副作用

 学习单元2　中药炮制的常用辅料

 学习目标

➤了解在中药炮制过程中，辅料的基本概念及分类。

➤熟悉各种辅料的性味、功效、炮制作用及炮制药物。

➤掌握酒、醋、盐水、蜂蜜、稻米及麦麸等辅料的性味、功效、炮制作用。

➤能够针对不同的药物选择不同的炮制方法。

辅料是指药物在炮制过程中为达到预期的目的而必须加入的辅助材料。用辅料来炮制药材，在我国已有悠久的历史。

在药物炮制过程中，辅料能改变药性或缓和其烈性；消除或降低药物的毒性或副作用；增强疗效；引药归经；消除不良气味等。

辅料可分为液体辅料和固体辅料二种。一般来说，液体辅料是指在常温下为液体或黏稠状液体的辅料，如酒、醋、蜂蜜、生姜汁、食盐水、甘草汁、黑豆汁、胆汁、麻油、米泔水等；而固体辅料是指在常温下为固体的辅料，如稻米、麦麸、白矾、蛤粉、豆腐、朱砂、滑石粉、灶心土等。

一、液体辅料

1. 酒

炮制用酒是以米酒为主，有黄酒、白酒两类。药物炮制用黄酒，而药物浸制用白酒。主含成分：乙醇、酯类、酸等。

（1）酒的性味和功效。酒味甘辛，性大热。功效为提升、行药势、通血脉、祛风散寒、矫味。药物中许多成分都能溶解于酒，故酒多用作炙、蒸、煮的辅料。

（2）酒在药物炮制中的作用。

药物经过酒制后，有助于有效成分的溶出，增加疗效；引药归经，即引药上行；缓和药性；解腥、防腐、矫味。

2. 醋

醋又称苦酒，炮制用醋主要用米醋。一般为淡黄棕色至深黄棕色澄明液体，有特异的气味。其主含成分：乙酸、维生素、还原糖等。

（1）醋的性味和功效。醋味酸苦、性温。功效为散瘀止痛、理气消肿、行水解毒、矫味。

（2）醋在药物炮制中的作用。醋是良好的有机溶媒，能与生物碱结合，生成溶于水的生物碱盐，以增强药物的疗效；降低药物的毒性；能引药入肝；矫味去腥；醋还具收敛作用。多作炙、蒸、煮的辅料。

3. 蜂蜜

蜂蜜为蜜蜂采集花粉酿制而成。其主要成分有：果糖、葡萄糖、水分（含水分约14%～20%）。气香，味极甜。一般为淡黄色至琥珀色较黏稠的液体。

蜂蜜在药物的炮制中，经常要经过加热炼熟。其目的是为了去除水分；去除杂质与死蜂；去除酵素，以免蜂蜜变质。故习称"炼蜜"。

炼蜜可分为嫩蜜、中蜜、老蜜；药物炮制一般用的是中蜜。

（1）蜂蜜的性味与功效。蜂蜜味甘性平；有补益脾胃、润肺止咳、滑肠通便、缓中止痛、解毒、矫味的作用；能与药物起协同作用。

（2）蜂蜜在药物炮制中的作用。能增强药物润肺止咳、补中益气的疗效；缓和药物过偏之性；矫味和消除药物的副作用。

（3）蜂蜜的采集和储藏要求。蜂蜜的采集必须是无毒性植物花粉所酿成的蜜；蜂蜜的储藏，要求用玻璃瓶、陶瓷器皿、不锈钢器皿，不宜用铁、铜器皿；蜂蜜的储藏，宜置通风、阴凉干燥处。

4. 生姜汁

生姜汁的主要成分有：挥发油、姜辣素等。其汁是用鲜姜洗净，捣烂，加水适量，压榨取汁；姜渣再加适量水复榨一次，合并成汁。而干姜则加水煎煮二次，合并，滤过，取汁。生姜汁中姜与水的比例一般为1:1。姜汁状呈黄白色，有香气。

（1）生姜汁味辛性温，它能发表散寒、温中止呕、化痰止咳，解毒缓性。

（2）生姜汁在药物炮制中能缓和药性；增加疗效；降低药物毒性。

（3）用姜汁炮制的药物有竹茹、半夏、黄连、厚朴等。

5. 食盐水

食盐水主要成分包括氯化钠及少量的氯化镁、硫酸镁、硫酸钙等物质，是用食盐加适量的沸水经溶化、过滤而制成。

（1）食盐水味咸性寒，其功效是清热凉血、软坚散结、强筋骨、解毒防腐、矫味矫臭等。

（2）食盐水在药物炮制中的作用。引药归经，即引药下行或引药入肾；缓和药性；增强补肝肾的疗效；作为固体辅料拌炒药物可作中间传热体，使药物受热均匀。

（3）用食盐水炮制的药物有：杜仲、车前子、巴戟天、黄柏、补骨脂、益智仁、橘核等。

6. 其他液体辅料有甘草汁、黑豆汁、米泔水、胆汁、麻油等其他使用较少的辅料。见表2—2。

表2—2　　　　　　　　　　　　　　其他使用较少的辅料

品名	性味	主要的炮制作用
甘草汁	甘、平	能调和诸药，降低药物毒性
黑豆汁	甘、平	能增强药物疗效，降低药物毒副作用

品名	性味	主要的炮制作用
米泔水	甘、寒	清热凉血，对油脂有吸附作用
胆 汁	苦、大寒	能降低药物毒性、燥性，增强疗效
麻 油	甘、微寒	用炙制骨质药物，易煎出有效成分

二、固体辅料

固体辅料品种较多，各常用辅料的性味、功效和主要的炮制药物见表 2—3。

表 2—3 固体辅料

品名	性味	主要的功效	主要的炮制药物
稻 米	味甘性平	补中益气、健脾和胃、止渴止泻等	红娘子、青娘子、斑蝥等
麦 麸	味甘性平	和中益脾；能缓和药物的燥性；增强疗效；去除药物不快气味	枳壳、枳实、白术、苍术、僵蚕、木香等
白 矾	味微酸涩，性寒	能解毒，祛痰杀虫，收敛燥湿，防腐。与药物共制后，可防止药物腐烂，降低毒性，增强疗效	半夏、天南星
蛤 粉	味咸性寒	清热化痰，软坚，与药物共制可除去药物的腥味，增强疗效	阿胶、鱼鳔、人指甲
河 砂	无性味，宜用无泥土、杂质的中等细砂	一般作中间传热体，使药物在拌炒中受热均匀，使药材质地酥脆、便于粉碎；使药物易煎出有效成分；降低药材毒性；除去非药用部分	穿山甲、马钱子、骨碎补、鸡内金等
豆 腐	味甘性凉	能益气和中，生津润燥，清热解毒。与药物共制能去除污物	藤黄、硫黄、珍珠等
朱 砂	味甘性微寒	能增强药物镇惊、安神的功效	麦冬、远志等
滑石粉	味甘性寒	使药物质地酥脆，易煎出有效成分；降低药材毒副作用	鱼鳔、刺猬皮、水蛭、肉豆蔻等
灶心土	味辛性温	为炉灶内久经柴草熏烧的灶土。能温中和胃、止血止呕、涩肠止泻等。与药物共制可降低药物的刺激性，增强药物疗效	白术、山药等

学习单元3　中药炮制的基本方法

 学习目标

➤了解净选加工、饮片切制在中药炮制中的作用。

➤熟悉煅、蒸、煮、焯和其他特殊制法。

➤掌握炒法、炙法的操作要点。

➤能够熟练进行清炒、麸炒、酒炙、醋炙、蜜炙的操作。

中药炮制的基本方法有：净选加工、饮片切制、炒、炙、煅、蒸、煮、焯以及其他特殊制法。有些方法同我们日常生活中的一些烹调方法是有一定联系的。

一、净选加工

净选加工是选取规定的药用部分，除去非药用部分及杂质，使之符合用药要求的初步加工方法。它是药物炮制过程中第一道重要的工序。

药物的净洗加工可通过挑选、筛选、风选或水选等方法，使药物达到洁净，便于进一步加工处理。

1. 清除杂质

（1）挑选。是指除去混入药物中的杂物和部分霉变品等，可洁净药物，便于进一步加工处理。常用的方法是用手工或借助工具拣、摘、簸等。如全草类、花叶类药物可除去杂草、泥块，独活可摘去黑色油枝。

（2）筛选。根据药物与杂质大小的不同，选用不同规格的筛、箩或用振动式筛药机除去泥沙、灰屑、杂质，还可用来大小分档。如筛去麸炒药物中的麦麸。

（3）风选。根据药物与杂质轻重的不同，借助风力或机械将杂质分离出去。如谷麦芽、青箱子、葶苈子、吴茱萸入药前应风选或簸、扬除去杂质。根据药物与杂质轻重的不同，还可采用簸、扬的方法，簸可分顺簸与倒簸两种。

（4）水选。通过淘、洗、漂等法，用水除去药物（乌梅、大枣等）表面泥沙、杂质及盐分（海藻等）。

2. 分离和净选药用部位

（1）去茎或去根。一般适用于全草类等药材，主要指用地上部分的药物必须除去非药用部分的地下部分，如茵陈、马齿苋、泽兰等；也用于不同药用部位的药材，如麻黄，必须将其茎与根分开。方法：挑、剪等。

（2）去芦。一般用于根茎类等药材；"去芦者免吐"。要求去芦的药物有：牛膝、玄参、前胡等。方法：掰、剁等。

（3）去枝梗。一般是除去花、叶、果实类等药材中的枝梗、果柄、花柄等非药用部分，如用于五味子、夏枯草、侧柏叶、桑叶、菊花、款冬花等。方法：摘除。

（4）去皮壳。是指除去药物中非药用的粗皮、硬壳、种皮等，一般用于果实、皮类、根茎类等药材，如肉桂、厚朴、桔梗、怀山药、白果、使君子等。方法：削、刮。

（5）去毛。即除去动物、植物药物中非药用的绒毛或茸毛；一般用于有毛的动物、植物类药材。方法：刷（枇杷叶）、燎（鹿茸）、烫（马钱子）、闯（骨碎补）、挖（金樱子）。

（6）去心。是指除去根、茎类药物非药用的木质部分，或少数种子类药物的胚芽。一般用于皮类、少数种子类等药材，如牡丹皮、地骨皮、五加皮等；种子类药材有麦冬、莲子等。去心目的：一是"去心者免烦"（麦冬）；二是区分不同的药用部位（莲子）。方法：枝茎类药物抽心、对种子药物浸软后用刀剖开取出，焯后碾。

（7）去核。即除去果实类药材非药用的内核，一般用于果实类等药材。方法：砸壳剥肉去核。

（8）去头鳞足翅。即对动物类药材非药用或有毒性部分的净制。一般用于昆虫、动物类药材。方法：剪、刮、斩等。

3. 其他加工

其他加工指一些简单的加工方法。

（1）揉搓。根据用药的需要，对有些质地松软的药材如竹茹、桑叶、荷叶等揉搓成团。

（2）碾捣。对质地坚硬的药物进行碾或捣以利煎出有效成分。如多数的种子类：白芥子、瓜蒌仁、酸枣仁等。菌类：雷丸等。动物类：龟板 鳖甲、山甲、牡蛎等。化石类：龙齿、龙骨、石蟹等。矿物类：石膏等。

（3）拌衣。将有些药物的表面用水润湿，使辅料药物黏附上面，以增加疗效，如朱砂拌、青黛拌等。

（4）制绒。将植物类药物用石臼捣，或用木槌捶打成绒状，以缓和药性（麻黄绒）或便于应用（艾绒）。

二、饮片切制

饮片泛指经净洗加工后，供配方或制剂用，呈片、段、丝、块等形状的药物。饮片切制指的是将净选后的药物用水处理至柔软，再用刀具切制成片、段、丝、块等形状的操作工艺。饮片切制有利于调配与制备汤剂；有利于制剂；有利于炮制；有利于储藏；有利于鉴别等。

1. 切制前的水处理

干燥的药材在切制前要进行适当的水处理，让其吸取水分以达到一定的软化，以便切制。水处理的要求是，须按药物的质地、种类、气候温度等情况，选择合适的水处理方法。水处理不当会引起药材在切制过程中的缺陷。

（1）水处理的方法

1）喷淋法。将药物整齐堆放，用清水均匀地喷淋。适用于气味芳香、质地疏松、有效成分易流失的药物，如薄荷、荆芥、香薷。注意：一般喷淋1～2次。

2）淘洗法。将药物投入水中，快速淘洗并及时取出。适用于质地疏松、吸水较快的药物，如秦艽、前胡、南沙参、桑白皮。注意：淘洗后立即取出，沥去水分。

3）浸泡法。将药物用清水浸泡一定的时间，使其充分吸收水分以便润软切片。适用于质地坚硬的药物，如白术、泽泻、枳实、青皮。浸泡时间依据坚硬度、体积、季节而定。

4）漂法。将药物在流水中浸润以漂去咸腥味的方法，适用于毒性药材及含盐药物，如半夏、南星、昆布、海藻等。

5）浸润法。将已浸泡过的药物放入容器内，并以物遮盖保持湿润至所需程度，适用于质地坚硬的根茎、果实、贝壳类药物，如大黄、白芍、泽泻、龟板、鳖甲。夏季浸润要防变色、变味、发黏和霉变。

为了缩短周期，提高质量，降低成本，减少损耗，目前除了"真空加温润药机""冷压浸渍法""减压冷浸法"等技术工艺设备外，中药材浸泡采用了新的压力式浸润机，根据气体具有极强的穿透性的特点，将处于高真空下的药材通入低压水蒸气，使药材在低含水量的情况下，快速、均匀软化，药材润湿均匀。此外，目前还有超声波水处理等先进的技术工艺设备。

（2）水处理效果的检查方法

1）弯曲法。适用于长条形药材，要求浸至弯而不断、富有弹性，如白芍、白芷、木香。

2）指掐法。适用于团块状药材，要求浸至掐入体表、不显水形，如白术、泽泻、天花粉。

3）穿刺法。适用于粗大块状药材，要求浸至能刺穿而无硬性感，如大黄。

4）手捏法。适用于粗细不均的根茎药材，要求浸至手捏粗端感觉较柔软或无"吱吱"

的响声，如独活、延胡索、枳实、雷丸。

2. 饮片的切制及饮片类型

（1）机器切制。一般用"剁刀式切药机"和"旋转式切药机"两种。

（2）手工切制。手工切制的刀具为特制的切药刀，由刀片和刀床组成。方法：操作时手握成把或单个润软好的药物（也可用特制压板或压尺），向刀口推进切片。主要用于精制饮片的切制。

（3）饮片类型。一般分为直片与斜片。斜片一般为2～4 mm，适用于长条状、纤维性强的药物。直片根据厚薄其可分为以下几种：

极薄片：0.5 mm以下，适用于质地致密、坚硬的角质类药物，如水牛角等。

薄片：1～2 mm，适用于质地坚实的块根药物，多为横切片，如白芍、乌药。

厚片：2～4 mm，适用于质地疏松、薄切易碎而不易成片者，或粉性药材，如甘草、苍术、泽泻等。

丝片：适用于皮类及较宽大叶类药物，如黄柏、厚朴、枇杷叶。也分宽丝（宽5～10 mm）和细丝（宽2～3 mm）两种。

段：短段5～10 mm，长段10～15 mm。

块：边长各8～12 mm的方块，也称"丁"，如粉葛根、干姜、六神曲等。

（4）切制其他方法还有镑、刨、劈、锯等，目前都已有了相应的先进的切制机械。

3. 饮片的干燥

饮片干燥是直接关系到饮片质量的重要环节。饮片切制后，含水量较高，就给微生物生长繁殖提供了良好条件，故必须及时进行干燥。常用的干燥方法如下。

（1）自然干燥法。指利用阳光、风力、空气等自然的因素干燥饮片的方法。优点：不需要设备，方便、经济。缺点：易受气候影响，摊场大，不够卫生。注意：含芳香类如肉桂、厚朴、薄荷、陈皮，易变色类如槟榔、白芍、防风、红花，另如黄精、天冬、熟地等黏液质较多者，不宜烈日暴晒，这些药物均宜以风力、空气等阴凉干燥。

（2）人工干燥法。采用一定的干燥设备，对饮片进行干燥。优点：不受气候影响，较自然干燥法卫生，可缩短干燥时间。干燥设备主要有翻板式干燥机、热风式干燥机等。目前还有远红外线辐射干燥、微波干燥、太阳能集热器干燥等多种先进的干燥技术和干燥设备。注意：人工干燥温度一般不超过80℃，含芳香类以60℃为宜。凡干燥后的饮片，均需放凉再收藏。

三、炒法

炒法是将净药材置于加热容器内，用不同的火力连续加热，不断翻炒至规定程度的炮制方法。炒法可分清炒与加辅料炒。

1. 清炒法

不加辅料的炒法称为清炒法。按照不同的火候，清炒法又可分为：炒黄、炒焦、炒炭。

所谓火候，是指在药物炮制过程中，所采用的火力大小、强弱、加热时间长短及药物在加热过程中出现的变化特征的概括。火力的大小可分为：文火（110～130℃）、中火、武火（约200℃以上）。在药物火制过程中，一定要注意掌握火候，以保证药物的炮制质量。

（1）炒黄。指药物经净制或切制后，置热锅中用文火或中火加热翻炒至药物微具焦斑、略有香气，取出，摊凉的方法。种子类药物炒至种皮鼓起，有爆裂声即可。

1）炒黄的炮制目的。增强疗效，缓和药性，降低毒性，"杀酶保甙"。

2）炒黄的药物。"逢子必炒"，如白芥子、白扁豆、车前子、苍耳子、牵牛子、槟榔、麦冬、谷麦芽、薏苡仁、王不留行等，此外还有川芎、常山、川楝子、地鳖虫、酸枣仁等。

【以白芥子为例】白芥子系化痰止咳平喘药，味辛，性温，归肺经。

炮制方法：

生品：将原药除去杂质，筛去灰屑，用时捣碎。

炒品：将白芥子清炒至深黄或棕黄色，爆裂、有香辣气时取出，筛去灰屑。

炮制目的：本品生用温肺化痰，其性辛辣，炒后可缓和辛辣气味，能提高白芥子甙的含量，易捣碎。

功效比较：生品能辛散利气、温肺祛痰；炒品具有温化寒痰、降气消食之功。

（2）·炒焦。指药物经净制或切制后，置热锅中用中火加热翻炒至药物表面焦褐色并具有焦香气，取出，摊凉的方法。炒焦的炮制目的：增强疗效、缓和药性，"药性虽冷，炒焦用乃温也"。炒焦的药物有决明子等。

（3）炒炭。指将净药材或切制品置烧热的锅内，用武火炒至外焦黑色、内呈老黄色，或炒至规定程度（有的药物炒炭过程中，需喷洒适量清水以熄灭火星），取出，摊凉的方法。操作时要根据药物的性质掌握火候，质地坚硬的药物宜用武火，质地疏松的药物宜用中火或文火；要注意炒炭存性。所谓"炒炭存性"，即药物在炒炭时，要注意掌握火候和药物炭化程度，防止灰化。所以在操作时要注意观察烟色：烟色初生—白烟—黄烟—黄浓烟；一般以黄烟后、黄浓烟前为正常。

1）炒炭的炮制目的。产生或增强药物的止血作用。

2）炒炭的药物。包括地榆、荆芥、白术、蒲黄、山楂、槐花、大蓟、小蓟、茜草、防风、栀子、白芍、藕节、黄柏等。

【以蒲黄为例】蒲黄系止血散瘀药，味甘，性平，归肝、心包经。

炮制方法：生蒲黄是将原药过 100 目筛，除去杂质。蒲黄炭则将纯净的生蒲黄清炒至焦褐色（宜用文火）取出。

炮制作用：炒炭味涩，能增强收敛止血的作用。

功效比较：生蒲黄生用长于祛瘀止痛；而蒲黄炭则味甘微涩、性偏温，以收敛止血见长。

2. 加辅料炒

将净制药物和某种固体辅料，用一定的火力共同拌炒至规定程度后，筛去辅料的方法。根据辅料的不同，可分为米炒、麸炒、土炒、砂炒（烫）、蛤粉炒等。这里主要介绍麸炒和砂烫两种方法。

（1）麸炒。净制药物与蜜炙麦麸共同拌炒的方法。

麸皮为小麦的种皮，主含淀粉、蛋白质及维生素等，具有和中益脾的功效。除煨制用的麸皮外，一般麸炒均用蜜炒（炙）麸皮，主要原因是炒后可使药物色泽光润鲜明，而且还能避免麦麸皮屑黏附药物表面不易筛除的问题。

1）麸炒的操作方法。先将麸皮量 60％的炼蜜放置锅内，加少量水（约炼蜜量的 1/4）稀释后，投入生麸皮，共同拌炒，炒至炼蜜被麸皮吸尽，不粘手，捻之松散为度，过筛后待用。然后用武火将锅烧至热，撒入药物量 5％～10％的蜜炙麦麸，至冒烟时，投入药物，不断翻炒，并适当控制火力，炒至药物表面呈微黄色或黄色时取出，筛去麸皮，放凉。

2）麸炒的炮制目的。增强药物补脾的疗效，缓和药性，矫臭矫味。

3）麸炒操作注意事项。锅要加热，火力稍强，适当地掌握投药时机；辅料用量应准确；注意药物的色泽，及时出锅与过筛，操作速度要快。

4）麸炒药物。主要有白术、山药、枳实、枳壳、木香、青皮、苍术、葛根、天麻、僵蚕等。

【以白术为例】白术系补气药，味苦、甘，性温，归脾、胃经。

炮制方法：

生品：将原药除去黑色油脂杂质，分档浸泡 4～8 h，洗净润透，取出，中途淋水，润透，切厚片，干燥，筛去灰屑。

麸炒：将生白术与 5％～10％的蜜炙麸皮用中武火拌炒至微黄色，筛去麸皮。

炮制作用：白术生用温燥之性较大；麸炒可缓和燥性并增强健脾和胃作用。

功效比较：白术生用长于燥湿，消痰利水；蜜麸炒后则长于健脾益气治自汗。

（2）砂烫。将净药材与热砂共同拌烫的方法。

将净药材与加热的中间传热物料共同拌烫的炮制方法，称为烫制。根据所用中间传热物料的不同，可分为砂烫、粉烫（如蛤粉烫、滑石粉烫等）。

1）砂烫的操作方法。将制过的细砂置锅内，用中火加热至滑利容易翻动或烫手时，投入净制药物，不断翻动至药物质酥，或松胖鼓起，或表面呈黄色时取出，筛去细砂，放凉，或趁热投入醋中略浸，取出干燥。细砂的用量以淹没药物为度。

2）砂烫的炮制目的。便于调剂制剂；降低毒性；便于去毛；矫臭矫味。

3）砂烫的药物。包括龟板、鳖甲、马钱子、穿山甲、骨碎补、鸡内金、干蟾等。

4）砂烫的操作注意事项。砂烫温度要适中；砂量要适宜；砂烫温度过高可加冷砂。

【以马钱子为例】马钱子系祛风湿药，味苦，性温；有大毒，归肝、脾经。

炮制方法：

生品：将原药除去杂质，筛去灰屑，用时除去茸毛。

砂烫：用中火将生马钱子与细砂拌炒至鼓起，外呈黄棕色，取出，筛去细砂，除去茸毛，切薄片，筛去灰屑。

炮制作用：马钱子内含番木鳖碱、马钱子碱、番木鳖甙等成分，其中马钱子碱毒性大、疗效差，通过砂烫，能大量减少，以降低药物毒性。同时能使药物质地酥脆，易于除去绒毛和粉碎。

功效比较：生品长于攻毒止痛，散结消肿；制品则长于活血祛瘀，通络止痛。

（3）其他加辅料炒方法可见表2—4。

表2—4　　　　　　　　　　　　其他加辅料炒方法

	辅料功效	操作方法	炮制目的	药物
米炒	增强健脾和胃功效，降低毒性	先将锅烧热，加洗净粳米置于锅内，用文火炒至冒热气或米贴附锅底时，投入净药材，拌炒至呈黄色（微黄）取出，筛去米。除另有规定者外，药材与辅料比例：100：100	缓和药物的燥性 增强药物健脾止泻的作用 降低药物的毒性	红娘子、青娘子、斑蝥等
蛤粉烫	清热化痰，利湿软坚	将生蛤粉置锅内，加热炒至滑利，随后放入净药材或切制品，迅速翻动拌炒，至药物松胖鼓起，取出，筛去蛤粉。用量一般为药材的3～4倍，以能淹没药物为度	使药物质地酥脆，便于制剂调剂；降低滞腻性；矫正不良气味；增加药物清热化痰功效	阿胶、鱼鳔、人指甲等

续表

	辅料功效	操作方法	炮制目的	药物
土炒	温中燥湿，止呕止血，中和胃酸	将相当于药物量20％的灶心土粉置锅内，用文火炒至滑利，放入净药材，拌炒至表面呈黄色（微焦），取出，筛去灶心土粉	能增强药物补脾安胃的作用	白术、山药等

操作注意事项：

1) 粉烫因蛤粉颗粒细小，具有"闷烫"效果，此法适宜于烫制胶质类药物；粉烫的火力不宜过大，以免药物粘连、焦化；粉烫时温度过高可酌加冷的蛤粉调节。

2) 灶心土炒至滑利时，投入药物后，应适当调控火力，防止药物烫焦。

四、炙法

将净药材用定量的液体辅料均匀混合，稍闷润，使辅料逐渐渗入药物组织内部，用文火加热处理的一种炮制方法。药物经液体辅料炮制后，能引药归经；解毒和抑制偏性；增加疗效；矫臭矫味；并能溶出有效成分。

炙法与加辅料炒在操作方法上有相似之处，但又有区别。具体可见表2—5。

表2—5 炙法与加辅料炒操作方法的异同点

异同点		炙法	加辅料炒
相同点		两者都是一种使用辅料并须经过加热处理的炮制方法	
不同点	辅料	液体辅料	固体辅料
	操作方法	要求辅料逐渐渗入药物组织内部	要求筛去辅料
	加热温度	要求较低，一般用文火	要求较高，一般用中武火
	加热时间	稍长	较短

1. 酒炙法（又称酒炒）

(1) 操作方法。将净药材或切制品，用黄酒拌匀，稍闷，置锅内，用文火炒至表面微具焦斑，取出，摊凉。除另有规定者外，100 kg净药材，用黄酒15 kg。酒炒一般适用于根及根茎类药物。

(2) 炮制目的。引药上行，如黄连酒炒，善清上焦头目之火；缓和药性，如大黄酒炒后，能缓和苦寒之性；增强药物活血祛瘀通络作用，如当归酒炒后能增强药物活血化瘀作用；蕲蛇用酒炮制可矫腥臭味。

(3) 注意事项。用酒来闷润药物宜加盖，以免挥发。

（4）酒炙炮制药物。主要有黄芩、黄连、黄柏、大黄、白芍、当归、蕲蛇、续断、当归身、当归尾等。

【以黄芩为例】黄芩系清热药，味苦，性寒。归肺、胆、脾、大肠、小肠经。

炮制方法：

生品：将原药除去残茎等杂质，快洗，取出，闷透，切薄片，干燥；或快洗立即置蒸具内，蒸半小时，趁热切片，干燥（不宜暴晒），筛去灰屑。

酒炒：将黄芩用黄酒拌匀，使之吸尽，用文火炒至微具焦斑，筛去灰屑。药材与辅料比例：100∶10。

炮制作用：黄芩酒制入血分，并可借酒力以升腾，多用于赤目肿痛、上焦肺热及四肢肌肤之湿热，同时酒制又可缓和其苦寒之性，免伤脾胃。

功效比较：生黄芩清热泻痢，燥湿，泻火解毒，止血，安胎；炒后则减弱寒性。

酒制品：清除上焦积热。炭品：清热止血，用于痢下脓血。

2. 醋炙法（醋炒）

（1）操作方法。将净药材或切制品，用醋拌匀，稍闷，置锅内，用文火炒至表面微具焦斑，取出，摊凉。除另有规定者外，100 kg 净药材，用醋 15 kg。一般药物均可采用此法。对于树脂类和动物粪便类药物，先将净药材用文火炒至有腥气溢出时，喷淋定量的米醋，炒至微干，取出放凉。

（2）炮制目的。药物醋炒后能引药入肝；增强活血止痛作用，如玄胡醋炙后能增强疏肝止痛作用，三棱醋炙后能增强活血化瘀作用；甘遂生品有毒，醋炒则能降低其毒副作用；醋炒还能矫味矫臭等。

（3）醋炙炮制药物。包括柴胡、青皮、香附、玄胡、乳香、没药、三棱、莪术、商陆、甘遂、芫花、五灵脂等。

3. 盐水炙法

（1）操作方法。将净药材或切制品，用食盐水拌匀，稍闷，置锅内，用文火炒至表面呈黄色（微焦）；或将净药材或切制品置锅内，炒至一定程度，将食盐水均匀地喷洒在药物上，炒干，取出，放凉。除另有规定者外，100 kg 净药材，用食盐 2 kg，加开水适量溶解，滤过。

（2）炮制目的。引药入肾，引药下行；补肝肾，如橘核、荔枝核、小茴香；增强药物润下利水的作用；增强药物滋阴降火、清热凉血作用。

（3）注意事项。盐水的溶解应注意控水量为 4～5 倍，对含黏液质多的药物，须先炒后喷洒辅料。为防粘底，应控制火力。

（4）盐水炙炮制药物。主要有杜仲、泽泻、补骨脂、知母、黄柏、小茴香、橘核、车前子、荔枝核、菟丝子等。

【以杜仲为例】杜仲系补益补阳药，味甘、微辛，性温；归肝、肾经。

炮制方法：

生品：将原药除去粗皮等杂质，分档洗净，取出，中途淋水，润透，开直条，切长段，干燥，筛去灰屑。

盐水炒：将杜仲用盐水拌匀，使之吸尽，清炒至外呈焦黑色（丝断为度），筛去灰屑。药材与辅料比例：100∶2（加开水溶化）。

炮制作用：本品经盐制后可直走下焦，增强补肝肾的作用，炒至丝断，易煎出有效成分。

功效比较：生品长于舒筋补肝，固经安胎。盐炙品则长于补肾壮骨，安胎，直走下焦。

4. 蜜炙法

（1）操作方法。先将锅用文火烧热，放入炼蜜，加水适量稀释，随后加入净药材或切制品，拌匀，炒至蜜汁吸尽，以不粘手为度，取出，摊凉。除另有规定者外，100 kg净药材，用炼蜜15～35 kg。

（2）炮制目的。增强药物的润肺止咳疗效，如前胡蜜炙后，能增强润肺止咳的作用，甘草蜜炙后，能增强药物的补中益气疗效；蜜炙能缓和药物的过偏之性，如麻黄蜜炙后，能缓和发汗力；蜜炙能矫味及消除药物的副作用，如马兜铃蜜炙后可避免呕吐。

（3）注意事项。药物蜜炙须用炼蜜。药物蜜炙须控制火力，以免焦化。蜜炙药物，须放凉后密闭储存，避免吸潮发黏或发酵霉变。

（4）蜜炙炮制药物。主要有麻黄、紫菀、款冬花、前胡、马兜铃、黄芪、甘草、枇杷叶、桑白皮等。

【以麻黄为例】麻黄系辛温解表药，味辛、微苦，温；归肺、膀胱经。

炮制方法：

生品：将原药除去根、木质茎等杂质，洗净，润软，切短段，干燥，筛去灰屑。

蜜炙：将生麻黄用文火与炼蜜拌炒至蜜汁吸尽，以不黏手为度，取出，摊凉。

药材与辅料比例：100∶35。

炮制作用：本品生用发汗解表，宣肺平喘，利水消肿作用甚强，对体虚者不宜用；用甘草水泡或蜜炙后，味甘润、微苦，辛散发汗作用缓和，并与止咳平喘的功效起协同作用。

功效比较：生品长于发汗，利水，解表。本品蜜炙长于润肺止咳，多用于表证已解，气喘咳嗽。

5. 姜汁炙法（又称姜汁炒）

（1）操作方法。将净药材或切制品，用姜汁拌匀，稍闷，置锅内，用文火炒至表面微具焦斑，取出，摊凉。除另有规定者外，100 kg 净药材，用生姜 25 kg 或干姜 8 kg。

（2）炮制目的。增强药物的和胃止呕作用，增强药物的温中化湿作用；缓和药物的寒性，减少副作用。

（3）姜汁炙炮制药物。主要有黄连、竹茹、厚朴等。

【以黄连为例】黄连系清热药，味苦，性寒；归心、脾、胃、肝、胆、大肠经。

炮制方法：

生品：将原药除去泥沙等杂质，快洗，润透，切薄片，干燥，50 目筛筛去灰屑。

清炒：将生品用文火炒至棕黄色，微具焦斑，筛去灰屑。

酒炒：将生品喷洒黄酒拌匀，使之吸尽，用文火炒干，筛去灰屑。

辅料比例：100 kg 黄连，用黄酒 12.5 kg。

姜汁炒：方法同酒炒，辅料为姜汁。

辅料比例：100 kg 黄连，用生姜 25 kg，压榨取汁。

炮制作用：清炒，减低寒性；酒炒，能引药上行；姜炙，能缓和苦寒之性。

功效比较：黄连生用长于清热燥湿、泻火。酒黄连善清上焦火热；用于目赤、口疮。姜汁黄连清胃和胃止呕；用于寒热互结，湿热中阻，痞满呕吐。

6. 油炙法

将净药材与定量的食用油脂共同加热处理的方法，称为油炙法。

药材与食用油脂之比：100∶20；辅料作用：壮阳（麻油、羊脂）。

油炙法有两种方法操作：

（1）油炙制。先将羊脂切碎，置锅内加热使其溶化，去渣后备用。取定量经炼制后的羊脂油与药物拌匀，用文火炒至油被吸尽，药物表面呈油亮时取出，摊开晾凉。油炙药物有淫羊藿等。

（2）油炸制。取植物油于锅内加热，至油沸腾时，倾入药物，用文火炸至一定程度（酥脆）时取出，沥去油，根据临床用药要求，碾碎至一定程度。药物油炸主要是为了增强疗效，利于粉碎，一般用于骨类药物。

五、煅法

将质地坚硬的矿物或贝壳类药物置于无烟烈火或耐火容器内进行煅烧的方法，称为煅法。一般分为明煅法、暗煅法及煅淬法。

煅法的炮制目的是，利用高温使药物酥，易粉碎或煎出有效成分；改变药物的理化性质；除去杂质或结晶水，纯净药物；减少副作用，增强疗效。

1. 操作方法

（1）直接火煅。将净药材直接放在无烟的烈火上，煅烧至规定程度；或于煅炉内将粗糠（稻壳）平铺 5 cm 厚，再将净贝壳类药物覆盖于粗糠上，如此一层粗糠、一层药物，堆至适宜高度，点燃粗糠，使其缓缓煅烧至粗糠烧尽，取出放冷。此法适用于块不易碎裂的药物。

（2）间接火煅。将净药材置锅内，放在烈火上，煅烧至规定程度，取出，放冷。此法适用于小块药物。含有结晶水的盐类药材不要求煅红，但需使结晶水蒸发尽或全部形成蜂窝状的块状固体。

（3）闷煅法。有些易于灰化或不适宜炒炭的药材，如陈棕等采用此法。将净药材或切制品，置锅内，另用较小的铁锅覆盖，锅边用六一泥（泥 6 份、盐 1 份）密封，置火上烧煅，至锅内无声或在覆盖锅脐处放些湿米或白纸，待米或纸呈焦黄色为度，冷透，取出。

（4）煅淬法。有些药物煅烧后，须趁热立即投入醋或其他规定的液体辅料中淬之。

2. 煅法的操作要求

（1）一次煅透，中间不得停火和搅拌。既要注意煅透，但又必须存性，防止过透灰化。矿物类药物煅至红透；贝壳类药物煅至青灰色或灰褐色，质地酥脆；动物化石类药物煅至微红为度。

（2）采用闷煅法的药物，在煅炭时，锅内药材不宜装置过紧；两锅接合处，若见裂隙冒烟，应立即填封，以免灰化；各种炭药，均须摊晾至冷透后，才能收储，以防复燃。

（3）采用煅淬法的药物，要使液体辅料被吸透，药物以酥脆为度；煅淬的次数根据药物的性质来确定。

（4）煅淬矿物类药物的淬液，一般为醋，药物与醋比例为 100∶（20～40）。煅淬贝壳类药物的淬液，一般为盐水，药物与盐的比例为 100∶（2～25）。有的药物的淬液，可用药汁，以炮制要求而定，如炉甘石。

3. 采用煅法的药物

主要有石膏、白矾、龙齿、龙骨、蛤壳、寒水石、瓦楞子、牡蛎、石决明、磁石、花蕊石、紫英石、自然铜、代赭石、炉甘石、血余炭、陈棕、莲房、荷叶等。

六、蒸法、煮法、燀法

以上三法均属于水火共制的方法，按炮制目的不同可分清水蒸、煮、燀，或加辅料蒸、煮、燀，或加药汁蒸、煮、燀。具体可见表 2—6。

表 2—6 蒸法、煮法、燀法

	操作方法	炮制目的	注意事项	药物
蒸法	取净药材或切制品，按规定，加入液体辅料拌匀（清蒸除外），置适宜的容器内，加热蒸透或至规定的程度时，取出，干燥	改变药性，扩大用药范围；减少副作用；便于切片；增加疗效；矫味	先大火后小火；及时加水，药物根据要求蒸熟、蒸软、蒸黑；上汽计时 8 h/d，次日翻药；加辅料蒸应大小分档，辅料吸尽；蒸后将锅内的剩余汁水拌入药物中，使之吸尽，取出干燥	地黄、何首乌、黄芩、大黄、鸡血藤、黄精
煮法	将净药材加入规定的辅料拌匀或吸尽，不用辅料的应用水湿润，置锅内，加水超过药面，加热煮制。除另有规定外，一般以煮至熟透，内无白心，药汁吸尽为度，取出，干燥	降低毒性；加辅料同煮则为了改变药性、增加疗效；清洁药物	先大火后小火；有毒药物煮制后，除另有规定外，一般应弃去其剩余药汁	川乌、草乌、远志、厚朴、延胡索
燀法	燀法又称燀泡法，将净药材投入沸水或药煎汁中，翻动片刻至规定的要求，取出，立即投入冷水中，略浸，取出，除去外皮	除去非药用部分；杀酶保甙，保存药物的有效成分；药汁燀能减少药物的刺激性	注意多用大汤；保持水温	杏仁、扁豆、桃仁、吴茱萸

七、药物的特殊制法

某些药物经净制或切制后，采用烘、焙、煨、制霜、提净、水飞、发酵、发芽、豆腐煮等不同的加工方法，这些方法列为特殊制法。现具体介绍制霜法。

制霜法指根据不同的药用要求，对药物进行加工处理，使之成为松散粉末或细小结晶。其常用的操作方法如下。

1. 去油成霜法

将净药材研成粗粉，过筛，用吸油纸（粗草纸）包裹后，置榨床或压榨机内，压榨去油。每隔 1 天换纸 1 次，换纸时须将药物粉块研碎后，再压榨，如此反复几次，至油几尽，手捏松散成粉，或至规定程度，研碎，过 40 目筛。

2. 析出成霜法

取整只西瓜沿蒂处切一厚片作顶盖，挖去瓜瓤，加入皮硝，盖好顶盖，用竹签插牢，放入大小适当的无釉缸内，缸口用纱布盖好扎紧，置阴凉通风处，数天后，使缸外析出白色粉末，用刷子刷取粉末，隔数天再刷，反复几次，至尽为度。合并，过筛。100 kg 西瓜，用皮硝 50 kg。

其他各特殊制法详见表 2—7。

表 2—7　　　　　　　　　　　　　药物的特殊制法

名称	操作方法	炮制目的	药物
复制法	药物经过净选后，加入一种或数种辅料，按规定操作程序，反复炮制的方法	增效；降低或消除药物毒性	半夏、天南星
发酵法	按处方规定经处理后的药材、辅料，置适宜容器或场所，保持一定的温湿度，使其发酵	产生新的疗效，扩大用药范围	六神曲、淡豆豉
发芽法	某些种子药材，在一定温度、湿度下促其萌发幼芽至适当长度	同上	谷、麦芽
烘焙、煨法	烘焙是将药物用文火间接或直接加热，使之充分干燥的方法。煨法是将药物用湿面或湿纸包裹，或置于热火灰加热的滑石粉中，或置于加热的麦麸中，缓缓加热至规定要求，并筛去辅料的方法	降低副作用；缓和药性；增强疗效	木香、肉豆蔻
提净法	某些矿物类药物，通过升华或重结晶的方法，除去杂质，使之纯净的方法	增效；纯净药物；缓和药性	芒硝
水飞法	将净药材置容器内，加适量水共研细，再加多量的水，搅拌，倾出混悬液，残渣再按上法反复操作数次，合并混悬液，静置，分取沉淀，干燥，研散	使药物纯净细腻，便于内服外用；防飞扬	朱砂、珍珠粉
豆腐煮	药物净制或切制后，和辅料（豆腐）放入锅中，加适量清水共煮或蒸的方法	清洁药物；降低药物毒性	珍珠、硫黄

◇◆◇

 学习单元 4　中药炮制品的规格要求和质量标准

◇◆◇

 学习目标

➤了解中药炮制品的检查方法。

>掌握中药炮制品的规格要求和质量标准。

一、中药饮片的净度

1. 中药饮片质量标准的规定

（1）含药屑、杂质不超过 3% 的药物：果实、种子类，全草类、树脂类。

（2）含药屑、杂质不超过 2% 的药物：根、根茎、藤木类，花、叶类，动物类，矿物类，菌藻类。

2. 中药炮制品质量标准的规定

（1）含药屑、杂质不超过 3% 的炮制品：炒炭品、土炒品、煨制品。

（2）含药屑、杂质不超过 2% 的炮制品：炒焦品、麸炒品、药汁煮品、豆腐煮品、煅制品。

（3）含药屑、杂质不超过 1% 的炮制品：米炒品，炙制品中的酒、醋、盐、姜汁、米泔炙品，发芽、发酵制品。

3. 检查方法

取定量样品，拣出杂质、草类、细小种子类过 3 号筛，其他类过 2 号筛。药屑、杂质合并称量计算。

二、中药炮制品片型

1. 要求

均匀、整齐，色泽鲜明，表面光洁，片面无机油污染，无整体，无长梗，无连刀片、掉边片、边缘卷曲等不合规格的饮片。

2. 饮片标准

（1）异型片：不得超过 10%。

（2）极薄片：不得超过该品种标准厚度的 0.5 mm。

（3）薄片、厚片、丝、块：不得超过该标准厚度的 1 mm。

（4）段：不得超过该标准厚度的 2 mm。

三、中药饮片的色泽（含光泽）

中药炮制对制品的色泽有特殊的要求。饮片色泽应按照《中药饮片质量标准通则（试行）》规定。

1. 各种饮片的色泽要均匀。

2. 含生片、糊片不超过 2% 的炮制品有：炒黄品、麸炒品、土炒品、烫制品及所有采用炙法的制品。

3. 炒焦品：含生片、糊片不超过 3％。

4. 炒炭品：含生片和完全炭化者不超过 5％。

5. 蒸制品：色泽黑润、内无生心，未蒸透者不超过 3％。

6. 煮制品：未煮透者不超过 3％，有毒药材应煮透。

7. 煨制品：未煨透者及糊片不超过 5％。

8. 煅制品：未煅透者及灰化者不超过 3％。

四、中药饮片的气味

饮片原有的气和味，与饮片内在质量有着密切的关系，它也是鉴别药材品质的重要依据。

1. 饮片经炮制后，应具有原有的气味，不应带异味，或气味散失变淡。

2. 采用辅料炮制的制品，不仅具有原有的气味，还应带有所用辅料的气和味。

五、中药饮片的水分

《饮片标准通则（试行）》规定：

1. 一般饮片的含水量宜控制在 7％～13％。

2. 蜜炙品的含水分不超过 15％。

3. 要求含水分不超过 13％的制品有：蒸制品、除蜜炙的其他炙品以及发芽、发酵品。

4. 烫制后醋淬品，含水分不超过 10％。

第 2 节　中药保管养护

 学习单元 1　中药饮片的保管养护

 学习目标

➤了解中药饮片在保管中常见的变异现象。

➤熟悉中药饮片的保管养护知识。

➤掌握中药饮片的保管养护技巧。

中药保管养护是确保药效的重要环节之一，在储藏保管工作中，广大中药工作人员不断改进保管方法和总结经验，取得了一定的成果。但由于药物易受自然环境和气候的影响，如果养护不当，仍会影响药物疗效，甚至造成变质损失，影响人民群众的身体健康。因此，做好保管养护工作，采取各种有效措施，保证药物的质量和药效，使其不发生霉蛀等变质现象，具有重要的政治意义和经济意义。

一、中药饮片在保管中常见的变异现象

1. 虫蛀

虫蛀是指药物因生虫而被蛀蚀的现象。它是从虫卵到孵化成幼虫，从幼虫到蛹，再到成虫，一般生长在饮片空隙裂痕处或药物碎屑中。药物一经生虫，便会造成内部或外部组织的破坏，轻则结串或蛀成孔洞，重则被蛀空而成粉末状，严重影响药物质量。

常见的中药害虫有：烟草甲、药材甲、咖啡豆象、玉米象、大谷盗、谷岛、黑皮蠹、似白腹皮蠹、日本蛛甲、印度谷螟等。

2. 发霉

发霉又称霉变，是霉菌在中药表面或内部的滋生现象。中药表面附着的霉菌在适宜的温度（20～35℃）、湿度（相对湿度75%以上或中药含水量超过15%）和足够的营养条件下进行生长繁殖，分泌的酶溶蚀药物，发霉的药物会发生颜色变化、气味走失，严重者则变质败坏。

引起饮片发霉变质的主要因素有：

（1）药材最初污染的情况。

（2）药材固有的性质，即药材的营养价值。

（3）霉菌的性质，即霉菌发展的速度。

（4）中药饮片本身的含水量。

（5）储存条件，主要指湿度和温度。

3. 泛油

泛油习称走油，是指药物表面返软、发黏、颜色变深，呈现油状物质，并发出哈喇味。药物的泛油，因其所含的油分或糖质反复受到温、湿度等破坏而产生分解作用，改变了原有性质而影响疗效。如苦杏仁、桃仁、党参、枸杞子等。

4. 变色

变色是指药物的色泽起了变化，如由浅变深或由鲜变黯等。药物的变色，是由于所含有的色素，受到温、湿度和空气、日光的影响而失去其原有的色泽。如花、叶类中药的变色，就是因所含的色素和叶绿素被破坏而产生的。如玫瑰花、莲须、佛手等。

5. 气味散失

药物的气味是由其所含成分所决定的，各种气味都包含有治疗作用。如果药物发霉、泛油、变色，能使气味出现不同程度的散失，如果气味散失或变淡薄，甚至消失，就会使药性受到影响。如丁香、薄荷、当归、白芷等。

6. 风化

风化是指含结晶水的盐类和矿物中药因与干燥空气接触，久经风吹后，失去结晶水，变为非结晶状的无水物质，形成粉状现象，改变了中药成分的结构，药性也随之有所改变。如芒硝、硼砂等。

7. 潮解溶化

潮解溶化是指有些固体药物在潮湿空气中逐渐吸收水分，而发生溶解的现象。如芒硝、硼砂、秋石等。

8. 粘连

粘连是指有些固体药物，因受热发黏后黏结在一起，使原来形态发生变化的现象。

9. 腐烂

腐烂是指有些新鲜药物，因受气温影响而引起发热，或存放过久，出现干枯、霉烂败坏的现象。

二、中药饮片中某些成分的变异因素

1. 水分

一般药物都含有一定量的水分，如过高或过低于本身应有的水分含量，就易发生质量变化。水分过高，霉菌容易寄生、繁殖，以致产生发霉变质的现象，对药物安全储藏危害很大；反之若水分过低，则会使药物失润，出现干枯、碎裂等现象。

2. 淀粉

含淀粉质的药物，容易吸收水分，当表面水分增加时，霉菌就易寄生繁殖并吸收其养料，而导致发霉；同时，淀粉质又是害虫的营养食料，使其得以生存繁殖，因此含淀粉的药物又易虫蛀。

3. 黏液质

黏液为近似树胶的多糖类物质，它存在于植物细胞中。黏液质遇水后会膨胀、发热，也易引起发酵。同时，含糖类黏液质是微生物、虫害的营养食料，所以又会发霉、生虫。

4. 油脂

油脂是脂肪油和脂肪的总称。有植物性油脂和动物性油脂两大类。一般植物性油脂大多含有色素，呈淡黄色或淡绿色；有些动物性油脂也常含有丰富的维生素。

含植物油脂的药物，若经常与空气、日光、水分等接触，就会逐渐发生异味，这是因为水解及氧化的作用，使油脂分解、变质。

含动物油脂的药物，也因微生物的作用，产生氧化物质，这时除了出现哈喇味等特殊气味外，其游离脂肪酸增多，使油脂呈酸性反应，这种现象就是油脂的酸败。

5. 挥发油

挥发油在植物药材中分布较广，在伞形科、唇形科、樟科、姜科等植物中含量都很丰富。含挥发油的药物，都具有不同的浓郁气味，但在20℃以上的温度条件下，便会逐渐挥发，如长期与空气接触，随着油分的挥发，其气味也会随之减退。

6. 色素

一般药物都含有不同的色素，特别是花类药物，但其色素很不稳定，受到日光、空气等影响易破坏，受潮后也易发霉、变色。

三、自然因素对药物的影响

1. 温度

药物对温度有一定的适应范围，温度过高会给药物带来不利因素。如温度在35℃以上时，含脂肪多的药物受热会引起油质分离；树脂类药物受热易发软、粘连而变形；含挥发油多的药物受热易使挥发作用加强，使芳香气味减退或散失；新鲜药物受热易使水分蒸发而引起干枯。

当温度在20～25℃时，害虫和霉菌也易滋生、繁殖，药物就易生虫、发霉。

2. 湿度

湿度是指空气中水蒸气的含量，也就是空气潮湿的程度。一般药物的含水量约为10％～15％，当空气中相对湿度超过75％，温度超过20℃时，如果药物存放不当或包装不好，就易吸收空气中的水蒸气，使含水量增加，而导致霉变现象的产生。

3. 空气

空气中含有多种成分，其中以氧最易与药物产生氧化反应，而影响质量。如常见的牡丹皮、大黄、黄精等颜色变深，就是因为它们所含的鞣质、油质及糖分等与空气中的氧气接触而发生变化。此外，薄荷的变色、气味散失，也是因为氧气作用的结果。某些药物接触的氧气越多，发生的氧化作用越大，产生上述这些变化越快。

4. 日光

日光对某些药物的色素有破坏作用而导致变色，所以红色或绿色或有显著颜色的药物，不宜在日光下久晒，否则颜色就会变化。日光具有大量的热能，能促使药物温度增高，质量发生变化。如某些药物的气味散失、泛油、融化以及药酒产生混浊等，都和日光及其温度影响有直接关系。但日光中的紫外线和热能，却能杀灭霉菌并使过多的水分蒸发，而起到散潮、防霉的作用。

5. 江南地区容易发生霉蛀变质的季节气候

每年 5—9 月份（气温一般在 20℃以上）是药物最容易发生霉蛀变质的时期（即农历小满—白露季节）。其中有 30 天左右是"梅季"，气候潮湿，雨水较多，霉菌极易繁殖，俗称"黄梅天"（6 月上中旬至 7 月中下旬），是药物易霉时期；随后，又有 30～40 天的"伏天"，是一年中最热的时候，气温甚至可达 30℃以上，是害虫最易生长、繁殖的时期（7 月中旬至 8 月中旬），亦是药物最易虫蛀败坏的时期；伏天后至初秋的农历八月份，气候又转入潮湿，俗称"八月桂花蒸"，是药物既易发霉又易虫蛀的时期。

农历白露以后气温逐渐低于 20℃时，空气中的水分也减少，霉菌和害虫便不易繁殖，因而药物也随之不易发生霉蛀现象。

四、中药饮片的储藏保管方法

1. 根和根茎类中药饮片

如黄芩、秦艽、柴胡等易发霉，白芷、玄参、桔梗等既易虫蛀又易发霉，在易霉、蛀季节中可采取日光晒或文火烧的干燥方法，并放置于灰缸或缸内盖紧或密封储藏。

2. 果实、种子类中药饮片

如刀豆、白扁豆、芡实、郁李仁、胖大海等在 25～35℃时极易生虫结串，出现虫蛀，冬瓜皮、马兜铃等受潮后易发霉，冬瓜子既易发霉又易虫蛀，一般用日光晒或采取烘烤的干燥方法，并放在铅皮箱或缸内储藏；核桃仁、苦杏仁、酸枣仁等含油分较多，易虫蛀泛油，又如枸杞子所含的糖类和黏液质是微生物、害虫的营养食料，所以既易发霉、变色又易虫蛀，应置于阴凉干燥处并选择适当的容器储藏，但主要依靠勤查、勤整理，采取适当的晾晒等干燥措施。

3. 草、叶类中药饮片

如蒲公英、马齿苋、大青叶、紫花地丁、墨旱莲、车前草等，易吸收空气中的水分而发霉，同时又是害虫的滋生地，如保管不当，便会结串生虫。故应采用日光晒的方法加以干燥，盛在木箱内或缸内盖紧，放置于干燥处，不使受潮，并加强计划，做到"见新不余陈"。

4. 花类中药饮片

如玫瑰花、月季花、代代花、红花、菊花、扁豆花、款冬花等极易受潮霉蛀、变色，就必须用文火烘烤的方法加以干燥，并置于石灰缸内或采取密封的方法储藏，以保持质量。

5. 动物类中药饮片

如蕲蛇、乌梢蛇、天龙、蜈蚣、虻虫、将军干等极易虫蛀，一般在霉季前用文火烘一次，整理后放于石灰缸内，待至7—8月间再换一次石灰。但刺猬皮既易虫蛀又易泛油，故不宜用文火烘，宜置阴凉处晾晒后放置于灰缸内盖紧。

根据传统经验，对蕲蛇、乌梢蛇、金钱白花蛇、天龙等药物，也可放入一些花椒，这是一种对抗性的储藏方法，用来防止虫蛀。

6. 树脂类中药饮片

如芦荟、乳香、松香、枫香脂等，在35℃以上受热时易融化、粘连。此外，易受潮的一些盐类药物，如芒硝、皮硝、大青盐、咸秋石等易潮解、溶化，均应放在缸内盖紧并置于阴凉干燥处，避光、避热、避潮。

7. 几种具体储藏方法

（1）通风法。通风法是利用自然气候调节库房的温、湿度，起到降温、防潮的作用。合理通风，可使干燥的药物不致受潮。一般应在晴天无雾及室外相对湿度低时开窗、开门通风，反之则关窗、关门。如不考虑库内外温、湿度情况盲目通风，反而会使药物返潮，甚至带来不良后果。通风时应注意在晴天进行，严禁雨天和雾天进行。

（2）吸潮法。为了保持库房储藏药物环境的干燥，除采取上述通风法来降低湿度外，通常采用吸潮剂来吸收空气中的水分或药物中的潮气，现代也常采用机械吸潮方法。

传统吸潮方法通常有两种。一是选择条件较好的小库房全部密封后，放入吸潮剂，以减少库内湿度，保持储藏环境的干燥；二是选择一定的容器（如缸、坛、皮箱、铁桶、糊封后的木箱等），放入适量的石灰块，上放置药物，以吸收药物的潮分，保持其经常干燥。

常采用的吸潮剂有生石灰块和无水氯化钙。生石灰块，又名氧化钙，其吸潮率可达20%～25%；无水氯化钙，是一种白色无定形的固体，呈粒状、块状或粉状，吸潮率可达100%～120%，氯化钙吸潮后即溶化成液体，将其溶化物放在搪瓷盆内加热，待水分蒸发，仍能恢复固体块状，可继续使用。

（3）密封法。密封法也就是隔绝法。是一种简单而有效的储藏方法。药物经严密封闭后，可隔绝因外界湿度、害虫等侵入的影响，保持其原来品质。但在密封前必须注意几个条件：药物必须干燥；没有虫蛀迹象；有些含糖类易潮药物应提前进行密封；密封前须对药物进行严格检查。

密封方法是：数量大的如用麻袋、木箱等包装的药物，可选择小间库房，经四周密封，将药物放置较高干燥处，然后将门密封；数量少的如散装或者分包装的药物，采用缸、坛等容器进行密封，并不得漏气。也可以像上文所述的"吸潮法"一样，于药物底部放入适量的石灰块。

（4）对抗同储法。对抗同储法是传统方法之一，就是采取两种或两种以上的药物同储，相互克制，起防止虫蛀的作用，一般适合于数量不多的药物。如牡丹皮与泽泻放在一起，则泽泻不会生虫；花椒与动物类的蕲蛇、乌梢蛇、金钱白花蛇等同储，能起到抑制虫害的作用。

（5）冷藏储存法。冷藏储存法是将中药饮片储存在冷藏库或冰箱内，并保持一定的温度，一般在 5℃左右。多用于细料药与易生虫饮片。但此法湿度大，一般应采取包装后冷藏的方法。出库时，应晾晒除去潮湿气。

此外，还有熏缸法、水浸防干法、药物杀虫法等。

8. 中药饮片的保管制度和措施

（1）先进先出。就是将先进来的库存药物先使用，防止由于长期积压而造成某些药物变质败坏。

（2）四定制度。四定制度就是定人、定点、定期、定品种。将保管质量制度落实到人，实行岗位责任制，以更好地保证药物不致发生霉蛀变质。

（3）三勤、三查。三勤，就是勤查、勤翻、勤整理；三查，就是自查、互查、监督员查，形成一个群众性的质量监督网。这是防止药物发生霉蛀变质的有效措施。

（4）三色标志。三色标志就是根据不同药物的特性划分为三大类，这是实行"三勤""三查"制度，便于保管人员分类检查的一种方法。绿色圆形标志是指最易霉蛀的品种，每隔 5 天养护一次；绿色三角形标志是指较易霉蛀品种，每隔 7 天养护一次；无标志每 15 天养护一次。

五、中药饮片的分类保管和养护

中药饮片在储存中的养护除了常规方法和选择适当的储存方法外，还要定期检查和采取养护措施。

1. 易生虫中药饮片的保管养护

净选或切制类中药饮片和中药材相同，一般可以分为极易生虫、易生虫和一般生虫三类。而经炮制加工后的饮片多在片面、咀、丝之间的空隙或裂痕处及碎屑中易生虫。饮片药斗，木箱内壁、缝隙、死角处也易藏匿仓虫和虫卵。

由于中药零售门市部的斗房、仓库和医院的药库仓间较小，商品可以采取以下几种养护方法：

（1）溴氰菊酯杀虫法。将溴氰菊酯乳油（有效成分25 g/kg）与水配成1∶4 000～1∶8 000的乳悬液，均匀地喷施在饮片垛体包装表面，使包装表面形成一层保护性的药膜，可有效地杀灭垛体外部的成虫，对虫卵效用不明显，但虫卵孵化成幼虫后，也可以被杀灭。溴氰菊酯喷施一次药效可保持2个月左右。

（2）熏缸法。将易生虫的饮片装在缸内或密封的容器内，在饮片上放一开盖的盛有浓度为70％的酒精的小瓶，并加盖密封容器。

（3）喷洒法。用浓度为70％的酒精均匀喷洒在饮片表面上，再装入容器内密封。

（4）日晒法。将不怕日晒的饮片，均匀地平摊在干净的地面上，在饮片周围喷洒杀虫剂。在日光照晒下，仓虫爬出，接触杀虫剂后被杀灭。日晒后将饮片聚拢收起，过筛，除去虫卵、虫屎。

2. 易霉变中药饮片的保管养护

易发霉中药饮片一般分为最易发霉和易发霉两类。有些饮片既易发霉又易泛油。

对易发霉饮片的保管，主要应采取预防措施，一旦饮片发了霉是很难处理的。采取的预防保管措施主要有以下几种：

（1）严格控制饮片的含水量。易发霉饮片在入库前应检查其干燥程度，有条件的在入库前应按标准测定饮片含水量，含水量过高的应通风晾晒或烘干后再入库。

在储存中也应定期进行检查，除手感判断饮片干湿程度外，还应进行饮片水分含量测定，若含水量高于入库饮片的标准含水量，应采取通风散潮措施。

（2）掌握好库房温、湿度。一般库房温度应在25℃左右；相对湿度应为70％，当相对湿度高于75％时药品易发霉。传统检查方法是将双手伸进药品垛内，如手感潮热时，说明药品已产生热能积蓄，可能已被微生物污染。现在已用半导体测温仪或扦插式测温计测温，当药品温度达到30℃以上时，说明药品已积热，应及时采取通风散湿方法或晾晒、倒垛处理。

（3）定期倒垛。即将饮片从上到下逐层扒落，移到另一货位上，将底层的药品移到新货位上层，并将原货位清扫干净，通风散湿后再使用。这种方法多用于储存时间较长的饮片。

（4）采取合理的堆码形式。对于易发霉的饮片不应堆码过高，应以12～15层为宜，包件之间应留有通风的空隙。

3. 易泛油饮片的保管养护

饮片泛油程度的分类与药材相似，分为最易泛油饮片和易泛油饮片两类。

易泛油饮片应放在阴凉通风处储存，并严格控制仓内温、湿度，避免日晒，码垛不易太高。

饮片储存时泛油主要原因是温、湿度较高，与空气接触时间长，氧化和储存时间过长。所以养护主要采取以下措施：

（1）密封法。大仓库多采取整仓密封法，门市部和药库可采取装入木箱或缸内密封保存的方法，但在密封前应用药熏蒸一次，最好放吸潮剂，或在密封件内放花椒等增加防虫的作用。

（2）吸潮法。单纯储存性仓库一般采用吸潮器或氯化钙等吸潮，门市部或医院药库可在箱、缸中设夹层放吸潮剂或用生石灰吸潮，但应防止石灰粉污染饮片。

4. 易变色中药饮片的保管养护

中药饮片在储存中发生颜色变化，主要是由于日光照射，破坏了色素或由于酶的作用产生分解聚合反应，使饮片颜色发生变化。易变色饮片的保管养护方法如下：

（1）密封法。库存量大的可以整库封存，门市部、医院药房可以小件箱或缸密封，密封前应检查水分含量，使其达到标准后再密封。

（2）吸潮法。采用生石灰吸潮，吸潮应将饮片装在纸袋中封好口，或采用机械吸湿法吸潮。

（3）晾晒法。仓间湿度大，饮片含水量高于标准，都可能使饮片变色，应选择晴朗天气，将饮片摊在库外通风处晾晒，一般上午10点左右到下午4点左右晾晒，4点以后收起盖好，待第二天再晾，直到达到要求为止。

（4）通风法。掌握仓库的温度、湿度，定时通风。

5. 易失去气味中药饮片的保管养护

含有挥发性成分的中药饮片因储存不当，如温度、湿度过高，在空气氧化、分解、储存时间过长等，都可能造成含挥发性成分的饮片逐步失去固有的气味。这类饮片的保管养护方法如下：

（1）低温、低湿法。气味易散失饮片应放在干燥、阴凉、避光库房内，相对湿度以70%以下，温度以25℃以下为宜，不必多通风。

（2）密封法储存。不常出库的饮片可采取此方法，存放在小库房里密封或以小件密封。

（3）晾晒除湿法。当这类饮片受潮后可在干燥的天气里码成通风垛，或散开吹风。

（4）管理上先进先出。含有挥发性成分的饮片一定要坚持先进先出的管理方法。储存时间不宜过长。

6. 易风化、潮解饮片的保管养护

无机盐类矿物饮片在空气干燥的条件下，表面变成粉末状为"风化"。这类饮片在潮

湿的空气中，表面逐渐湿润，结晶体逐渐溶解为"潮解"。"风化""潮解"的主要原因是库房条件不好或温度、湿度控制不严。

具体保管养护方法如下：

（1）通风法。当库内温、湿度过大应选择适宜气候通风，待达到要求后立即停止通风。但应注意这类饮片在春秋冬季内不可过多通风，夏季应防湿。

（2）密封法。易风化、潮解饮片应尽量减少与外界空气接触，适合密封储存。门市部、医院药房一般将这类饮片装入缸中加盖密封，也可以加一层塑料袋装入箱中储存。如芒硝、胆矾、黑矾、硼砂等。

（3）晾晒法。有些易潮解饮片（药材）潮解后可置阳光下暴晒，晒干后密封储存，如青盐、咸秋石等。

（4）木架隔潮法。易风化、潮解的饮片品种不多，一般用量不大（不可能占一个库）。所以门市部、医院药库可采用搭木架储存的方法，既可以防潮，也可以分类小件密封存放。

7. 易软化、融化、升华中药饮片的保管和养护

这一类饮片的主要影响因素是温度和湿度，温度越高，饮片越易软化、融化、升华，这类饮片的保管和养护方法如下：

（1）密封法。冰片、樟脑、薄荷（脑）、阿魏、芦荟可用坛、铁桶、木箱密封后，放阴凉干燥处。苏合香的传统储存法，是将苏合香与水共存于容器内，水能起降温、隔绝空气的作用。

（2）吸潮法。柿霜饼吸潮后易软化，可小件包装后采用生石灰吸潮法防止软化。

（3）低温干燥法。库房温度以软化点最低品种为准。如安息香、白胶香、芦荟、阿魏软化点较低。乳香、没药不受雨淋吸潮，常温下不会软化或融化，所以这类饮片储存一定要保持干燥。

（4）冷藏法。藤黄为剧毒药，易融化，应低温密闭保管储存。

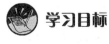

学习单元2　中成药的保管养护

学习目标

➤了解中成药在保管中常见的变异现象。

➤熟悉中成药的保管养护知识。

➤掌握中成药的保管养护技巧。

一、中成药在保管中常见的变异现象

1. 虫蛀

虫蛀的原因是多方面的，主要与原料药的性质，其次是生产、运输过程中的污染以及包装封口不善等有关，变质现象往往从发现蛀口、蛀粉、害虫分泌排泄物开始，直至变质。

2. 发霉

发霉大多从外部表面起始逐渐向深部发展，开始受潮、粘连、变色，继而有白色斑点，直至变质。

3. 发硬

发硬大多是指蜜丸，由于长期储存，失去过多水分，而致失润变硬。此外，外用膏药，也有因存期过久，干枯发硬，失去黏性而不能使用。

4. 粘连

粘连是因受潮、受热而致变形粘连在一起的一种现象，如阿胶、龟板胶（系新胶）、感冒退热冲剂等原来呈块状或颗粒状，一经粘连，失去其原来形状，结块成饼，影响药品的质量。

5. 发酵

发酵是指内服膏滋或糖浆之类中成药，因受热、受潮的影响，在酵母菌作用下，膨胀酸败变质。

6. 返砂

返砂又称"返糖"。一般是指内服膏滋剂，由于蔗糖转化不够而使结晶析出，影响膏滋的质量。

7. 沉淀

沉淀大多是指药酒、花露、针剂等，由于灭菌操作不严、过滤不清、储藏过久、pH值等因素，使药物产生絮状沉淀而变质。

8. 变色、开裂

变色、开裂一般是指各类片剂、丸剂等药品，由于受潮、受热、日光的影响，或储存日久而发生变色、开裂，以致影响质量。

二、中成药的保管和储藏

1. 丸剂

（1）大蜜丸。如通宣理肺丸、再造丸、乌鸡白凤丸等，一般储藏于干燥处，密闭，勿使受潮。在5—9月份温、湿度较高的时期，可适当放在灰缸或灰箱内，以防受潮发霉，但也不宜吸潮过硬，以免不易化服。

（2）小粒蜜丸。如朱砂安神丸、柏子养心丸、杞菊地黄丸等，与大蜜丸的保存方法基本相同。

（3）水泛丸。如逍遥丸、越鞠丸，防风通圣丸等，一般较易保藏，但到夏、秋两季也可适当放入灰箱（缸）内，以防受潮、发霉。

（4）蜡丸。如三黄宝蜡丸、威喜丸等，宜放阴凉干燥处，但在温、湿度较高时，也可适当放入灰箱（缸）内，以防受潮、受热。受潮易发霉，受热易熔化，因而较难保管。

2. 散剂

如行军散、七厘散、锡类散等与丸剂的储藏方法相同。

3. 膏剂

（1）内服膏滋。如枇杷叶膏、益母草膏、夏枯草膏等，宜放在阴凉干燥处，要经常检查，防止发酵、发酸。

（2）外用膏药类。如追风膏、暖脐膏、狗皮膏以及伤湿止痛膏等，也应放于阴凉干燥处，要避光、避热、避风，以防香气走失和失去黏性。

4. 酒剂

如舒筋活络酒、木瓜酒等，一般储藏于阴凉处，避免光线照射。

5. 花露

如金银花露、地骨皮露，应储藏于阴凉干燥处，不宜长期储存，以防沉淀。

6. 片剂

塑料或瓶装的片剂如牛黄解毒片、蒲公英片、千里光片等，如保管不妥也会引起内部药片受潮，糖衣脱裂或结块等现象。储藏时应放置于阴凉干燥处，不使其受潮，要避光、避热，掌握先进先出的原则。

7. 针剂

如银黄注射液、复方柴胡注射液等，应放置于阴凉干燥处，做到避光、避热，掌握先进先出的原则。

8. 胶剂

如龟板胶、鳖甲胶等。新胶在5—9月炎热季节要经常检查。一般将龟板一斤一包，内衬老油纸包好放入灰缸或灰箱内，隔3天检查一次，待1星期后换入木炭缸或铅皮箱内，再过1星期后，再选择灰缸存放，如此频繁调整，既防止粘连，又防止散裂。对陈胶或其他的胶不必入灰缸，可置于铅皮箱内或木炭缸内，以防受潮发霉及碎裂。

9. 曲剂

如建曲、沉香曲、午时茶等易受潮、发霉。在5—9月间必须放入石灰缸内盖紧，大量的可放于干燥处，并要经常检查，以防发霉、虫蛀。

复习思考题

1. 中药炮制对药物会产生哪些影响？

2. 中药炮制有哪些常用的辅料？

3. 中药炮制的辅料有什么特殊的作用？

4. 中药炮制有哪些基本的方法？

5. 各种不同的炮制方法各适用于哪些不同的药物？

6. 简述中药炮制品的规格要求和质量标准。

7. 中药饮片在保管中常见哪些变异现象？

8. 中药饮片中哪些成分对药物的变异影响较大？

9. 中药饮片有哪些主要的储藏保管方法？

10. 简述中药饮片的分类保管和养护。

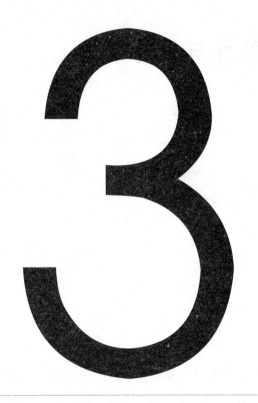

第 3 章

中药调剂

第1节　中药配伍与用药禁忌

 学习单元1　中药配伍

 学习目标

➤了解中药配伍的概念。

➤熟悉中药配伍的意义。

➤掌握相须、相使、相畏、相杀、相恶、相反的含义。

一、中药配伍的概念

中药配伍，就是根据治疗需要和药物性能，按照一定的组合原则，有选择地将两种以上的药物配合在一起应用。药物配伍后，药与药之间就会发生某些相互作用，如有的能增进或降低原有药效，有的能抑制或消除毒性和烈性，有的则能产生毒性或副作用。

1. 相须

相须就是性能功效相类似的药物，配合应用后可以起到协同作用，增强疗效。如石膏配合知母，可以增强清热泻火疗效；大黄配合芒硝，其泻热攻下作用更强等。

2. 相使

相使就是将性能功效有某种共性的药物配合应用，而以一种药物作为主药，另一种药物为辅，能提高主药疗效。如脾虚水肿，用黄芪配合茯苓，可以加强补气健脾利水的作用；风寒咳喘，用麻黄配合杏仁，可提高散寒止咳平喘的疗效。

3. 相畏

相畏就是一种药物的毒性或副作用，能被另一种药物减轻或消除。如生半夏畏生姜。因生半夏有毒性，可以用生姜来减轻或消除它的毒性。

4. 相杀

相杀就是一种药物能消除或减轻另一种药物的毒性或副作用。如生姜能减轻或消除生半夏的毒性或副作用，所以说生姜杀生半夏的毒。由此可知，相畏、相杀实际上是同一配伍关系的相互作用的结果。

5. 相恶

相恶就是两种药物合用，一种药物与另一药物相作用而致原有功效降低，甚至丧失药效。如人参恶莱菔子，因莱菔子能削弱人参的补气作用。

6. 相反

相反就是两种药物合用，能产生毒性反应或副作用。如"十八反""十九畏"中的若干药物（见"配伍禁忌"）。

用单味药治病称为"单行"，如独参汤。前人把单行与上述六种配伍关系，称为药物的"七情"。

二、中药配伍的意义

1. 相须、相使的配伍关系

因协同作用而扩大其治疗范围或增强疗效，用药时要充分利用。

2. 相畏、相杀的配伍关系

有利于减轻或消除原有的毒性或副作用，在应用毒性药或剧烈药时必须考虑选用。

3. 相恶的配伍关系

能使药物的功效降低或损失，用药时应加以注意。

4. 相反的配伍关系

药物相互作用产生毒性反应或强烈的副作用，属于配伍禁忌，原则上应避免使用。

药物的配伍应用是中医用药的特点之一。按照中医药理论选择药物加以组合，并确定适当的药量比例，制成适当剂型，即为方剂。方剂是药物配伍的发展，也是药物配伍应用的较高形式。

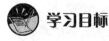

学习单元 2　用药禁忌

学习目标

➤掌握中药使用中的配伍禁忌、妊娠禁忌。

➤熟悉十八反、十九畏歌诀。

➤了解服药时的饮食禁忌。

一、配伍禁忌

配伍禁忌是指有些药物相互配合后能产生毒性反应或降低疗效。前人在药物禁忌方面有"十八反"和"十九畏"的记载。现将《雷公炮制药性赋》中归纳的十八反、十九畏的歌诀分述如下。

1. **十八反歌诀**

> 本草明言十八反，半蒌贝蔹及攻乌。
>
> 藻戟遂芫俱战草，诸参辛芍叛藜芦。

根据《上海市中药饮片炮制规范》（2008年版）所收载各药品项下，关于十八反，半蒌贝蔹及攻乌是指：乌头类药物（川乌、草乌、附子），不宜与半夏、瓜蒌、瓜蒌子、瓜蒌皮、天花粉、川贝母、浙贝母、白蔹、白及同用；藻戟遂芫俱战草是指：甘草不宜与海藻、大戟、甘遂、芫花同用；诸参辛芍叛藜芦是指：藜芦不宜与人参、党参、丹参、南沙参、北沙参、玄参、苦参、细辛、赤芍、白芍同用。

2. **十九畏歌诀**

> 硫黄原是火中精，朴硝一见便相争。
>
> 水银莫与砒霜见，狼毒最怕密陀僧。
>
> 巴豆性烈最为上，偏与牵牛不顺情。
>
> 丁香莫与郁金见，牙硝难合京三棱。
>
> 川乌、草乌不顺犀，人参最怕五灵脂。
>
> 官桂善能调冷气，若逢石脂便相欺。
>
> 大凡修合看顺逆，炮滥炙博莫相依。

注释：硫黄不宜与芒硝、玄明粉同用；水银不宜与砒霜同用；狼毒不宜与密陀僧同用；巴豆不宜与牵牛子同用；郁金不宜与丁香、母丁香同用；芒硝、玄明粉不宜与三棱同用；川乌、草乌、附子不宜与犀角同用；人参不宜与五灵脂同用；肉桂、桂枝不宜与赤石脂同用。

"十九畏"的概念与"中药配伍"一节中所讲的"七情"之一的"相畏"，含义并不相同。

"十九畏"歌诀中有"相争""不顺情""相欺"等词句，似有相反、相恶的意思。

以上十八反、十九畏的配伍禁忌，有些经过初步动物实验，确认会增强药物的毒性反应。如大戟、甘遂、芫花与甘草配伍后，能增强对小白鼠的毒性，其毒性的大小，主要取决于甘草的用量比例，即甘草的剂量若相等或大于大戟、甘遂、芫花，则毒性较大。但它们也并不是绝对不可能同用，如汉代张仲景《金匮要略》中的"甘遂半夏汤"，将相反的甘遂和甘草同用。清代《医宗金鉴》中治瘿瘤的"海藻玉壶汤"，将海藻与甘草同用等。

现在医师处方中，有时也会看到某些相反、相畏的药物同用。因此，必须采取慎重态度。一般来说，对十八反、十九畏的一些药物，若无充分根据和应用经验，仍须避免盲目配合使用。

二、妊娠禁忌

能影响胎儿生长发育、有致畸作用，甚至造成堕胎的中药为妊娠禁忌用药。

一般可分为禁用与慎用两类。

妊娠禁用药大多为毒性较强，或药性猛烈及芳香走窜的中药。凡禁用的中药，绝对不能使用。

妊娠慎用药一般包括通经祛瘀、行气破滞以及药性辛热的中药。慎用的中药，可根据孕妇患病的情况，酌情使用。但没有特殊必要时，应尽量避免，以免发生事故。

《中国药典》2010年版和《上海市中药饮片炮制规范》（2008年版）中有关妊娠禁忌的规定，系判断妊娠禁忌的法定依据，并在"注意事项"中规定了妊娠禁用药和慎用药品种。

1. 妊娠禁用药

马钱子、天仙子、轻粉、斑蝥、雄黄、三棱、莪术、水蛭、土鳖虫、千金子、千金子霜、巴豆、巴豆霜、甘遂、芫花、京大戟、牵牛子、商陆、丁公藤、阿魏、猪牙皂、麝香、虻虫、天山雪莲花、朱砂、生川乌、生草乌、马兜铃、天仙藤、全蝎、蜈蚣、红粉、洋金花、两头尖、罂粟壳、大皂角。

2. 妊娠慎用药

蟾酥、华山参、硫黄、干漆、片姜黄、急性子、瞿麦、益母草、制川乌、制草乌、番泻叶、附子、白附子、关白附、枳实、枳壳、三七、大黄、王不留行、西红花、红花、肉桂、桂枝、苏木、虎杖、卷柏、漏芦、穿山甲、桃仁、凌霄花、牛膝、川牛膝、蒲黄、郁李仁、天南星、冰片、草乌叶、禹余粮、常山、赭石、干蟾、芒硝、玄明粉、薏苡仁、通草、人工牛黄、牛黄、牡丹皮、芦荟、乳香、没药、木鳖子、苦楝皮、金铁锁、飞扬草、小驳骨、艾片、皂矾、黄蜀葵花。

3. 妊娠服药禁忌歌

前人对妊娠用药还编制了禁忌歌，便于学者掌握。现将《雷公炮制药性赋》中所载的"妊娠服药禁忌歌"附列于下，以供参考。

螈斑水蛭及虻虫，乌头附子配天雄。

野葛水银并巴豆，牛膝薏苡与蜈蚣。

三棱芫花代赭麝，大戟蝉蜕黄雌雄。

牙硝芒硝牡丹桂，槐花牵牛皂角同。

半夏南星与通草，瞿麦干姜桃仁通。

硇砂干漆蟹爪甲，地胆茅根与蟅虫。

注释：蝰：为虺，亦作蚖，与蝮蛇同类，李时珍曰："蝮大而虺小"；斑：斑蝥；天雄：附子的一种；野葛：钩吻，又名断肠草、黄藤；黄雌雄：雌黄、雄黄；赭：赭石；麝：麝香；牡丹：牡丹皮；桂：肉桂；地胆：芫青虫（青娘子）。

三、服药时的饮食禁忌

病人在服药期间，对某些食物不宜同时进服，前人称为服药禁忌，即通常所说的"忌口"。在古代文献上有薄荷忌鳖肉，茯苓忌醋等记载。这说明服用某些药时，不能同时吃某些食物。因为各种食物与药物一样，都具有不同的性能，所以必须根据疾病和药物的性能特点来考虑忌口，以防不适当的饮食影响病情和药物的疗效。

1. 患脾胃虚寒或胃寒疼痛等证的患者

服温中祛寒药时，不宜吃生、冷等寒性食物。如热证或胃热疼痛等症的病人，服清热药时，不宜吃辛辣、油腻等热性食物，否则就会抵消清热药的作用。

2. 消化功能减退所致的食积不化、胸腹胀闷的患者

这类病人服健脾消导药时，不宜吃黏腻、油煎等不易消化的食物。

3. 头晕、失眠、烦躁易怒的患者

忌食辣椒、大蒜、酒、浓茶等。

4. 咳喘、外科疮疡、皮肤病患者

忌食鱼腥、海味。

5. 水肿患者

忌食盐。

总之，服药期间的忌口与治疗进程有密切的关系。要恢复健康，除药物的疗效外，还须病人饮食调理得当。在服药期间不吃影响药效的食物，注意"药物"和"饮食调理"的配合，这样才能达到尽快恢复健康的目的。

第2节 常用方剂的应用

 学习单元1 治法

 学习目标

➤了解治法的概念。

➤掌握汗、吐、下、和、温、清、消、补八种治疗方法。

一、治法的概念

治法，是在辨清证候，审明病因、病机之后，有针对性地采取的治疗方法。

二、八法

常用的治法又称八法，有汗、吐、下、和、温、清、消、补。

1. 汗法

汗法是通过宣发肺气，调畅营卫，开泄腠理等作用，通过人体的汗出，使在肌表的外感六淫之邪随汗而解的一种治法。

2. 吐法

吐法是指通过涌吐，使停留在咽喉、胸膈、胃脘等部位的痰涎、宿食或毒物从口中吐出的一种治法。

3. 下法

下法是指通过荡涤肠胃，泻出肠中积滞或积水，使停留于肠胃的宿食、燥屎、冷积、瘀血、结痰、停水等从下窍而出，以祛邪除病的一种治法。

4. 和法

和法是指通过和解或调和的作用以祛除病邪为目的的一种治法。和解是专治病邪在半表半里的一种方法，适用于脏腑气血不和，或寒热混杂，或虚实互见的病证。

5. 温法

温法是指通过温中、祛寒、回阳、通络等作用，使寒邪去，阳气复，经络通，血脉和，适用于脏腑经络因寒邪为病的一种治法。

6. 清法

清法是指通过清热泻火，以清除火热之邪，适用于里热证的一种治法。

7. 消法

消法是指通过消食导滞和消坚散结的作用，对气、血、痰、食、水、虫等积聚而成的有形之结，使之渐消缓散的一种治法。

8. 补法

补法是指通过滋养、补益人体气血阴阳，适用于某一脏腑或几个脏腑，或气、血、阴、阳之一，或全部虚弱的一种治法。

 学习单元 2　方剂的组成

 学习目标

➤了解方剂的组成变化。

➤掌握方剂的组成原则。

方剂学是研究并阐明治法和方剂的理论及其运用的一门学科，与临床各科有着广泛而密切的联系，是中医学主要的基础学科之一。

方剂是祖国医学理、法、方、药的一个组成部分，是在辨证立法的基础上选择合适的药物，酌定用量，并按照组成的原则配伍而成。

一、组成原则

1. 君（主）药

是针对主病或主证起主要治疗作用的药物，是方剂组成中不可缺少的主药。

2. 臣（辅）药

有下列两种意义。

（1）辅助君药加强治疗主病或主证的药物。

（2）针对兼病或兼证起主要治疗作用的药物。

3. 佐药

有下列三种意义。

（1）佐助药。配合君、臣药以加强治疗作用，或直接治疗次要症状的药物。

（2）佐制药。用以消除或减弱君、臣药的毒性，或能制约君、臣药峻烈之性的药物。

（3）反佐药。当病重邪甚，可能拒药时，配用与君药性味相反而又能在治疗中起相成作用的药物。

4. 使药

有下列两种意义。

（1）引经药。能引方中诸药至病所的药物。

（2）调和药。具有调和方中诸药作用的药物。

综上所述，可知除君药外，臣、佐、使药都各具两种以上意义。在遣药组方时并没有一定的程式，既不是每一种意义的臣、佐、使都具备，也不是每药只任一职。每一方剂的具体药味多少，以及君、臣、佐、使是否齐备，全视病证大小与治疗要求的不同，以及所选药物的功用来决定。但是，每一方中必有君药。

二、组成变化

方剂的组成既有严格的原则性，又有极大的灵活性。"方从法出"，以及君、臣、佐、使的配伍组成，是遣药组方必须遵循的原则。而具体药物的选择，配伍关系的安排，药量大小的确定，以及剂型、服法的要求等，都要与病证的变化，体质的强弱，年龄的大小，四时气候的不同，地土方宜的各异密切联系起来，灵活化裁。在选用成方时，更要注意原则性与灵活性的统一，务必使方药与病证完全吻合。

1. 药味加减的变化

药味加减的变化是指方剂在君药、主证不变的情况下，随着次要症状或兼证的不同，增加或减少其次要药物，以适应新的病情的需要，又称为随证加减。

2. 药量的变化

药量的变化是指组成方剂的药物不变，但药量有了改变，因而改变了该方功效和主治证的主要方面。

3. 剂型的变化

剂型的变化是指同一方剂，由于配制的剂型不同，其在运用上也有所区别。

学习单元 3　常用方剂介绍

 学习目标

➤了解解表剂、泻下剂、和解剂、补益剂、祛湿剂、祛痰剂的概念。

➤掌握 11 付常用方剂的组成、功效、主治。

➤能够正确介绍方剂中每味药物的作用。

一、解表剂

凡用解表药为主组成，具有发汗、解肌、透疹等作用，可以解除表证的方剂，统称为解表剂。

解表剂分为辛温解表、辛凉解表和扶正解表三大类，分别适用于表寒证、表热证和体虚外感表证。

1. 辛温解表剂

适用于外感风寒表证，症见恶寒发热，头项强痛，肢体酸痛，口不渴，无汗或汗出而仍发热恶风寒，舌苔薄白，脉浮紧或浮缓等。

（1）麻黄汤（出自《伤寒论》）

[组成] 麻黄 6 g，桂枝 4 g，杏仁 9 g，炙甘草 3 g。

[功效] 发汗解表，宣肺平喘。

[主治] 外感风寒证：症见恶寒发热，头痛身疼，无汗而喘，舌苔薄白，脉浮紧。

[方解] 本方证病机为寒邪客于肌表、肺气失宣，当选辛温发汗之峻剂。

方中麻黄味辛性温，有发汗解表、宣肺平喘作用，为主药；桂枝解肌能温通卫阳，与麻黄相配，增强发汗解表之力，为辅药；杏仁降肺利气，止咳平喘，与麻黄相配，宣降并用，以增强宣肺平喘之力，为佐药；甘草用量较轻，能调和诸药，为使药。

（2）桂枝汤（出自《伤寒论》）

[组成] 桂枝 9 g，白芍药 9 g，生姜 9 g，大枣 3 枚，炙甘草 6 g。

[功效] 解肌发表，调和营卫。

[主治] 外感风寒证：症见头痛发热，汗出恶风，苔白不渴，脉浮缓。

[方解] 本方证病机为营卫不和，故当解肌发表，调和营卫。

方中桂枝解肌发表，散外感风寒，为主药；白芍敛阴和营，为辅药；桂枝、白芍相配，一散一收，能调和营卫而解表邪；生姜助桂枝发汗以解肌，大枣助白芍以和营，共为佐药；炙甘草调和诸药，为使药。

2. 辛凉解表剂

适用于外感风热证，主要症状为发热，有汗，微恶风寒，头痛，口渴，咽痛，或咳嗽，舌苔薄白或兼微黄，脉浮数等。

银翘散（出自《温病条辨》）

［组成］连翘 9 g，银花 9 g，桔梗 6 g，薄荷 6 g，竹叶 4 g，生甘草 5 g，荆芥 5 g，淡豆豉 5 g，牛蒡子 9 g，芦根 12 g。

［功效］辛凉透表，清热解毒。

［主治］温病初起：症见发热无汗或汗出不畅，微恶风寒，头痛口渴，咳嗽咽痛，舌尖红，舌苔薄白或薄黄，脉浮数。

［方解］本方证为外感温热病邪，多从口鼻而入，首先犯肺，故温病初起病变部位在肺。治疗宜疏散清解，以祛邪外出。

方中用银花、连翘清热解毒，轻宣疏散以透邪，为主药；荆芥、豆豉、牛蒡子、薄荷辛散表邪，透热外出，为辅药；芦根、竹叶甘凉轻清，以清热生津，桔梗、甘草宣肺止咳，清利咽喉，共为方中佐药；甘草调和诸药，兼为使药。

二、泻下剂

凡以泻下药为主组成，具有通导大便，排除肠胃积滞，荡涤实热，或攻逐水饮、寒积等作用，以治疗里实证的方剂，统称为泻下剂。

泻下剂分为寒下、温下、润下、逐水和攻补兼施五类。

大承气汤（出自《伤寒论》）

［组成］大黄 12 g，芒硝 9 g，厚朴 15 g，枳实 12 g。

［功效］峻下热结。

［主治］阳明腑实证、热结旁流、里热实证：症见潮热汗出，不恶寒反恶热，大便秘结，脘腹痞满而痛，舌苔焦黄起刺，脉沉实有力。以痞、满、燥、实及苔黄、脉实为主证。

［方解］本方证是实热积滞内结肠胃，热盛灼津。治宜峻下热结。

本方为寒下剂。方中大黄苦寒泄热，荡涤肠胃，为主药；芒硝助大黄泻热通便，并能软坚润燥，为辅药，两药配伍，峻下热结之力甚强，急下存阴；配厚朴、枳实行气散结，消痞除满，并助大黄、芒硝推荡积滞以加速热结之排泄，共为佐使。

三、和解剂

凡是采用调和的方法，以解除半表半里之邪、肝脾功能失调、上下寒热互结者，统称为和解剂。

和解剂一般分为和解少阳、调和肝脾、调和肠胃三类。

小柴胡汤（出自《伤寒论》）

［组成］柴胡 12 g，黄芩 9 g，人参 6 g，半夏 9 g，生姜 9 g，大枣 3 枚，炙甘草 6 g。

［功效］和解少阳。

［主治］伤寒少阳证：症见往来寒热，胸胁苦满，不欲饮食，心烦喜呕，口苦，咽干，目眩，舌苔薄白，脉弦。

［方解］本方证属少阳病。病邪既不在太阳之表，又未入阳明之里，故亦称半表半里证。治疗以和解为宜。

方中柴胡为少阳专药，轻清升散，疏邪透表，透达少阳半表之邪，为主药；黄芩苦寒，清泄少阳半里之郁热，为辅药，配合柴胡，一散一清，共解少阳之邪；半夏、生姜和胃降逆，散结消痞，人参、甘草、大枣益胃气、生津液和营卫，既扶正以助祛邪，又实里而防邪入，共为佐药；甘草既能调和诸药，又可助人参、大枣扶正，为使药。

四、补益剂

凡以补益药为主组成，具有滋养、补益人体气血阴阳不足，用以治疗各种虚证的方剂，统称为补益剂。

补益剂一般分为补气剂、补血剂、气血双补剂、补阴剂、补阳剂等。

1. 补气剂

补气剂能治疗脾肺气虚病证，适用于倦怠乏力，语言轻微，少气懒言，呼吸短气，动则气促，面色萎白，食欲不振，舌淡苔白，脉弱或虚大无力等症。

四君子汤出自（《太平惠民和剂局方》）

［组成］人参 10 g，白术 9 g，茯苓 9 g，炙甘草 6 g。

［功效］益气健脾。

［主治］脾胃气虚证：症见面色萎白，语声低微，四肢无力，食少或便溏，舌质淡，脉细缓。

［方解］方中用人参甘温大补元气，健脾养胃，为主药；以白术苦温健脾燥湿，为辅药；茯苓，甘淡渗湿健脾，为佐药，苓、术合用，健脾除湿之功更强，促其运化；使以炙甘草，甘温调中。

2. 补血剂

补血剂能治疗血虚的病证，适用于头晕眼花，面色无华，唇爪色淡，心悸失眠，舌质淡，脉细等。

四物汤（出自《太平惠民和剂局方》）

［组成］熟地黄 12 g，当归 10 g，白芍 12 g，川芎 8 g。

［功效］补血调血。

［主治］营血虚滞证：症见面色无华，头晕，目眩，心悸失眠，唇爪色淡，舌质淡，脉弦细。或妇人冲任虚损，营血亏虚，血行不畅而致月经不调及产后恶露不下等症。

［方解］方中用熟地黄滋阴养血，填精，为主药；当归补血活血，为辅药；两药配伍，既增强补血作用，又能调理冲任；白芍敛阴养血，为佐药；川芎活血行气，为使药。四药配伍，补血而不滞血，活血而不破血，为补血调血之要剂。

3. 补阴剂

适用于阴虚病证，症见形体消瘦，口干咽燥，五心烦热，头晕耳鸣，腰腿酸软，甚则骨蒸盗汗，颧红潮热，舌红少苔，脉细数。

六味地黄丸（出自《小儿药证直诀》）

［组成］熟地黄 24 g，山茱萸 12 g，山药 12 g，茯苓 9 g，丹皮 9 g，泽泻 9 g。

［功效］滋补肝肾。

［主治］肝肾阴虚：症见腰膝酸软，头目眩晕，耳鸣耳聋，盗汗遗精，消渴，或小儿囟门不合，舌红少苔，脉细数。

［方解］方中用熟地黄滋肾阴，益精髓，为主药；山茱萸酸温滋肾益肝，山药滋肾补脾，为辅药；共成三阴并补以收补肾治本之功。佐以泽泻配熟地而泻肾降浊，丹皮配山茱萸以泻肝火，茯苓配山药而渗脾湿。六味相合，三补三泻。本方配伍的特点是"补中有泻"。如此配伍，虽是补泻并用，但是配"泻"是为防止滋补之品产生滞腻之弊，实际还是以补为主。

4. 补阳剂

适用于肾阳虚病证，症见腰膝酸软，四肢不温，少腹拘急冷痛，小便不利，或小便频数，阳痿早泄，舌质淡而胖，脉沉细等。

肾气丸（出自《金匮要略》）

［组成］熟地黄 24 g，山茱萸 12 g，山药 12 g，茯苓 9 g，丹皮 9 g，泽泻 9 g，桂枝 3 g，附子 3 g。

［功效］温补肾阳。

［主治］肾阳不足：症见腰膝酸软，下半身常有冷感，少腹拘急，小便不利，或小便

反多，或阳痿早泄，舌质淡而胖，脉沉细。

　　［方解］方中用熟地黄、山茱萸、山药滋阴补肾；配以少量附子、桂枝温补肾阳，意在微微生火，以生肾气；泽泻、茯苓利水渗湿，丹皮清泻肝火，为补中寓泻。八味相配，阴阳并补，阴中求阳；滋而不腻，温而不燥。

五、祛湿剂

　　凡以祛湿药为主组成，具有化湿利水、通淋泄浊等作用，以治疗水湿病证的一类方剂，统称为祛湿剂。

　　祛湿剂分为燥湿和胃、清热祛湿、利水渗湿、温化水湿、祛风胜湿五类。

　　平胃散（出自《太平惠民和剂局方》）

　　［组成］苍术 15 g，厚朴 9 g，陈皮 9 g，甘草 4 g。

　　［功效］燥湿运脾，行气和胃。

　　［主治］湿阻脾胃证：症见脘腹胀满，不思饮食，口淡无味，呕吐恶心，嗳气吞酸，肢体沉重，倦怠乏力，舌苔白腻而厚，脉缓。

　　［方解］本方为燥湿和胃剂。方中重用苍术为主药，燥湿运脾；厚朴行气化湿，消胀除满，为辅药；陈皮理气化滞和胃，为佐药；甘草甘缓和中，调和诸药，为使药。

六、祛痰剂

　　凡以祛痰药物为主组成，具有消除痰饮作用，治疗各种痰病的方剂，统称为祛痰剂。

　　祛痰剂分为燥湿化痰、清热化痰、润燥化痰、温化寒痰、治风化痰五类。

　　二陈汤（出自《太平惠民和剂局方》）

　　［组成］半夏 15 g，陈皮 15 g，茯苓 9 g，炙甘草 5 g。

　　［功效］燥湿化痰，理气和中。

　　［主治］湿痰咳嗽：症见咳嗽痰多，色白易咯，胸膈痞闷，恶心呕吐，肢体困倦，或头眩心悸，舌苔白润，脉滑。

　　［方解］湿痰之证，多因脾失健运，湿聚成痰，痰阻气滞而致。治宜燥湿化痰，理气和中。

　　本方为治湿痰之主方。方中半夏辛温性燥，功善燥湿化痰，降逆和胃而止呕，为主药；陈皮理气燥湿，使气顺而痰消，为辅药；茯苓健脾渗湿，以治生痰之源，为佐药；甘草调和诸药，兼润肺和中，为使药。

第3节 中药名称和处方应配

 学习单元1 常见中药的正名和通用名称

 学习目标

➤ 了解中药的正名正字与通用名称的概念。

➤ 掌握300种常见中药的正名与通用名称。

中药的正名正字。中药的名称由于历代文献记载的不同和地区差异，一种药往往有几个名称。一般将《中国药典》收载的药品名称称为"正名"，该药典未收载的药品可依据有关中药学或本草专著使用的药名，按地区的习惯用名。

中药的通用名称。通用名称是指除了正名以外的药名，包括别名或化简名、习用名称。如枝子、牛夕、贝也等。又如"牛蒡子"有大力子、鼠粘子等别名；"金银花"有忍冬花、二宝花、双花等别名；还有如"浙贝母"写为象贝、大贝、浙贝等；"黄芩"写为淡芩、子芩、条芩、枯芩等。如果不了解中药的通用名称，在调配处方时，就会感到难以对付。

一、常见根和根茎类中药的正名和通用名称（见表3—1）

表3—1　　　　　常见根和根茎类中药的正名和通用名称

中药正名	通用名称
七叶一枝花	白重楼、白蚤休、独脚莲
三七	人参三七、山漆、田漆、参三七、金不换
三棱	山棱、京三棱、荆山棱
干姜	均姜、泡姜、淡干姜
土茯苓	仙遗粮、冷饭团、奇粮
大黄	锦纹、川军、将军

中药正名	通用名称
山豆根	广豆根
山药	怀山药、淮山药、薯蓣
川贝母	川贝、京川贝、京贝
川牛膝	川牛夕
川乌	乌头
川芎	川藭䓖、抚芎、芎藭、川抚芎
广郁金	广玉金、黄玉金、黄郁金、玉金、广一金
天冬	天门冬、明天冬
天花粉	瓜蒌根、花粉、栝楼根
天南星	南星、制天南星
制胆星	胆南星、胆星
天麻	明天麻、定风草根、赤箭
金荞麦	开金锁、野荞麦根
木香	广木香、南木香、云木香
太子参	孩儿参、童参、米参
升麻	绿升麻
丹参	赤丹参、紫丹参
巴戟天	巴戟肉、鸡肠风
玉竹	肥玉竹、葳蕤
甘松	香甘松
甘草	国老、粉甘草、粉草、甜草、甜草根、蜜草
石菖蒲	干石菖蒲、山菖蒲、香蒲
龙胆	龙胆草
北沙参	北条参、细条参、海南参、银条参、莱阳参
白及	白芨
白术	台术、生晒术、冬术、冬白术、晒白术、烘术
白芍	东芍、白芍药、芍药、杭芍
白芷	香白芷
白薇	香白薇、龙胆白薇
防己	粉防己、汉防己、土防己
玄参	元参、乌元参、黑元参、黑参
制半夏	姜半夏

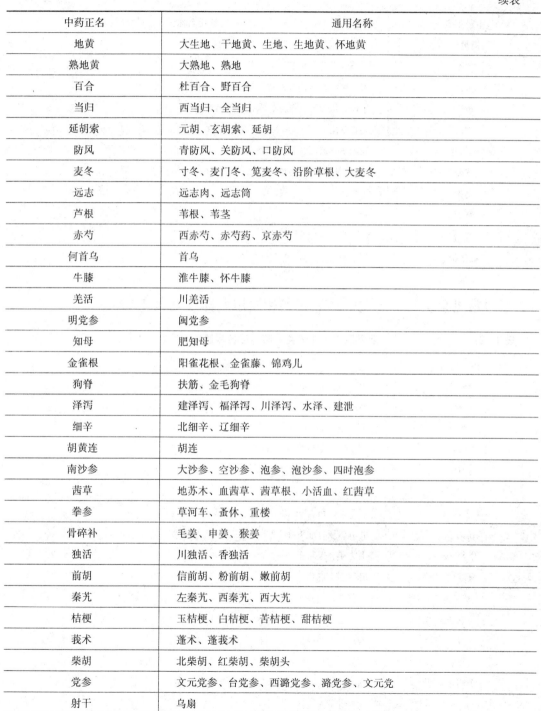

中药正名	通用名称
地黄	大生地、干地黄、生地、生地黄、怀地黄
熟地黄	大熟地、熟地
百合	杜百合、野百合
当归	西当归、全当归
延胡索	元胡、玄胡索、延胡
防风	青防风、关防风、口防风
麦冬	寸冬、麦门冬、筧麦冬、沿阶草根、大麦冬
远志	远志肉、远志筒
芦根	苇根、苇茎
赤芍	西赤芍、赤芍药、京赤芍
何首乌	首乌
牛膝	淮牛膝、怀牛膝
羌活	川羌活
明党参	闽党参
知母	肥知母
金雀根	阳雀花根、金雀藤、锦鸡儿
狗脊	扶筋、金毛狗脊
泽泻	建泽泻、福泽泻、川泽泻、水泽、建泄
细辛	北细辛、辽细辛
胡黄连	胡连
南沙参	大沙参、空沙参、泡参、泡沙参、四时泡参
茜草	地苏木、血茜草、茜草根、小活血、红茜草
拳参	草河车、蚤休、重楼
骨碎补	毛姜、申姜、猴姜
独活	川独活、香独活
前胡	信前胡、粉前胡、嫩前胡
秦艽	左秦艽、西秦艽、西大艽
桔梗	玉桔梗、白桔梗、苦桔梗、甜桔梗
莪术	蓬术、蓬莪术
柴胡	北柴胡、红柴胡、柴胡头
党参	文元党参、台党参、西潞党参、潞党参、文元党
射干	乌扇

中药正名	通用名称
浙贝母	大贝、元宝贝、象贝母、象贝、土贝
黄芩	子芩、条芩、枯芩、淡黄芩
黄芪	大有芪、北口芪、西黄芪、黄耆、绵黄芪、绵芪
黄连	川连、川黄连、雅连、味连、鸡爪黄连
常山	鸡骨常山
熟附片	淡附子、淡附片、淡附块、黑附块、制附子
续断	川断、川续断、万断
葛根	干葛、野葛
紫菀	紫菀茸、紫菀头
薤白	野白头、薤白头
糯稻根	稻根须

二、常见果实、种子类中药的正名和通用名称（见表3—2）

表3—2   常见果实、种子类中药的正名和通用名称

中药正名	通用名称
山茱萸	山萸肉、枣皮、萸肉
山楂	楂饼、楂肉
川楝子	金铃子
小茴香	西小茴、瘪角茴香、谷茴
女贞子	冬青子
木瓜	宣木瓜
王不留行	王不留、留行子
五味子	北五味子、北五味
牛蒡子	大力子、鼠粘子
火麻仁	麻仁、大麻仁
芥子	白芥子、黄芥子
苘麻子	冬葵子
砂仁	西砂仁、白砂仁、砂米仁、奎砂仁、缩砂仁
肉豆蔻	玉果、玉豆蔻、肉果
决明子	马蹄决明
麦芽	大麦芽

中药正名	通用名称
连翘	连乔、青连乔、青连翘、黄连翘
吴茱萸	吴萸、淡吴萸
佛手	佛手柑、干佛手、陈佛手
补骨脂	破故纸、破故脂
陈皮	广皮、广陈皮、新会皮、橘皮
青皮	小青皮、细青皮、均青、四化青皮
青葙子	草决明、野鸡冠花子
苦杏仁	大杏仁、北杏仁、光杏仁、杏仁泥
枳壳	川枳壳、江枳壳
枳实	川枳实、江枳实
栀子	山枝、山栀、山栀子、江山栀
枸杞子	甘杞子、甘枸杞、杞子、枣杞、血杞子
荜澄茄	毕澄茄、山苍子、山鸡椒
草果	草果仁
牵牛子	二丑、白丑、黑丑
鸦胆子	苦参子
香橼	陈香橼、香圆皮、香橼皮
胖大海	安南子、大海
桃仁	光桃仁、燀桃仁
莱菔子	萝卜子
益智	益智仁、盐益智仁
马钱子	方八、番木鳖
菟丝子	吐丝子、无娘藤子
南葶苈子	甜葶苈
路路通	九孔子、枫香树果、枫实、枫树果
槟榔	大腹子、花槟榔、鸡心槟榔、海南槟、槟榔尖
酸枣仁	枣仁
瘪桃干	桃奴、碧桃干
沙苑子	潼蒺藜、沙苑蒺藜、沙蒺藜、潼沙苑
薏苡仁	米仁、苡仁、苡米仁、薏米仁

三、常见全草类中药的正名和通用名称（见表 3—3）

表 3—3　　　　　　　　　常见全草类中药的正名和通用名称

中药正名	通用名称
大蓟	大蓟草
广藿香	南藿香
木贼	木贼草、锉草、节骨草
仙鹤草	脱力草、龙芽草
牡蒿	香青蒿
垂盆草	鼠牙半枝莲
连钱草	活血丹、通地香、金钱草、透骨香
鱼腥草	蕺菜
荆芥	荆芥穗、假苏、线芥
茵陈	西茵陈、茵陈蒿、绵茵陈
香薷	西香薷、香茹、青香薷、江香薷
穿心莲	一见喜、榄核莲、苦胆草
麻黄	西麻黄
淫羊藿	仙灵脾、三枝九叶草
积雪草	落得打
紫花地丁	地丁草、紫花地丁草
蒲公英	黄花地丁
墨旱莲	墨汁旱莲草、墨旱莲草、鳢肠
薄荷	苏薄荷
瞿麦	瞿麦穗
藿香	土藿香

四、常见花类中药的正名和通用名称（见表 3—4）

表 3—4　　　　　　　　　常见花类中药的正名和通用名称

中药正名	通用名称
月季花	月月红
白菊花	甘菊花、白甘菊、杭白菊、池菊
黄菊花	杭甘菊、杭菊
红花	草红花、杜红花

中药正名	通用名称
谷精草	移星草、谷精珠
辛夷	木笔花、春花、木兰、木笔、望春花
金银花	二宝花、忍冬花、银花、双花
莲须	莲蕊
夏枯草	夏枯花、夏枯球
旋覆花	全福花、金沸花、覆花、伏花
款冬花	冬花

五、常见叶类中药的正名和通用名称（见表3—5）

表3—5 常见叶类中药的正名和通用名称

中药正名	通用名称
枸骨叶	功劳叶
艾叶	蕲艾
石韦	石苇、金背茶匙、有柄石韦、小石韦
苦丁茶	大叶冬青
紫苏叶	苏叶、紫苏
桑叶	冬桑叶、霜桑叶
橘叶	青橘叶

六、常见皮类中药的正名和通用名称（见表3—6）

表3—6 常见皮类中药的正名和通用名称

中药正名	通用名称
地骨皮	枸杞根皮
肉桂	玉桂、桂心、黄瑶肉桂、交趾肉桂、安南肉桂、安桂、安桂心、越南玉桂、清化肉桂、绿水桂、蒙自肉桂
合欢皮	夜合皮
杜仲	川杜仲、厚杜仲、绵杜仲
牡丹皮	丹皮、粉丹皮
厚朴	川朴
秦皮	北秦皮

中药正名	通用名称
地枫皮	钻地风、追地枫、追地风
浙桐皮	刺桐皮、海桐皮
桑白皮	桑皮
黄柏	川柏、川黄柏、川柏皮
椿皮	椿白皮、椿根皮、樗白皮、樗根白皮

七、常见藤、木、茎枝类中药的正名和通用名称（见表3—7）

表 3—7　　　　　　　　　　常见藤、木、茎枝类中药的正名和通用名称

中药正名	通用名称
石斛	黄草、金石斛、川石斛
广藿香梗	南藿梗
木通	三叶木通、白木通
矮地茶	老勿大、紫金牛、平地木
灯心草	白灯草、灯芯草、灯草
大血藤	红藤
苏木	红苏木、苏方木
皂角刺	皂角针、皂荚刺、皂针、天丁
首乌藤	夜交藤
油松节	松节
降香	降香屑、紫降香、降真香
钩藤	双钩、钩钩、嫩钩藤
鬼箭羽	卫矛
桂枝	川桂枝
透骨草	凤仙花梗
桑枝	童桑枝、嫩桑枝

八、常见菌、藻、地衣和动物类中药的正名和通用名称（见表3—8）

表 3—8　　　　　　　　　常见菌、藻、地衣和动物类中药的正名和通用名称

中药正名	通用名称
白茯苓	云茯苓、浙茯苓、镜面茯苓

中药正名	通用名称
茯神木	茯苓木
猪苓	粉猪苓
地龙	蚯蚓干、广地龙
土鳖虫	地鳖虫（地鳖）、金边地鳖虫（冀地鳖）、䗪虫
羊角	山羊角、绵羊角
牡蛎	左牡蛎
龟甲	玄武版、龟板、龟版、败龟版、乌龟壳
鸡内金	鸡肫皮、鸡黄皮
蚕砂	二蚕砂、夏蚕砂、晚蚕砂
海螵蛸	乌贼骨、墨鱼骨
蝉蜕	蝉衣、蝉退
僵蚕	天虫、白僵蚕、姜虫
天龙	守宫、壁虎
蝼蛄	土狗
蛇蜕	龙衣、蛇壳

九、常见矿物及其他类中药的正名和通用名称（见表3—9）

表3—9　　　　　　　　常见矿物及其他类中药的正名和通用名称

中药正名	通用名称
龙齿	青龙齿
龙骨	五花龙骨、化龙骨
赭石	钉赭石、代赭石
芒硝	朴硝
朱砂	丹砂、辰砂
赤石脂	老式赤石脂、五色赤石脂
磁石	灵磁石、活磁石、吸铁石
白矾	明矾
咸秋石	盆秋石
寒水石	方解石
软滑石	西滑石
天然冰片（右旋龙脑）	梅片、艾片

续表

中药正名	通用名称
青黛	靛花
白砒石	人言、信石、白信石、砒石
钟乳石	石钟乳、滴乳石

学习单元 2　处方应配

学习目标

➤了解处方应配的概念。

➤熟悉处方应配的作用。

➤掌握 300 种常见中药的处方应配。

一、处方应配的概念与作用

处方应配是指中药调剂人员在配方操作时根据处方要求，按照现行的《中药饮片炮制规范》规定配付药物。各地区《中药饮片炮制规范》一般均有处方应配（又称配方应付）专门的项目，作为本地区中药调剂人员进行配方的依据。

中药的应用，通过炒、炙、制等炮制后，都有其不同的性能和治疗作用。如麻黄生用解表发汗较强，清炒后则会缓解其解表发汗作用。甘草生用能清热解毒，炒用较为中和，蜜炙便转化为补脾和胃、益气复脉的作用。又如性寒凉血的生地黄，通过蒸熟后则转变为性温补血的熟地黄。

有些药物，生品有毒，必须经过炮制，使其毒性减低或消除，才能使用，如半夏、附子、川乌、草乌等。也有些药物虽无毒性，但在治疗应用时，大多亦须经过炮制后使用，如首乌、香附、狗脊等。因此，对处方需用的生、炒、炙、制等药品应付范围是否正确，是调配药方的一个重要环节。

由于各地区用药习惯和炮制方法各有不同，因此各地配方应付也各不相同。如上海地区处方写苍术、炙苍术、炒苍术、焦苍术均配蜜麸炒苍术；写制苍术配制苍术。浙江地区，处方写苍术、米泔制苍术、制苍术均配炒苍术；写麸苍术配麸炒苍术；写生苍术配生

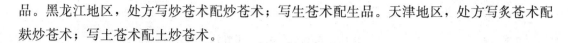

品。黑龙江地区，处方写炒苍术配炒苍术；写生苍术配生品。天津地区，处方写炙苍术配麸炒苍术；写土苍术配土炒苍术。

二、常见中药的处方应配

根据 2008 年版《上海市中药饮片炮制规范》规定，现将上海市中药饮片的处方应配汇总如下：

1. 处方写下列品名应配"蜜炙"（见表 3—10）。

表 3—10　　　　　　　　　　处方写下列品名应配"蜜炙"

炙升麻	炙甘草	炙白前	炙白薇	炙百合
炙百部	蜜细辛	炙细辛	炙前胡	炙桔梗
炙黄芪	紫菀	炙紫菀	炙马兜铃	炙化橘红
炙紫苏子	炙白苏子	炙冬瓜子	炙南葶苈子	炙罂粟壳
炙橘红	炙橘络	炙白槿花	炙旋覆花	款冬花
炙款冬花	炙枇杷叶	炙桑叶	炙桑白皮	炙桂枝
炙麻黄	蜜麻黄	炙紫苏梗	炙石膏	

2. 处方写下列品名应配"清炒"（见表 3—11）。

表 3—11　　　　　　　　　　处方写下列品名应配"清炒"

炙川芎	炙天冬	清甘草	清炙甘草	炙玉竹
常山	炙常山	炙柴胡	川楝子	炙川楝子
牛蒡子	炙牛蒡子	王不留行	车前	车前子
炙车前子	瓜蒌子	炙瓜蒌子	瓜蒌皮	炙瓜蒌皮
全瓜蒌	决明子	焦决明	芥子	苍耳
苍耳子	麦芽	炙麦芽	香麦芽	焦麦芽
草果	草果仁	煨草果	煨草果仁	莱菔子
炙莱菔子	苏子	紫苏子	蒺藜	白蒺藜
炙蒺藜	路路通	蔓荆子	炙蔓荆子	炙牡蒿子
酸枣仁	炙酸枣仁	稻芽	焦稻芽	炙稻芽
香稻芽	焦槟榔	炙槟榔	甜茶	制甜茶
炙甜茶	椿皮	椿根皮	炙椿根皮	桑枝
炙桑枝	九香虫	炙九香虫	刺猬皮	炙刺猬皮
鳖虫	土鳖虫	炙土鳖虫	五灵脂	虻虫
桑螵蛸	炙桑螵蛸	海螵蛸	炙海螵蛸	硼砂
炙硼砂	飞硼砂	煅硼砂		

3. 处方写下列品名应配"蜜麸炒"（见表3—12）。

表3—12　　　　　　　　　　　处方写下列品名应配"蜜麸炒"

炒山药	炙木香	炒木香	煨木香	炒天麻
煨天麻	白术	炙白术	炒白术	焦白术
白芍	炙白芍	炒白芍	焦白芍	苍术
炙苍术	炒苍术	焦苍术	茅术	炙茅术
炒茅术	焦茅术	炒党参	炙粉葛	炒粉葛
煨粉葛	炒黄芪	清炙黄芪	炙葛根	炒葛根
煨葛根	炙陈皮	炒陈皮	青皮	炙青皮
炒青皮	枳壳	炙枳壳	炒枳壳	枳实
炙枳实	炒枳实	香橼	炙香橼	炒香橼
僵蚕	炙僵蚕	炒僵蚕		

注："蜜麸炒"原称"麸炒"。

4. 处方写下列品名应配"砂炒"（砂炙）（见表3—13）。

表3—13　　　　　　　　　　　处方写下列品名应配"砂炒"（砂炙）

马钱子	炙马钱子	制马钱子	干蟾	炙干蟾
牛角鰓	炙牛角鰓	龟甲	炙龟甲	醋炙龟甲
鸡内金	炒鸡内金	炙鸡内金	穿山甲	炙穿山甲
炮山甲	豹骨	炙豹骨	鹿筋	炙鹿筋
猴骨	鳖甲	炙鳖甲	醋鳖甲	

5. 处方写下列品名应配"制品"（见表3—14）。

表3—14　　　　　　　　　　　处方写下列品名应配"制品"

了哥王	川乌	天南星	胆南星	半夏
姜半夏	甘遂	关白附	延胡索	炒延胡索
醋延胡索	炙延胡索	何首乌	附子	远志
炙远志	炒远志	远志筒	炙远志筒	炒远志筒
狗脊	炒狗脊	禹白附	草乌	香附
炒香附	黄精	女贞子	炙女贞子	山茱萸
乌梅	五味子	炙五味子	炒五味子	吴茱萸
炙吴茱萸	炒吴茱萸	南五味子	炙南五味子	炒南五味子
橹豆衣	洋金花	厚朴	炙厚朴	炒厚朴
没药	炙没药	炒没药	松香	乳香

炙乳香	炒乳香	枫香脂	藤黄	炉甘石
硫黄				

注：(1) 写制豨莶草付酒豨莶草。(2) 枫香脂、松香、藤黄、硫黄外用付生品。

6. 处方写下列品名内服应配"米炒"，外用应配"生品"（见表 3—15）。

表 3—15　　　　　处方写下列品名内服应配"米炒"，外用应配"生品"

红娘虫	青娘虫	斑蝥		

7. 处方写下列品名前写"酒"字，应配"酒炒"（见表 3—16）。

表 3—16　　　　　处方写下列品名前写"酒"字，应配"酒炒"

酒白芍	酒当归	酒当归身	酒当归尾	酒延胡索
酒芩	酒黄连			

8. 处方写下列品名应配"酒洗"（见表 3—17）。

表 3—17　　　　　　　处方写下列品名应配"酒洗"

酒军	酒大黄		

9. 处方写下列品名应配"蛤粉炒"（见表 3—18）。

表 3—18　　　　　　　处方写下列品名应配"蛤粉炒"

人指甲	阿胶珠	线鱼胶	

10. 处方写下列品名应配"盐水炒"（见表 3—19）。

表 3—19　　　　　　　处方写下列品名应配"盐水炒"

补骨脂	炙补骨脂	炒补骨脂	益智	炙益智
炒益智	煨益智	橘核	炙橘核	炒橘核
杜仲	杜仲炭	炒杜仲	焦杜仲	

11. 处方写下列品名应配"盐炒"（见表 3—20）。

表 3—20　　　　　　　处方写下列品名应配"盐炒"

炒牛膝			

12. 处方写下列品名应配"炭品"（见表 3—21）。

表 3—21 处方写下列品名应配"炭品"

炮姜	地榆	炒地榆	炒茜草	炒藕节
山楂	炙山楂	炒山楂	焦山楂	南山楂
红曲	炒红曲	栀子	焦山枝	炒栀子
焦栀子	黑栀子	莲房	炒莲房	槐角
炒槐角	炒大蓟	炒小蓟	槐米	炒槐米
槐花	炒槐花	蒲黄	炒蒲黄	侧柏叶
炒侧柏叶	干漆	六神曲	炒六神曲	焦六神曲
血余	陈棕			

注：莲房外用付生品。

13. 处方写下列品名应配"煅品"（见表 3—22）。

表 3—22 处方写下列品名应配"煅品"

瓦楞子	鱼脑石	自然铜	阳起石	花蕊石
针砂	青礞石	金礞石	钟乳石	绿矾
绛矾	红矾	矾红	人中白	

14. 处方写下列品名在鲜药上市季节应配"鲜品"（见表 3—23）。

表 3—23 处方写下列品名在鲜药上市季节应配"鲜品"

佩兰	佩兰梗	荷叶	荷梗	荷蒂
藿香	藿香梗			

15. 处方写下列品名应配"盐煅"（见表 3—24）。

表 3—24 处方写下列品名应配"盐煅"

煅石决明				

16. 处方写下列品名应配"煨品"（见表 3—25）。

表 3—25 处方写下列品名应配"煨品"

肉豆蔻	炒肉豆蔻	诃子	诃子肉	炙诃子
炒诃子				

17. 处方写下列品名应配"姜汁炒"（见表 3—26）。

表 3—26 处方写下列品名应配"姜汁炒"

炒竹茹	姜竹茹			

18. 处方写下列品名应配"水飞"（见表3—27）。

表3—27 处方写下列品名应配"水飞"

朱砂	玛瑙	制炉甘石	腰黄	雄黄
珍珠	琥珀			

19. 除上述第1~18项规定者外，单写药名应配"生品"，写炙、炒均应配"清炒"。

 学习单元3 中药临方炮制

 学习目标

➤熟悉《中药饮片炮制规范》。

➤掌握中药临方炮制的方法。

➤能够根据医师特殊要求，对中药饮片进行临时加工。

中药临方炮制是指医师在为患者治病防病开具处方时，因药物性能和治疗上的特殊需要，要求中药调剂人员将中药饮片按辨证施治的要求对中药生品进行现炒现用的加工操作过程。因其特点是由中药调剂人员根据医师特殊要求，临时性进行加工，且加工中药饮片数量小，故又称"小炒"。

临方炮制虽属医师特殊要求，但所用辅料及操作必须符合《中药饮片炮制规范》的规定。为了保证疗效，调剂人员应严格按照医嘱进行炮制，如因故不能加工，应征得医师或患者的同意，绝不能该炮的不炮，该制的不制，以生品代替炮制品。

中药临方炮制的目的、意义与辅料等与本教材第2章第1节中药炮制基本相同，请参阅相关内容，本单元主要讲述中药临方炮制的方法和要求。

中药的临方炮制，使其符合临方医疗需要，在整个炮制过程中，应掌握火候，准确控制辅料的用量，认真观察炮制品的色泽，注意各项操作是否符合规定。

中药临方炮制方法很多，一般可分为清炒、炒炭、麸炒、酒炒、盐水炒、姜汁炒、醋炒、蜜炙、米炒、土炒、药物同炒等。

一、清炒

将药物置烧热锅内，用文火炒至表面微具焦斑，略有焦香气，取出摊凉。种子类要炒至爆裂使之松脆，目的是使药物易于粉碎，有效成分易于煎出，并可缓和药性，如炒牵牛子等；或缓和耗气伤血之性，如炒川芎；或减弱寒性，如炒柴胡；又如清炒续断，长于治疗崩漏；清炒当归长于和血；黄芩清炒后可降低寒性等。

二、炒炭

将药物置烧热锅内，用武火炒至外呈焦黑色、内呈棕褐色，取出摊凉。炒炭时，应掌握火候和炭化程度，防止灰化，习称"炒炭存性"。目的是增强止血之功，如当归炭、生地炭。而黄芩、白术炒炭可用于止泻。

三、麸炒

将锅烧至微红，撒入蜜炙麸皮，待冒烟时将药物放入，迅速翻动拌炒，至表面呈微黄或黄色，取出筛去麸皮，蜜炙麸皮的用量一般为每 100 g 药物用蜜炙麸皮 5～10 g。麸炒的目的是赋色增强健脾开胃之功，如麸炒山药、麸炒党参、麸炒葛根。而木香麸炒长于实肠止泻，陈皮麸炒长于和胃，黄芪麸炒长于补气，天麻麸炒长于祛风通络等。

蜜炙麸皮制法：取炼蜜置锅内，加水，约是炼蜜量的 1/4，稀释后将生麸皮倒入，乘热拌匀，搓散，用文火炒至不粘手，过筛。炼蜜的用量为每 100 g 生麸皮用炼蜜 60 g。

四、酒炒

将药物用黄酒拌匀、稍闷，置锅内，用文火炒至表面微具焦斑，取出摊凉。黄酒的用量一般为每 100 g 药物用黄酒 15 g。酒炒的目的是缓和药物苦寒之性，还能升能，清上焦邪热，如酒炒黄连、酒炒黄芩；或加强药物活血祛瘀的作用，如酒炒当归、酒炒延胡；或缓和药物泻下之力，如酒炒大黄等。

五、盐水炒

将药物用食盐水拌匀，稍闷，置锅内用文火炒至表面呈黄色（微焦）；或将药置锅内，炒至一定程度，将食盐水均匀地喷洒在药物上，炒干，取出放凉。食盐用量除另有规定者外，一般为每 100 g 药物用食盐 2 g，加开水适量溶解，滤过。盐水炒的目的是增强药物补肝益肾的作用，如盐水炒巴戟天；或增添阴降火的作用，如盐水炒知母、盐水炒黄柏；或引药入肾，增强利水之功，如盐水炒泽泻等。

六、姜汁炒

将药物用姜汁拌匀，稍闷，置锅内用文火炒至表面微具焦斑，取出摊凉。生姜的用量一般为每 100 g 药物用生姜 25 g。姜汁炒的目的是缓和药物寒性，增强和胃止呕之功，如姜汁炒黄连。

姜汁制备：取洗净的生姜捣碎，压榨取汁，姜渣加水适量捣之，再压榨取汁，反复操作至姜渣味淡为度，合并即得。

七、醋炒

将药物用醋拌匀，稍闷，置锅内用文火炒至表面微具焦斑，取出摊凉。醋的用量除另有规定外，一般为每 100 g 药物用醋 15 g。醋炒的目的是引药入肝，增强药物活血止痛作用，如醋炒三棱、醋炒莪术；或增强疏肝止痛作用，如醋炒柴胡；或降低毒性，减少副作用，如醋炒大戟、醋炒芫花等。

八、蜜炙

先将锅用文火烧热，放入炼蜜，加水适量稀释，随后将药物拌匀，炒至蜜汁吸尽以不粘手为度，取出摊凉。炼蜜的用量除另有规定者外，一般为药物净量的 15%～35%。蜜炙的目的是增强药物润肺止咳之功，如蜜炙白前、蜜炙百合、蜜灵百部、蜜炙桔梗、蜜炙冬瓜子；或取其补中益气之效，如蜜炙党参等。

炼蜜制备：将蜂蜜置锅内，加热至沸，除去浮沫，乘热滤过，除去杂质，再放入锅内，继续加热，使其色变深，迅速取出，备用。

九、米炒

将粳米洗净，置锅内用文火炒至冒热气或米贴附锅底，放入药物，拌炒或翻动至表面呈黄色微焦，取出筛去米。粳米的用量除另有规定外，一般为每 100 g 药物用粳米 10 g。米炒的目的是取其增强健脾养胃之功，如米炒党参；或缓解毒性，如米炒斑蝥。

十、土炒

将灶心土粉置锅内，用文火炒至滑利，放入药物，拌炒至表面呈黄色（微焦）取出，筛去灶心土粉。灶心土粉用量除另有规定外，一般为每 100 g 药物用灶心土粉 20 g，土炒的目的是增强药物健脾和胃止泻之功，如土炒白术、土炒山药。

十一、药物同炒

1. 吴茱萸煎汁炒黄连
将制吴茱萸水煎半小时，去渣取汁，拌入生黄连内使之吸尽。用文火炒干，筛去灰屑。制吴茱萸的用量为每 100 g 生黄连用制吴茱萸 10 g。其目的是抑制黄连苦寒之性，增强降逆止呕之功。

2. 茴香炒当归

先将适量小茴香放于锅内加热。炒至微有爆鸣声时再将当归倒入急炒，至小茴香膨胀鼓起、当归呈黄色、散发芳香气为度。其目的是增强行气散寒活血止痛、理疝的功效，一般用于寒疝疼痛或小腹胀痛等症。

第 4 节　审阅中药处方

 学习单元 1　审阅处方要点

 学习目标

➢熟悉全面审方的内容、方法和要求。

➢掌握审阅中药处方的技能技巧。

➢能够辨别处方中的笔误。

一、全面审方

中药处方在调配前，必须对中药处方进行全面审核：处方前部及各项内容及医师签字是否齐全，药名、剂型、剂量、用法是否准确，确认无误后方可计价和调配。

二、审方方法和要求

1. 有无配伍禁忌、超剂量用药、超时间用药（包括特殊管理的毒麻药和一般的寒毒中药、婴幼儿和高龄老人的用药）、妊娠妇女的禁忌药等，如确属病情需要超常规使用，应请处方医师在此味中药旁重新签字。

2. 如有临时缺药，应请处方医师改药后重新签字。

3. 处方日期如超过 3 日，应请处方医师重新签字。

4. 如有药名、剂量等字迹模糊不清或重开药名、漏写剂量等，除重开药名可删去一味外，其余均要经处方医师确认、重新签字后计价和调配。

5.审方时如有自费药，经患者同意后计价和调配。

三、审阅中药处方的技能技巧

1. 掌握中药处方的组方原则与灵活性的变化

中医治病以内科疾病较多，其次是妇、儿、伤、外科等，而在处方用药时，有的是以"经方"为基础，结合具体症状加减组成；有的是运用自己实践经验书写处方，因此在方剂的组成方面，各有其特点。但总体上不外乎是以主（君）、辅（臣）、佐、使四部分的药物配伍为法则。如前所述，主（君）药，是治疗主症而起主要作用的药物；辅（臣）药，是协助或加强主药功效的药物；佐药，是协助主药兼治某些次要症状，或对主药的偏烈之性起制约作用；使药，即引经药，或起调和诸药的作用。例如"黄麻汤"，主证是因风寒外邪侵入肌表，故有恶寒发热、无汗而喘、口不渴、脉浮紧等现象，兼有头痛身痛等证，是邪实而正不虚的表实证，宜用辛温解表法治疗。所以用麻黄发汗解表、宣肺平喘为主药；桂枝温通经络，助麻黄增强发汗作用为辅药；佐以杏仁宣降肺气，助麻黄止咳平喘；甘草为调和药。方剂虽有一定的组成原则，但并非都是如此严格完整，主要从具体病证出发，分清主次，选方组药。

由于中医治病灵活性较大，往往用主药相似的方剂，略微加减药味或在药量上的轻重不同，就能治疗不同性质的疾病。如"麻黄汤"的组成是麻黄、桂枝、杏仁、甘草，它的功用是发汗定喘；而在麻黄汤的基础上除去桂枝加石膏，即称为"麻杏石甘汤"，它的功用则又转变为辛凉宣泄，清肺平喘。又如"厚朴三物汤"与"小承气汤"的组成药物，同样以大黄、枳实、厚朴三种药物组成，但前者以厚朴为主药，以疏理气机为主；后者以大黄为主药，以清热通便为主。使这两种方剂产生不同功能的原因，主要是由于药量上的加减，即厚朴三物汤中以厚朴的分量超过大黄一倍；而小承气汤则以大黄的分量超过厚朴一倍。

此外，有的医师在处方配伍方面，不一定按照主药和辅助药等规律组成。例如细辛、葶苈子等有些医生在处方上用量就过大，超过了一般常用量的范围。对这种独创一格的处方，必须慎重对待，认真研究，以防发生错误。

调剂人员除熟悉处方上一般药物的通用名称和生、炒、炙、制、煅等不同调配外，更应熟悉中药的性能和一般用量知识。当在调配每一处方时，就可以分析综合作用，区分适应何种疾病，从而察知药方内是否有笔误或疑问之处。

2. 中药药名一字之差的区别方法

药名一字之差是系两种或两种以上的药物名称仅一字之差异，例如泽泻与泽漆等，其品种不同则功效亦有区别，因此必须掌握中药药名一字之差的品种（见表3—28）。

表3—28　　　　　　　　　　　　常见中药药名一字之差的品种

炙山甲、炙必甲	海螵蛸、桑螵蛸	葫芦壳、葫芦巴
泽泻、泽漆	麻黄、麻黄根	通草、通天草
忍冬花、冬花	公丁香、公丁藤	羊乳根、羊蹄根
川柏、川朴	肉桂子、桂花子	制南星、胆南星
白芍、白菊	石决明、决明子	续随子、续断子
莲心、莲子心	合欢花、合欢皮	补骨脂、骨碎补
天葵子、天竺子	山茱萸、吴茱萸	杞子、枝子
肉豆蔻、白豆蔻	酢酱草、败酱草	泡姜、炮姜
红豆蔻、草豆蔻	胡麻、胡麻仁、麻仁	金铃子、金樱子
龙胆草、龙须草	大胡麻、小胡麻	半枝莲、半边莲
草河车、紫河车、白河车	天龙、天虫	紫花地丁、黄花地丁
漏芦、黎芦	……	……

3. 中药处方的书写潦草与笔画类似（或药名近似）的区分

因医师处方书写各异，尤以书写潦草或笔画类似的药名，例如桂枝、桔梗等，如果稍有疏忽，不加思考，便容易看错药名，发生差错，影响药剂质量和疗效，甚至有可能危及生命。因此中药调剂人员在调剂配方时必须专心一致，认真识别书写潦草或笔画类似的中药处方药名（见表3—29），这样才能避免差错发生，保证中药调剂正确无误。

表3—29　　　　　　　　　常见中药处方书写潦草或笔画类似对照表

扁豆花、扁豆衣	杏仁、枣仁	红花、红藤
桂枝、桔梗	黄芪、黄芩	党参、玄参
白薇、白蔹	香薷、香蒿	山枝、山棱
蒲黄、蒲公英	桃仁、枣仁	大黄、大枣

4. 中药处方笔误的实例

熟悉方剂组成的法则及其配伍关系，并具备一定的医药知识以及一些"固有成方"，是调剂人员在分析处方内容时必不可少的。因为在调剂的过程中，往往会遇到各种问题，这就要通过处方内容的分析，然后作出处理决定。

学习单元 2　审阅中药处方和配方操作实训

 学习目标

➤能够识别中药处方中的错误。

➤能够熟练进行中药配方操作。

一、错误中药处方的辨别

1. 处方一

荆芥 4.5 g，牛蒡子 9 g，金银花 9 g，连翘 9 g，桔梗 3 g，苦杏仁 9 g，忍冬花 9 g，薄荷 3 g，淡竹叶 4.5 g，生甘草 3 g，鲜芦根 30 g。

这张处方的错误，主要是药味重复。它既用了金银花，又写了忍冬花，这时调剂人员在一般情况下应将重复的一味中药剔除。

2. 处方二

全当归 9 g，川芎 4.5 g，生黄芪，炒白术 9 g，炙山甲 9 g，小青皮 4.5 g，皂角针 9 g，甘草节 4.5 g，香白芷 3 g。

这张处方的错误，主要是漏写分量。由于处方上有主要和次要的区别，它的用量也随之而不同。如处方上的黄芪，一般用量是 9 g，但在外科"补托透脓"上的用量，就要特别加重。因此，调剂人员对这种特殊病情的漏写用量，不能任意代填，必须与医师联系。

3. 处方三

制厚朴 3 g，炒白术 4.5 g，姜半夏 9 g，土藿香 9 g，白豆蔻 15 g，陈皮 4.5 g，谷麦芽 18 g，炙甘草 3 g，焦六神曲 9 g，大腹皮 9 g，带皮苓 9 g。

这张处方的错误，主要是一种药物的用量超过了一般用量。处方中的白豆蔻是辛温芳香之药，多服易损伤气分。一般用量是 1.5～4.5 g，由于医师笔误，写成了 15 g。调剂人员应根据自己的业务经验，主动向医师联系，这样才不致造成错误而影响病人的健康。

4. 处方四

熟地黄 15 g，山药 9 g，茯苓 9 g，泽泻 9 g，丹皮 9 g，吴茱萸 9 g，五味子 3 g，麦冬 9 g。

这是一张"六味地黄汤"加麦冬、五味子的处方，它的错误在于山茱萸误写为吴茱萸。因为山茱萸是滋补肝肾，而吴茱萸是温中散寒，且吴茱萸一般用量为 1.5～6 g，多服易损伤阴液，而处方上的用量却为 9 g。因此，调剂人员对这种错误处方，如能了解一些"固有成方"，则不但可以从"六味地黄汤"的组成药物上看出它的错误，同时在一般用量上也能明显地看出它的不适当。

5. 处方五

生黄芪 15 g，煅牡蛎 30 g，浮小麦 9 g，麻黄 9 g，太子参 9 g，大枣 15 g。

这张处方是"牡蛎散"方剂加太子参、大枣，它的主要作用是固表止汗，对常出虚汗有治疗作用。但处方中的麻黄是发汗的而不是止汗的，止汗的应是麻黄根。因此，这张处方的错误是麻黄下面漏写了一个"根"字。调剂人员如能熟悉药物的性能，就会认识到这种相反的作用会给病人带来不良的后果，应及时与医师联系更正。

6. 处方六

台乌药 6 g，广木香 3 g，高良姜 4.5 g，炒小茴 3 g，小青皮 4.5 g，槟榔 9 g，肉桂 3 g，枳壳 4.5 g，延胡索 6 g，金樱子 9 g。

这张处方是由行气、散寒、止痛等药物所组成的，适用于寒性的疝症。处方中的金樱子是酸涩的药物，具有涩精固肠的功能。而中药中的金铃子，具有疏肝行气止痛的功能，能更好地起到气滞、寒结、疼痛等综合治疗的作用，本处方使用金铃子更为适宜，因此，处方中的金樱子系金铃子的笔误。

二、中药配方操作

中药配方操作，习称"抓药"，是把格斗内中药饮片按处方要求和《中药炮制规范》的规定调配齐全并集于一处的操作过程。

1. 中药配方的器具

中药配方的器材和工具有中药饮片斗架、饮片调剂台、戥秤、厘戥、天平、捣药铜缸、包装材料以及中药饮片等。在配方操作之前必须先洁净工具。

2. 中药配方操作程序及要求

中药饮片调剂常规一般分为审方、计价、调配、复核、发药五个程序。

（1）配方人员接到已计价处方后，应再次进行审方（按审方常规要求审阅），审查有无配伍禁忌和孕妇禁忌的药物、毒性中药的用法用量、药品的通用名称、书写潦草的药名等，审核无误后，方可操作。

（2）对戥。使用经检验合格的戥秤。每次操作前先检查定盘星的平衡度是否准确（一般用克戥）。根据处方药物的不同体积和质量，选用适当的戥子。称取贵重药品或毒性中药，克以下的要使用毫克戥，才能保证剂量准确。操作时，秤杆放在左手虎口上，用食指和中指夹住秤杆，然后用食指和中指调节戥砣。

（3）持戥。左手持戥杆，右手取药。检视戥量指数和所称药物是否平衡，戥杆要与眼睛平视，以戥秤平衡为准确。如有差异，增减饮片至平衡为准。

称取克数＝单味药物剂量×剂数

（4）配方时要思想集中，细心操作，看清处方内容，以免漏配和错配。

（5）为了便于核对，要按处方药味所列的顺序调配，间隔平放，不可混放一堆。

1）对体质松泡而量大的药物如灯芯、夏枯草、淫羊藿之类调配后应放于其他药盘或包纸上。

2）黏软带色的药物如熟地、黄精、青黛、朱砂应放于其他药物之上，以免粘染药盘。

3）鲜药类应另行处理或另包。

（6）操作时要称准分匀。对于一方多剂的处方应按"等量递减""逐剂复戥"的原则将称取的饮片倒在药盘内或包装纸上，不可凭主观臆测，任意估量分剂或抓配。每一剂的重量误差应控制在±2％以内。

（7）处方中有需要特殊处理的药品，如先煎后下、包煎、冲服、另煎等要单包成小包并注明用法，再放入群药内。

（8）按《中药炮制规范》的规定，对矿物类、动物贝壳类、果实种子类等质地坚硬的药品，在配方操作时该捣碎的要用铜制杵筒临时捣碎后再分剂量，以利于煎出有效成分。在使用杵筒前须先视杵筒内是否洁净，有无残渣或粉末。凡捣碎毒性中药或带特殊气味的中药后应及时将杵筒洗刷干净，以免影响其他处方调配。临时捣碎以适度为宜。

（9）处方中如有需要临时炮制加工的药品，如炙麻黄、煨天麻、炒党参等，可称取生品后由配方人员或专人处理，临时炮制的操作方法和辅料用量均按《中药炮制规范》规定，炮制品要符合质量要求。

（10）调配完毕经自查确认无误后，再交由复核人员进行复核。

第5节　中药饮片零售的计价

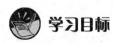 学习目标

➤熟悉中药饮片零售价格及处方价格计算的方法。

➤能够熟练使用计价工具。

一、计价方法

1. 中药饮片零售价格

计价又称算方，是调配前准备收费的依据。这是一项专业性很强的工作。配方中的中药饮片单价一般是以每 10 g 为单位，传统的处方常以一只、一扎、一支、一角、一尺、一片的数量词出现。目前，随着医保制度的改革，除个别省市采用以 g 为单位的计算方法，大部分地区采用以每 10 g 为单位的单价计算方法。

对于需要进行研粉等零星加工的药品应按规定计价。

2. 中药处方价格计算的步骤

在计价时要熟悉各种药物的现行价格情况，对传统处方中的数量与习惯按只、个、条的药要正确应付。例如：红枣一只应付 3 g，龙眼一只应付 1 g，灯心草一扎应付 0.15 g，茅根一扎应付鲜品 30 g、干品 15 g，生姜一片应付 1.5 g 等。

每张处方都由各不同药味组成药帖（但也有单味方），在计算时，先进行每味药价的计算，然后将每一味药的金额相加而得出每帖药的金额，最后把每帖药的金额乘上处方上所需要的帖量即为该处方的总价格。在每味药价计算时，其金额尾数不应进位或舍去，只有当每帖药的金额计算后，其尾数再按四舍五入到分（尾数的四舍五入看厘，厘到五进位，厘不到五，那毫再大也得舍去，如￥12.574 999 就成￥12.57）。特别要注意的是计算时单价以每 10 g 为单位的，每帖药的金额要缩小 10 倍。

（1）每味药的金额计算单价以 g 为单位时，则：每味药的金额＝单价×每味药的剂量；单价以 10 g 为单位时：每味药的金额＝单价×每味药的剂量÷10，尾数全部保留，不应进位或舍去。

（2）每帖药的金额计算：每帖药的金额＝每味药的金额相加，尾数计算按四舍五入保留到分。

（3）处方的总金额计算：处方的总金额＝每帖药的金额×处方的帖数。

准确计价是关系到物价政策执行和患者经济利益以及中药门市部、医院信誉的大问题，绝对不能草率行事。

二、计价工具使用

1. 算盘

使用算盘时，可根据中药饮片用量规律，采用巧算，多数药物的用量都在 6 g、9 g、12 g，如果处方中出现常用量 9 g 较多的情况，可用药量相同单位相加再乘以用量；反之单位相同，用量相加再乘以单价。总之，操作时要心、脑、手并用。

2. 计算器

使用计算器时，利用计算器内存和熟知的功能，灵活应用，如当前误操作可按 C 键改正，第一笔计算好可按 M＋内存，第二笔计算好可直接按 M＋内存累计，整张处方完成按 MR 显示，重新开始按 MC 或 MR 两次来消除内存数据。

3. 计算机

随着中药事业的发展，许多地区开发了先进的中药饮片零售价格计算系统，将中药的计量、价格以及配伍禁忌等要求编入程序，根据每一处方正确计价。

复习思考题

1. 何为相须、相使、相杀、相畏、相恶、相反？请举例说明。

2. 简述十八反、十九畏的歌诀和含义。

3. 哪些药为妊娠禁用药？哪些药为妊娠慎用药？

4. 方剂的组成原则是什么？请举例说明。

5. 麻黄汤和桂枝汤同属解表剂，在组成、功效和主治方面有何不同？

6. 四君子汤和四物汤同属补益剂，在组成、功效和主治方面有何不同？

7. 哪些中药饮片在配方时应配制品？请举例说明。

8. 审阅中药处方有哪些技能技巧？

9. 调配中药处方时有哪些要领？

10. 核算中药处方时有哪些步骤？

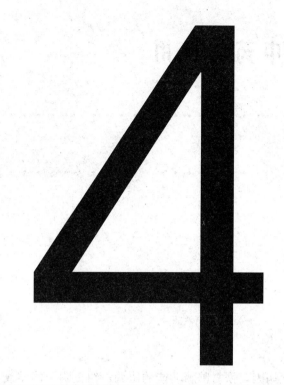

第4章

用药指导

第1节 中药的应用

 学习单元1 中药的性能

 学习目标

➤掌握中药的四性、五味。

➤熟悉中药的升降浮沉、归经。

➤了解中药的"毒"。

中药的性能就是指药物的特性和功能。

药物治病的原理是药物祛除病邪，消除病因，恢复脏腑功能的协调，纠正阴阳偏盛或偏衰的病理现象，使身体在最大限度上恢复到正常状态，也称为治疗作用。

药物能发挥治疗作用，是各种药物所具有的若干特性和作用，前人称其为药物的偏性。"以偏纠偏"，意思是说以药物的偏性纠正人体因疾病所表现的阴阳偏盛或偏衰。

把药物治病的多种多样的性质和作用加以概括，统称为药物的性能，主要有性、味、归经、升降沉浮及有毒、无毒等方面。

一、性味

药物都具有一定的性和味，即药性和药味两个方面的性能。

1. 四性

古时也称"四气"，是指药物具有寒、热、温、凉四种性质。药性是根据实际疗效反复验证归纳起来的，是从性质上对药物多种医疗作用的高度概括。

其中温热和寒凉属于两类不同的性质。而温与热、寒与凉则分别具有共同性。温次于热，凉次于寒，性质相同而程度不同。

药性的寒、热、温、凉是根据药物作用于人体发生的反应归纳出来的。是与所治疾病的寒、热性质相对而言。

《神农本草经》："疗寒以热药，疗热以寒药。"

《素问·至真要大论》："寒者热之，热者寒之。"

对于有些药物，通常还标以大热、大寒、微温、微寒等予以区别；也有药性寒热不显著，作用缓和，广泛地用"平"来形容（见表4—1）。

表4—1　　　　　　　　　　　　　寒凉药、温热药分类表

四性	作用	功效	举例			药性
			药名	功效	主治	
寒凉药	减轻、消除热证	清热泻火、凉血解毒、育阴潜阳	金银花、黄芩	清热解毒	发热、口渴、咽痛	寒性
温热药	减轻、消除寒证	温里散寒、助阳益火、活血行气、芳香开窍	附子、干姜	温中散寒	腹中冷痛、脉沉无力	热性

2. 五味

五味就是辛、甘、酸、苦、咸五种。

药味的确定是由口尝而得，从而发现各种药物所具有的不同滋味与医疗作用之间的若干规律性的联系。因此，中药味的概念不仅表示味觉感知的真实滋味，同时也反映药物的实际性能。

不同的味有不同的作用，味相同的药物，其作用也有相近或共同之处（见表4—2）。

表4—2　　　　　　　　　　　　　药物五味分类表

五味	作用	主治	举例		
			药名	功效	主治
辛	发散、行气、活血	表证、气滞、血瘀	麻黄	辛温解表	表寒证
			木香	行气止痛	气滞证
甘	补益、和中、缓急	虚证、疼痛	熟地	滋补强壮	虚证
			饴糖	缓急止痛	拘急疼痛
酸	收敛、固涩	虚汗、泄泻	山茱萸	涩精敛汗	遗精盗汗
			五倍子	涩肠止泻	久泻不止
苦	燥湿、泻火、通泄、下降	湿证、火热证、便秘、咳喘	黄连	清热燥湿	湿热内蕴
			大黄	通下热结	热结便秘
咸	软坚、散结、泻下	瘰疬、痰核、痞块及热结便秘	瓦楞子	软坚散结	痰证
			芒硝	泻下通便	热结便秘

五味之外，还有淡味和涩味。淡味，有渗湿、利尿的作用；涩味，有收敛、固涩的作

用。

由于每一种药物都具有性和味，因此，两者必须综合起来。例如两种药物都是寒性，但味不相同，一是苦寒，一是辛寒，两者的作用就有差异。同时，两种药物都是甘味，但性不相同，一是甘寒，一是甘温，其作用也不一样。

所以，不能把性与味孤立起来看，性与味显示了药物的部分性能，也显示出某些药物的共性。只有认识和掌握每一药物的全部性能，以及性味相同药物制剂同中有异的特性，才能全面而准确地了解和使用药物。

二、升降浮沉

由于各种疾病在病机和证候上常常表现出向上（如呕吐、咳喘）、向下（如泄泻、崩漏、脱肛），或向外（如自汗、盗汗）、向内（如表证不解）等病势趋向，因此，能够针对病情改善或消除这些病证的药物，相对说来也就分别具有升降浮沉的作用趋向。这种性能，可以纠正机体功能的失调，使身体恢复正常，或因势利导，有助于驱邪外出。

升降浮沉就是药物作用于人体的定位和趋向的性能（见表4—3）。

表4—3　　　　　　　　　　　　　　药物作用趋向分类表

分类	作用趋向	作用部位	功效	性	味
升	上升、升提	病势下陷	升阳发表、祛风散寒、涌吐、开窍	温热	辛甘
浮	轻浮、在上	病位在上、在表			
降	下降、降逆	病势上逆	清热、泻下、利水渗湿、重镇安神、潜阳熄风、消导积滞、降逆、收敛、止咳平喘、止呕	寒凉	苦酸咸
沉	重沉、在下	病位在下、在里			

三、归经

归经就是指药物对于机体某部分的选择性作用——主要对某经（脏腑及其经络）或某几经发生明显的作用，而对其他经则作用较小或没有作用。将各种药物对机体各部分的治疗作用做进一步归纳，使之系统化，就形成了归经理论。

同属寒性药物，虽然都具有清热作用，但其作用范围，或偏于清肺热，或偏于清肝热，各有所长；同为补药，也有补肺、补脾、补肾等不同。

药物归经以脏腑、经络理论为基础，以所治具体病症为依据。

经络能沟通人体内外表里。在病变时，体表的疾病，可以影响到内脏；内脏的病变，也可以反映到体表。因此，人体各部分发生病变时所出现的证候，可以通过经络而获得系

统的认识（见表4—4）。

表4—4		药物治疗作用与归经的关系		
病变部位	症状	药物	功效	归经
肝经病变	胁痛、抽搐	全蝎	定抽搐	肝
心经病变	神昏、心悸	朱砂	安神	心
脾经病变	食少、便溏	山药	止泻	脾
肺经病变	喘、咳	桔梗、杏仁	止咳喘	肺
肾经病变	腰膝酸软	杜仲	强筋骨、健腰膝	肾

这说明归经理论，是具体指出药效的所在，其是从疗效观察中总结出来的。

但是，在应用药物时，如果只掌握药物的归经，而忽略了四性、五味、升降浮沉等性能，是不够全面的。同归一经的药物，其作用有温、清、补、泻的不同（见表4—5）。

表4—5		归肺经药物不同功效比较	
药名	归经	性	功效
黄芩		寒	清肺热
干姜	肺	温	温肺寒
百合		微寒	补肺虚
葶苈子		大寒	泻肺实

因此，不可只注意归经而将能归该经的药物不加区别地应用。

四、补泻

补泻是药物扶助正气、祛除病邪的两种不同性能。

补：就是补其不足，具有扶助正气、改善人体出现的各种虚损病症的性能。

泻：就是泻其有余，具有祛除病邪、解除由于病邪引起的各种病症的性能。

五、有毒无毒

"毒药"一词，在古代医药文献中常是有毒药物的总称。药物都各有偏性，这种偏性就是"毒"。

《素问》记载："大毒治病，十去其六；常毒治病，十去其七；小毒治病，十去其八；无毒治病，十去其九。"

《神农本草经》把药物分为上中下三品，就是根据药性的无毒有毒来分类的，大体上是把攻病愈疾的药物称为有毒，而把可以久服补虚的药物看作无毒。有毒的药物用后多有强烈的医疗作用。

后世许多本草书籍在药物性味之下所标注的"大毒""小毒"，大多是指一些具有一定毒性或副作用的药物，用得不当就可能导致中毒。

所以，药物有毒无毒就是指药物对人体有无明显毒害作用的概括。

凡是药物，都具有各自的偏性，在用药治病中，就是利用它们的偏性来纠正人体阴阳的偏性，因此，即使无毒的药物，既有利于治疗疾病的一面，又有损害人体正气的一面。

 学习单元2　常用中药的柜台应用

 学习目标

➢了解药物的性味、归经。

➢熟悉药物的临床应用和简单配伍。

➢掌握常用中药的功效。

➢能够向消费者正确介绍中药的简单配合应用。

➢能够熟练地向消费者介绍单味中药的应用。

一、止咳利咽类中药的运用

感冒、咳嗽是呼吸系统的常见病，病变初期常出现咽喉肿痛、声音嘶哑、咳嗽等症。

1. 止咳的中药

咳嗽是肺系疾病的主要症候之一。咳嗽的病因有外感和内伤两大类。

中药止咳常以化痰止咳，或温肺或清肺或润肺或敛肺。

（1）川贝母

[性味归经] 性味苦、甘，微寒。归肺、心经。

[主要功效] 化痰止咳。

川贝母为化痰止咳的要药。其清肺、化痰、止咳的功效，常用于治疗热痰咳嗽，与桑叶、杏仁等配合使用；贝母又为甘润之品，具有润肺的功效，又可用于治疗燥痰咳嗽、肺虚久咳，可与沙参、麦冬等养阴润肺药配伍。

[其他功效] 清热散结。

[使用注意] 反乌头。

（2）浙贝母

[性味归经] 性味苦，寒。归肺、心经。

[主要功效] 化痰止咳。

擅长宣肺，宜用于外感痰嗽。其开泄力大，清火散结作用较强，常用于治疗外感风热或痰火郁结的咳嗽，可与桑叶、牛蒡子等宣肺祛痰药配合。

[其他功效] 清热散结。

[使用注意] 反乌头。

（3）竹沥

[性味归经] 性味甘，寒。归心、肺、胃经。

[主要功效] 清热化痰。

清热化痰力强，对痰热咳嗽有卓效。治疗肺热痰壅之咳喘，可与瓜蒌、枇杷叶同用。

[用法用量] 30～50 g，冲服。

[使用注意] 本品性寒质滑，寒嗽及脾虚便溏者忌用。

注：为原卫生部公布的既是食品又是药物的中药。

（4）杏仁

[性味归经] 性味苦，微温，有小毒。归肺、大肠经。

[主要功效] 止咳平喘。

杏仁为肺的要药，止咳平喘作用广泛，适用于各种咳嗽气喘之症，无论新久、寒热均可配合应用。治风热咳嗽，可与桑叶、牛蒡子配伍；治风寒咳嗽，可与苏叶、桔梗配伍；治燥热咳嗽，可与桑叶、贝母等配伍；治肺热咳喘，可与麻黄、石膏等配伍。

[其他功效] 润肠通便。

[使用注意] 有小毒，勿过量；婴儿慎用。

注：为原卫生部公布的既是食品又是药物的中药。

（5）枇杷叶

[性味归经] 性味苦，平。归肺、胃经。

[主要功效] 化痰止咳。

适用于咳喘痰稠。枇杷叶能清肺化痰、下气止咳，凡风热燥火等引起的咳嗽，皆可应用。用于风热咳嗽，可与前胡、桑叶等配伍；用于燥热咳喘，可与桑白皮、沙参等同用。

[用法用量] 10～15 g，煎服。

[其他功效] 和胃降逆。

（6）白果

[性味归经] 性味甘、苦、涩，平，有小毒。归肺大经。

［主要功效］敛肺平喘。

白果兼有敛肺气、平喘咳及减少痰量的作用，故止咳效果甚佳。适用于咳嗽气喘较剧的症候，可与麻黄、甘草配伍；治肺热痰喘气促的患者，可与黄芩、桑白皮配伍。

［其他功效］收涩止带。

［用法用量］6～10 g，煎服。用时去壳，捣碎。

［使用注意］大量生食易引起中毒，宜加注意。咳嗽痰稠咳吐不利者慎用。

注：为原卫生部公布的既是食品又是药物的中药。

2. 利咽的中药

咽喉肿痛是指咽喉部的红肿疼痛。多为热邪壅盛，风热止邪、肺胃蕴热或脾胃积热化火皆可引起咽喉肿痛。

中药治咽喉肿痛多用疏散风热、清热解毒之品。

（1）牛蒡子

［性味归经］性味辛、苦，寒。归肺、胃经。

［主要功效］利咽散肿。

牛蒡子具有疏散风热、清肺利咽作用，可用于治疗风热上扰咽喉肿痛，常与薄荷、桔梗等配伍；同时又具有清热解毒，利咽消肿之效，也可用于治疗咽喉肿痛属于热毒者，常与黄芩、玄参等配伍。

［其他功效］疏散风热，解毒透疹。

［用法用量］3～10 g，煎服或入散剂。

［使用注意］本品能滑肠，气虚便溏者忌用。

（2）薄荷

［性味归经］性味辛，凉。归肝、肺经。

［主要功效］利咽。

对于风热壅盛所致的咽喉肿痛，常与桔梗、僵蚕、荆芥等配伍，如六味汤。

［其他功效］疏散风热，清利头目，透疹。

［用法用量］2～10 g，煎服，不宜久煎。

［使用注意］表虚自汗者不宜用。

注：为原卫生部公布的既是食品又是药物的中药。

（3）玄参

［性味归经］性味苦、甘、咸，寒。归肺、胃、肾经。

［主要功效］清热解毒。

主治外感风热引起的咽喉肿痛，常与桔梗、薄荷等配伍；主治内热引起的咽喉肿痛，常与麦冬、甘草等配伍。

［其他功效］养阴。

［用法用量］10～15 g，煎服或入丸散。

［使用注意］本品性寒而滞，脾胃虚寒、胸闷少食者不宜用。反藜芦。

3. 开音的中药

失音是指发音时或嘶或哑的症状，又称声音嘶哑。声音嘶哑多为外邪侵袭，或风寒或风热或热邪犯肺；也可因内伤，如肺肾阴虚或血瘀痰聚等。内伤引起声音嘶哑病情比较复杂，在此主要介绍外邪所致失音的中药治疗。

（1）桔梗

［性味归经］性味苦、辛，平。归肺经。

［主要功效］开宣肺气。

桔梗为利咽开音、治咽痛音哑的要药，功能为开宣肺气而利胸膈咽喉，治咽痛音哑可配薄荷、牛蒡子、蝉蜕等。

［其他功效］祛痰，排脓。

［用法用量］3～10 g，煎服。

（2）蝉蜕

［性味归经］性味甘，寒。归肺、肝经。

［主要功效］疏风热。

蝉蜕有疏散风热、开宣肺气的功效，主治风热郁肺，发热、咽痛、声音嘶哑之症，常与牛蒡子、胖大海等配伍。

［其他功效］透疹，明目退翳，息风止痉。

［用法用量］3～10 g，煎服或作丸散。

（3）胖大海

［性味归经］性味甘，寒。归肺、大肠经。

［主要功效］清宣肺气。

主治肺气闭郁，痰热咳嗽，肺热声哑，可与桔梗、蝉蜕配伍。

［其他功效］清肠通便。

［用法用量］3～5 枚煎服，或用沸水泡服或煎服。如用散剂，用量减半。

注：为原卫生部公布的既是食品又是药物的中药。

二、清热生津类中药的运用

1. 清泻心火的中药

心火亢盛，常表现为心烦、失眠、口舌生疮，小便短赤，舌尖红等症。

中药常用清热泻火药、利水通淋药等治疗。

（1）黄连

［性味归经］性味苦，寒。归心、肝、胃、大肠经。

［主要功效］泻火解毒。

黄连为清心火的要药，功效泻火解毒，并以泻心经实火见长。主治心火亢盛、心烦失眠，可与朱砂、生地配伍；主治心火亢盛，迫血妄行所致的吐血、衄血，可与黄芩、白芍等配伍。

研末外用，可治口舌生疮。

［其他功效］清热燥湿。

［用法用量］2～10 g，煎服或入丸散。外用适量。

［使用注意］本品大苦大寒，过量或服用较久易致败胃。凡胃寒呕吐、脾虚泄泻之证均忌用。

（2）木通

［性味归经］性味苦，寒。归心、小肠、膀胱经。

［主要功效］利水通淋，泄热。

木通能利水通淋，导热下行而降心火。用于心火上炎、心烦尿赤、口舌生疮等症，常与生地、竹叶配伍。

［其他功效］通乳。

［用法用量］3～6 g，煎服。

［使用注意］据现代文献报道，有用大剂量关木通（60 g）而致急性肾功能衰竭者；本品用量不宜过大；孕妇慎用。

（3）灯心草

［性味归经］性味甘、淡，微寒。归心、肺、小肠经。

［主要功效］清心除烦。

灯心草清心火，使邪热从小便而泄。病情较轻者可单味煎服；或与木通、滑石等配伍。婴儿夜啼，可用灯心煅炭研末涂母亲乳头上喂之。

［其他功效］利水通淋。

［用法用量］1.5～2.5 g，煎服或入丸散。治心烦惊痫，朱砂拌用。外用煅炭存性

研末。

（4）百合

［性味归经］性味甘，微寒。归肺、心经。

［主要功效］清心安神。

百合清热养阴，入心经而宁心安神，用于热病余热未清，虚烦惊悸，失眠多梦，常与知母、地黄等配伍。

［其他功效］润肺止咳。

［用法用量］10～30 g，煎服。

［使用注意］本品为寒润之物，风寒咳嗽或中寒便溏者忌服。

注：为原卫生部公布的既是食品又是药物的中药。

（5）莲子心

［性味归经］性味苦寒。归心经。

［主要功效］清心，去热。

用于除烦安神，常与玄参心、麦冬等配伍。

［其他功效］止血，涩精。

［用法用量］1～3 g，沸水泡服。

2. 生津止渴的中药

热邪易伤津耗液，热病后期常出现津液损伤的口渴等，中药常用清热生津的药物治疗。

（1）芦根

［性味归经］性味甘，寒。归肺、胃经。

［主要功效］清热生津。

芦根清热除烦，生津止渴，为治热病伤津、烦热口渴，或舌燥少津的要药，常与石膏、麦冬、天花粉等配伍。

［其他功效］止呕，除烦。

［用法用量］15～30 g，煎服。鲜品可用加倍或更高剂量。鲜品可捣汁服用。

注：为原卫生部公布的既是食品又是药物的中药。

（2）石斛

［性味归经］性味甘，微寒。归胃、肾经。

［主要功效］养胃生津。

石斛善养胃阴，生津液。用于热病伤阴、舌干烦渴，用鲜石斛与麦冬、鲜生地、天花粉等养阴清热生津药配伍；用于胃阴不足、津亏口渴，可与沙参、麦冬、玉竹等配伍。

［其他功效］滋阴除热。

［用法用量］6～15 g，鲜用15～30 g，入汤剂宜先煎。

［使用注意］本品能敛邪使邪不外达，所以温热病不宜早用；又能助湿，如湿温尚未化燥者忌服。

三、消食止泻类中药的运用

1. 消食的中药

由于饮食过饱，食积停滞不消，常出现脘腹胀满，食欲不振，恶心呕吐，甚至伤及脾胃，出现腹痛腹泻，舌苔厚腻，脉滑。

中药常用消食药加以消食化积。

（1）山楂

［性味归经］性味酸、甘，微温。归脾、胃、肝经。

［主要功效］消食化积。

山楂味酸而甘，微温不热，功能助脾健胃，促进消化，为消化食积停滞的要药，尤善消化油腻食积。用于食滞不化，常与麦芽、六曲配伍；用于食滞兼有脘腹胀痛者，可加木香、枳壳等行气消滞；用于伤食而腹痛腹泻者，可用焦山楂10克研末，开水调服。

［其他功效］活血散瘀。

［用法用量］10～15 g，大剂量30 g，煎服。

注：为原卫生部公布的既是食品又是药物的中药。

（2）麦芽

［性味归经］性味甘，平。归脾、胃、肝经。

［主要功效］消食和中。

麦芽能助淀粉性食物的消化，尤其适用于米、面、薯、芋等食物积滞不化。用于食积停滞、常与山楂、六曲等消食药配伍；用于脾胃虚弱而消化不良的患者，可与白术、党参等补脾益气药配伍。

［其他功效］回乳。

［用法用量］10～15 g，大剂量30～120 g，煎服。

［使用注意］授乳期不宜使用。

注：为原卫生部公布的既是食品又是药物的中药。

（3）谷芽

［性味归经］性味甘，平。归脾、胃经。

［主要功效］消食和中，健脾开胃。

谷芽的功能与麦芽相似，但消食之力较麦芽缓和，故能促进消化而不伤胃气。用于食滞或食少的患者，可与山楂、六曲等消食药配伍；用于脾胃虚弱而消化不良的患者，可与白术、党参、陈皮等健脾理气药配伍。

［用法用量］10～15 g，大剂量 30 g，煎服。

（4）六曲

［性味归经］性味甘、辛，温。归脾、胃经。

［主要功效］消食和胃。

消食化积作用较佳，且能健脾和胃，为临床常用之品。用于食积停滞、脘腹胀满、不思饮食及肠鸣泄泻等症状，常与山楂、麦芽等消食药配伍；用于丸剂中有金石药品难以消化吸收的患者，可用神曲糊丸以助消化。

［用法用量］6～15 g，煎服。

（5）莱菔子

［性味归经］性味辛、甘，平。归脾、胃、肺经。

［主要功效］消食化积。

莱菔子功擅消食化积，能除胀行滞。用于食积停滞，常与山楂、六曲、陈皮等消食理气药配伍，如保和丸；用于脾胃虚弱而消化不良的患者，可在保和丸基础上加白术，如大安丸。

［其他功效］降气化痰。

［用法用量］6～10 g，煎服。

［使用注意］本品能耗气，气虚及无食积、痰滞者慎用。

注：为原卫生部公布的既是食品又是药物的中药。

（6）鸡内金

［性味归经］性味甘，平。归脾、胃、小肠、膀胱经。

［主要功效］运脾消食。

鸡内金消食力量较强，且有运脾健胃之功。用于消化不良病情较轻者，可单用本品炒燥后研末服用；用于食积不化、脘腹胀满者，常与山楂、麦芽等消食药配伍；用于小儿脾虚疳积，可与白术、山药、茯苓等补脾益气药配伍。

［其他功效］固精止遗，化坚消石。

［用法用量］3～10 g，煎服。研末服用，每次 1.5～3 g。

注：为原卫生部公布的既是食品又是药物的中药。

2. 健脾止泻的中药

（1）山药

［性味归经］性味甘，平。归脾、胃、肾经。

［主要功效］补脾益气。

山药既能补脾气，又益脾阴，且兼涩性，能止泻。用于脾虚气弱、食欲不振、大便溏薄甚或泄泻的患者，常与人参、白术、茯苓等健脾益气药配伍。

［其他功效］养阴，补肺益肾。

［用法用量］10～30 g，大剂量60～250 g。煎服。研末吞服，每次6～10 g。补阴宜生用，健脾止泻宜炒黄用。

［使用注意］本品养阴能助湿，故湿盛中满或有积滞者忌服。

注：为原卫生部公布的既是食品又是药物的中药。

（2）白扁豆

［性味归经］性味甘，微温。归脾、胃经。

［主要功效］健脾化湿。

白扁豆补脾而不滋腻，化湿而不燥烈，为健脾化湿的良药。用于脾虚有湿，体倦乏力、食欲不振，大便溏薄甚或泄泻；或妇女脾虚湿浊下注，白带过多，常与人参、白术、茯苓等健脾益气药配伍；用于夏伤暑湿，脾胃失和，呕吐泄泻，本品能健脾化湿和中，单品水煎服；也可与香薷、厚朴等祛暑除湿药配伍。

［用法用量］10～20 g，煎服。健脾止泻宜炒用，消暑宜生用。

注：为原卫生部公布的既是食品又是药物的中药。

（3）茯苓

［性味归经］性味甘、淡，平。归心、脾、肾经。

［主要功效］健脾渗湿。

茯苓既能健脾，又能渗湿，对脾虚运化失常所致的泄泻，有标本兼顾之效。用于脾虚体倦、食欲不振、大便溏薄的患者，常与人参、白术、甘草等健脾益气药配伍，如四君子汤。

［其他功效］利水渗湿，安神。

［用法用量］10～15 g。

［使用注意］本品养阴能助湿，故湿盛中满或有积滞者忌服。

注：为原卫生部公布的既是食品又是药物的中药。

（4）薏苡仁

［性味归经］性味甘、淡，微寒。归脾、胃、肺经。

［主要功效］渗湿健脾。

薏苡仁既能健脾，又能渗泄，功同茯苓，性平和，渗而不峻，补而不腻。用于脾虚湿盛所致的食欲不振、大便溏薄甚或泄泻，常与白术、茯苓等利湿、健脾药配伍。

［其他功效］利水渗湿，除痹，清热排脓。

［用法用量］10～30 g，煎服。本品力缓，用量须大，宜久服。健脾炒用，其余生用。也可用作汤羹或与粳米煮粥、饭食用，为食疗佳品。

注：为原卫生部公布的既是食品又是药物的中药。

（5）莲子

［性味归经］性味甘、涩，平。归脾、肾、心经。

［主要功效］补脾止泻。

莲子甘平补益，涩能收涩，故有补脾止泻的功效。用于脾虚久泻，食欲不振，可与人参、白术、茯苓、山药等配伍。

［其他功效］益肾固精，养心安神。

［用法用量］6～15 g，煎服。

［使用注意］大便燥结者不宜服。

注：为原卫生部公布的既是食品又是药物的中药。

（6）芡实

［性味归经］性味甘、涩，平。归脾、肾经。

［主要功效］补脾祛湿。

芡实甘平补脾，兼可祛湿，涩能收敛，故有补脾止泻的功效。用于脾虚泄泻，日久不止，可与人参、白术、茯苓、山药、莲子等配伍。

［其他功效］益肾固精。

［用法用量］10～15 g，煎服。

注：为原卫生部公布的既是食品又是药物的中药。

3. 暖胃降逆的中药

脾胃虚弱，中阳不振，水谷腐熟运化不及，故饮食稍有不慎则胃痛隐隐，呕吐清水甚或呕吐时作。常伴有食欲不振，面色淡白，四肢不温，倦怠乏力等。

中药常用温里降逆药。

（1）干姜

［性味归经］性味辛，热。归脾、胃、心、肺经。

［主要功效］温中。

干姜能祛脾胃寒邪，助脾胃阳气，为治脾胃虚寒的要药，尤善温中降逆，凡脾胃寒证，无论是外寒内侵之实证，或阳气不足之虚证均适用。用于胃寒呕吐，可与半夏配伍；用于脾胃虚寒、脘腹冷痛、呕吐泄泻、可与补脾益气的人参、白术、甘草配伍。

［其他功效］回阳，温肺化饮。

［用法用量］3～10 g，煎服。

［使用注意］孕妇慎用。

注：为原卫生部公布的既是食品又是药物的中药。

（2）丁香

［性味归经］性味辛，温。归脾、胃、肾经。

［主要功效］温中降逆。

丁香温中散寒，善于降逆，为治胃寒呃逆、呕吐的要药。用于虚寒呃逆，可与柿蒂、人参、生姜配伍；用于胃寒呕吐，可与半夏配伍；用于脾胃虚寒、脘腹冷痛、呕吐泄泻、食欲不振，可与白术、砂仁配伍。

［其他功效］温肾助阳。

［用法用量］2～5 g，煎服。

［使用注意］畏郁金。

注：为原卫生部公布的既是食品又是药物的中药。

四、补虚类中药的运用

"精气夺则虚"，虚证是指多种原因所致的，以脏腑亏损、气血阴阳不足为主要病机的多种慢性衰弱证候的总称。概括起来，不外气虚、血虚、阴虚、阳虚四种类型。

中药应用是根据其作用和应用范围的不同分为补气药、补血药、补阴药、补阳药。

1. 补气的中药

气虚是指机体活动能力的不足，其基本症状是：倦怠乏力、食欲不振、气短咳喘、言语无力、声音低弱。补气药能增强机体活动的能力，特别是脾、肺二脏的功能。

（1）党参

［性味归经］性味甘，平。归脾、肺经。

［主要功效］补中益气。

党参不腻不燥，补肺益脾，为临床常用补气的要药。用于中气不足出现的食欲不振、大便溏薄、四肢倦怠等症，可与白术、茯苓、甘草等配伍；用于肺虚亏虚引起的气短咳喘、言语无力、声音低弱等症，常与黄芪、五味子等配伍。

［其他功效］生津养血。

［用法用量］10～30 g，煎服。

［使用注意］本品对虚寒证最为适用，如属热证，则不宜单独应用。反藜芦。

（2）黄芪

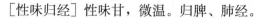

［性味归经］性味甘，微温。归脾、肺经。

［主要功效］补气升阳。

黄芪能补脾肺之气，为补气要药，且具有升举阳气的作用，故可用于脾肺气虚或中气下陷等证（见表4—6）。

表4—6　　　　　　　　　　　　黄芪配伍应用一览表

病证	症状	配伍	功效
气虚血亏	头晕、乏力	当归	补气生血
中气下陷	久泻脱肛、子宫下垂	人参、升麻	补气升阳
气虚出血	便血、崩漏	人参、枣仁	益气摄血
卫气虚	表虚自汗	牡蛎、麻黄根	益卫气，固表止汗
气虚血瘀	中风后遗症	当归、地龙	补气活血

［其他功效］益卫固表，托毒生肌，利水退肿。

［用法用量］10～15 g，大剂量可用30～60 g，煎服。补气升阳宜炙用，其他宜生用。

［使用注意］本品补气升阳，易于助火，又能止汗，故凡表实邪盛、气滞湿阻、食积内停、阴虚阳亢、痈疽初起或溃后热毒尚盛者，均不宜使用。

2. 补血的中药

血虚的基本症状是面色萎黄、嘴唇及指甲苍白、头晕眼花、心悸心慌，以及妇女月经后期，量少、色淡，甚至闭经等。

见上述症状可以选用补血药。

（1）当归

［性味归经］性味甘、辛，温。归肝、心、脾经。

［主要功效］补血。

当归为良好的补血药，故适用于血虚引起的各种证候。补气生血，可用于治疗血虚诸证，面色萎黄、口唇及指甲苍白、头晕眼花等症，常与黄芪配伍；补血调经，可用于治疗月经不调，常与川芎、熟地、白芍配伍；补血润肠，可用于治疗血虚肠燥便秘，可与肉苁蓉、生首乌、火麻仁等配伍。

［其他功效］活血，止痛，润肠。

［用法用量］5～15 g，煎服。

［使用注意］湿盛中满、大便泄泻者忌用。

（2）何首乌

［性味归经］性味苦、甘、涩，微温。归肝、肾经。

［主要功效］补益精血。

何首乌能补肝肾，益精血，兼能收敛，且不寒、不燥、不腻，故为滋补良药。用于精血亏虚、头晕眼花、须发早白、腰酸脚软等症，可与当归、枸杞子、菟丝子等配伍。

［其他功效］解毒，截疟，润肠通便。

［用法用量］10～30 g，煎服。补益精血当用制首乌；截疟、解毒、润肠宜用生首乌；鲜首乌解毒润肠的功效较生首乌更佳。

［使用注意］大便泄泻及湿痰较重者不宜用。

3. 补阴的中药

阴虚证多发生于热病后期及若干慢性疾病。最常见的有肺阴虚、胃阴虚、肝阴虚、肾阴虚等。其基本症状是：肺阴虚多见干咳、咯血、虚热、口干舌燥等；胃阴虚多见舌绛、苔剥、咽干口渴，或不知饥饿，或胃中嘈杂，或大便燥结等；肝阴虚多见两目干涩昏花、眩晕等；肾阴虚多见腰膝酸痛、手足心热、心烦失眠、遗精或潮热盗汗等。

见上述症状可以选用补阴药。

（1）麦冬

［性味归经］性味甘、微苦，微寒。归肺、心、胃经。

［主要功效］润肺养阴，益胃生津，清心除烦。

麦冬为常用的养肺阴、润肺燥的药物，故适用于肺阴不足而有燥热之证（见表 4—7）。

表 4—7　　　　　　　　　麦冬配伍应用一览表

病证	症状	配伍	功效
温燥伤肺	干咳气逆，咽干鼻燥	杏仁、阿胶	养阴润燥
肺阴亏损	劳嗽咯血、燥咳痰黏	天冬、蜂蜜	润肺阴
胃阴不足	舌干口渴	沙参、玉竹	养阴生津止渴
阴虚有热	心烦失眠	生地、酸枣仁	滋阴安神

［用法用量］10～15 g。清养肺胃之阴多去心用；滋阴清心多连心用。

［使用注意］感冒风寒或有痰饮湿浊的咳嗽，以及脾胃虚寒泄泻者均忌服。

（2）龟甲

［性味归经］性味甘、咸，寒。归肝、肾、心经。

［主要功效］滋阴潜阳。

龟甲滋阴潜阳，可以用于阴虚诸证。用于阴虚阳亢所致肝阳上亢、头晕目眩者，可与生地、石决明等配伍；用于热病伤阴虚风内动、头昏目眩、心烦作恶者，可与阿胶、生地等配伍；用于阴虚火旺、骨蒸劳热、咳嗽咯血、盗汗遗精等症，可与知母、黄柏配伍；本品尚有滋阴养血、止血的功效，可用于治疗阴虚有血热的崩漏或月经过多。

[其他功效] 益肾健骨，养血补心。

[用法用量] 10～30 g，煎服，宜先煎。

[使用注意] 脾胃虚寒者忌服；孕妇慎用。

4. 补阳的中药

阳虚证包括心阳虚、脾阳虚、肾阳虚等证。由于肾阳为元阳，对人体脏腑起着温煦生化作用，阳虚诸证往往与肾阳不足有十分密切的关系。

肾阳虚的主要症状为：畏寒肢冷、腰膝酸软或冷痛、阳痿早泄、宫冷不孕、白带清稀、夜尿增多、脉沉苔白等。

见上述症状可以选用补阳药。

（1）鹿茸

[性味归经] 性味甘、咸，温。归肝、肾经。

[主要功效] 补肾阳，益精血。

鹿茸补肾阳、益精血，可用于肾阳不足、精血不足诸证。用于精血亏虚之畏寒肢冷、阳痿早泄、宫冷不孕、小便频数、腰膝酸痛、头晕耳聋、精神疲乏等症，可用单品研末服用，也可与人参、熟地、枸杞子等配伍；用于精血不足、筋骨无力或小儿发育不良、骨软行迟、囟门不合等症，可与熟地、山药、山茱萸等配伍。

[其他功效] 强筋骨。

[用法用量] 1～3 g研细末，分一日三次吞服。或入丸散，随方配制。

[使用注意] 服用本品宜从小量开始，缓缓增加，不宜骤用大量，以免阳升风动，头晕目赤，或伤阴动血。

凡阴虚阳亢、血分有热、胃火盛或肺有痰热以及外感热病者均忌服。

（2）杜仲

[性味归经] 性味甘，温。归肝、肾经。

[主要功效] 补肝肾，强筋骨，安胎。

杜仲补肝肾，强筋骨，为治肝肾不足之要药。凡兼有腰膝酸痛，皆可配合使用。用于肝肾不足、腰膝酸软或痿软无力等，可与补骨脂、胡桃肉等配伍；用于肝肾虚寒、阳痿尿频等，可与山茱萸、菟丝子、补骨脂等配伍；用于胎动不安或习惯性堕胎可用单品研末，枣肉为丸吞服，也可与续断、山药配伍。

[用法用量] 10～15 g，煎服。

[使用注意] 为温补之品，阴虚火旺者慎用。

五、止痛类中药的运用

不通则痛，中医认为，疼痛的出现多与气滞或血瘀有关。中药应用常选择活血化瘀、行气导滞类药物。

1. 止痛的中药

（1）延胡索

［性味归经］性味辛、苦，温。归心、肝、脾经。

［主要功效］活血、行气、止痛。

延胡索辛散温通，既能活血，又能行气，具有良好的止痛功效，广泛应用于身体各部位的多种疼痛症状。用于气滞血瘀、脘腹疼痛，可与川楝子配伍；用于疝气痛，可与小茴香配伍；用于经行腹痛，可与当归、川芎、白芍、香附等配伍；用于胸胁作痛，可与瓜蒌、薤白、郁金、乌药等配伍；用于四肢或周身血滞疼痛，可与当归、桂枝、赤芍等配伍；用于跌打损伤，可与当归、川芎、乳香、没药等配伍。

［用法用量］5～10 g，煎服；研末服，每次1.5～3 g，用温开水送服。

（2）甘草

［性味归经］性味甘，平。归心、肺、脾、胃经。

［主要功效］缓急止痛。

甘草有缓急止痛的功效。可用于脘腹或四肢挛急作痛。用于脾胃虚寒、脘腹挛急作痛，可与桂枝、白芍、饴糖等配伍；用于四肢拘挛作痛或下肢挛急不伸，可与白芍配伍。

［其他功效］补脾益气，润肺止咳，缓和药性。

［用法用量］2～10 g，煎服。清火解毒宜生用；补中缓急宜炙用。

［使用注意］本品味甘，能助湿壅气，令人中满，故湿盛而胸腹胀满及呕吐者忌服；久服较大剂量的甘草易引起浮肿，使用也当注意；反大戟、芫花、海藻。

注：为原卫生部公布的既是食品又是药物的中药。

（3）白芍

［性味归经］性味苦、酸，微寒。归肝、脾经。

［主要功效］柔肝止痛。

白芍能养血柔肝，缓急止痛（见表4—8）。

表4—8　　　　　　　　　　白芍配伍应用一览表

病证	症状	配伍	功效
血虚肝郁	胁肋疼痛	当归、白术	舒肝养血

病证	症状	配伍	功效
肝脾失和	脘腹挛急作痛或血虚引起的四肢拘挛	甘草	缓急止痛
肝气乘脾	腹痛泄泻	防风、白术	抑肝扶脾
湿热痢	下痢腹痛	木香、槟榔	清热解毒，调气行血
血虚	经行腹痛	当归、川芎、熟地	

〔其他功效〕养血敛阴，平抑肝阳。

〔用法用量〕5～10 g，大剂量 15～30 g，煎服。

〔使用注意〕阳衰虚寒之证不宜单独应用。反藜芦。

2. 调经止痛的中药

（1）益母草

〔性味归经〕性味辛、苦，微寒。归心、肝、膀胱经。

〔主要功效〕活血祛瘀。

益母草辛开苦泄，善活血调经，祛瘀生新，为妇科经产要药。用于月经不调、痛经、产后恶露不尽及瘀滞腹痛。可单味煎膏服用，也可与当归、川芎、白芍、赤芍等配伍。

〔其他功效〕利水消肿。

〔用法用量〕10～15 g，大剂量 30 g，煎服。外用适量，取鲜品洗净，捣烂外敷。

（2）红花

〔性味归经〕性味辛，温。归心、肝经。

〔主要功效〕活血祛瘀，通经。

红花入心、肝血分，辛散温通，能活血祛瘀，通调经脉。少用活血，多用祛瘀，为治瘀血阻滞之要药，尤为妇女调经常用。用于痛经、血滞经闭、产后瘀阻腹痛。可单味煎膏服用，也可与桃仁、当归、川芎、赤芍等配伍。

〔用法用量〕3～10 g，煎服。

〔使用注意〕孕妇忌用。

（3）当归

〔性味归经〕性味甘、辛，温。归肝、心、脾经。

〔主要功效〕活血。

当归既能补血活血，又善止痛，故为妇科调经要药。用于经闭不通，可与桃仁、红花配伍祛瘀通经；用于经行腹痛，可与香附、延胡索配伍以行气止痛。

〔其他功效〕补血，止痛，润肠。

〔用法用量〕5～15 g，煎服。

［使用注意］湿盛中满、大便泄泻者忌用。

六、孕产妇常用中药的运用

1. 安胎止呕的中药

妊娠恶阻是指妊娠两个月左右出现不同程度的反应，如胸闷不舒、恶心呕吐、胃纳不佳、头重目眩，是妊娠早期最常见的症状。症状轻微的属正常反应，严重的可使孕妇迅速消瘦或诱发其他疾病。

中药的应用可以缓解孕妇的胃纳不佳和恶心呕吐的症状。

（1）砂仁

［性味归经］性味辛，温。归脾、胃经。

［主要功效］行气，安胎。

砂仁能行气和中而达止呕、安胎之效。用于妊娠中虚气滞而致呕吐、胎动不安者，可与白术、苏梗等配伍。

［其他功效］化湿，温中。

［用法用量］3～6 g，煎服。入汤剂宜后下。

注：为原卫生部公布的既是食品又是药物的中药。

（2）苏梗

［性味归经］性味辛、甘，微温。归肺、脾、胃经。

［主要功效］行气宽中。

苏梗能宽胸利膈，顺气安胎，用于孕妇胸腹气滞、痞闷作胀及胎动不安、腹胁胀痛等症，可与香附、陈皮等配伍。

［用法用量］5～10 g，煎服；不宜久煎。

2. 通乳的中药

通乳的中药常在哺乳期妇女缺乳时应用。

缺乳是指产后缺乏乳汁，可分为虚证和实证。

虚证的缺乳多因气血两虚所致，表现为乳房不胀不痛，偶有少量乳汁流出，伴有面色苍白、头晕耳鸣、心悸气短、恶露量少等症状，治疗以补气养血通络。

实证的缺乳多因肝郁气滞、气血不通、经脉壅塞所致，表现为乳房胀痛、胸胁胀满、大便秘结，甚则发热等症状，治疗以疏肝理气活血为主。

（1）王不留行

［性味归经］性味苦，平。归肝、胃经。

王不留行为通下乳汁的要药。用于乳汁不通，常与穿山甲配伍；用于产后气血两虚而乳汁稀少，可与黄芪、当归等益气补血药配伍；用于乳痈肿痛，可与蒲公英、夏枯草、瓜蒌等配伍，以消痈肿。

［其他功效］活血通经。

［用法用量］6～10 g，煎服。

［使用注意］孕妇慎用。

（2）穿山甲

［性味归经］性味咸，微寒。归肝、胃经。

［主要功效］下乳。

穿山甲具有较佳的通下乳汁作用，用于产后乳汁不通，可单味为末，黄酒送服；为增强疗效多与王不留行配伍；用于产后气血两虚而乳汁稀少，可与黄芪、当归等益气补血药配伍。

［其他功效］祛瘀通经，消肿排脓。

［用法用量］3～10 g，煎服。也可研末吞服，每次 1～1.5 g，以研末吞服效果较好。

［使用注意］孕妇忌用。

（3）通草

［性味归经］性味甘、淡，微寒。归肺、胃经。

［主要功效］通乳。

治乳汁不通或乳汁稀少常用之品，可与穿山甲、王不留行、甘草配伍。也可与猪蹄煨食。

［其他功效］清热利水。

［用法用量］2～5 g，煎服。

［使用注意］孕妇慎用。

（4）木通

［性味归经］性味苦，寒。归心、小肠、膀胱经。

［主要功效］通乳。

木通能利水通淋、导热下行而降心火。用于产后乳汁不多，可与王不留行、穿山甲等配伍。或与猪蹄一同煮食。

［其他功效］利水通淋，泄热。

［用法用量］3～6 g，煎服。

［使用注意］据现代文献报道，有用大剂量关木通（60 g）而致急性肾功能衰竭者；本品用量不宜过大；孕妇慎用。

3. 回乳的中药

回乳的中药是在哺乳期妇女需要断乳时应用。

（1）芒硝

［性味归经］性味咸、苦，寒。归胃、大肠经。

［主要功效］回乳。

用于乳痈或回乳，可用芒硝外敷。

［其他功效］清热润燥通便，消肿止痛。

［用法用量］外用适量。

［使用注意］孕妇忌用。

（2）麦芽

［性味归经］性味甘，平。归脾、胃、肝经。

［主要功效］回乳。

用于妇女断乳，或乳汁郁积所致的乳房胀痛。

［其他功效］消食和中。

［用法用量］生、炒麦芽各 30～60 g，煎汁分服。

［使用注意］授乳期不宜用。

注：为原卫生部公布的既是食品又是药物的中药。

七、其他类中药的运用

1. 解鱼蟹毒的中药

（1）紫苏

［性味归经］性味辛，温。归肺、脾经。

［主要功效］解鱼蟹毒。

用于进食鱼蟹后引起的腹痛、吐泻，可以单用，也可与生姜配伍。

［其他功效］散寒解表，行气和中。

［用法用量］3～10 g，煎服；不宜久煎。

注：为原卫生部公布的既是食品又是药物的中药。

（2）生姜

［性味归经］性味辛，微温。归肺、脾经。

［主要功效］解毒。

单用或配合紫苏同用，治疗鱼蟹中毒、呕吐腹泻等症。又能解半夏、南星之毒。

［其他功效］发汗解表，温中止呕，温肺止咳。

［用法用量］3～10 g 煎服或捣汁冲服。

［使用注意］本品辛温，对于阴虚内热及热盛之证忌用。

注：为原卫生部公布的既是食品又是药物的中药。

2. 解骨鲠的中药

威灵仙

［性味归经］性味辛、咸，温。归膀胱经。

［主要功效］治骨鲠。

用于诸骨鲠喉，单用威灵仙 30 g 水煎，或加米醋煎汁，分数次含口中，缓缓吞咽。

［其他功效］祛风湿，通经络，止痹痛。

［用法用量］30 g，煎服。

［使用注意］本品性走窜，久服易伤正气，体弱者宜慎用。

3. 通鼻窍的中药

（1）苍耳子

［性味归经］性味辛、苦，温。有小毒。归肺经。

［主要功效］通鼻窍。

苍耳子散风通窍，又能止痛。用于鼻渊、头痛、不闻香臭、时流浊涕，可与辛夷、白芷等配伍，如苍耳散。

［其他功效］祛风湿，止痛。

［用法用量］3～10 g，煎服。或入丸散。

［使用注意］血虚头痛不宜用。过量易致中毒，引起呕吐、腹痛、腹泻等证。

（2）辛夷

［性味归经］性味辛，温。有小毒。归肺、胃经。

［主要功效］通鼻窍。

辛夷祛风散寒，能上行于头面而善通鼻窍。为治鼻渊、头痛、不闻香臭、时流浊涕的要药；用于鼻渊偏于寒者，可与细辛、白芷、防风、藁本等配伍；用于鼻渊偏于热者，可与薄荷、黄芩、苍耳子等配伍。

［其他功效］散风寒。

［用法用量］3～10 g，煎服。外用适量。

［使用注意］本品有毛，刺激咽喉，内服时宜用纱布包煎。

（3）白芷

［性味归经］性味辛，温。归肺、胃经。

［主要功效］祛风止痛。

白芷芳香上达，祛风止痛，为治鼻渊头痛的要药。可与苍耳子、辛夷等配伍，如苍耳散。

［其他功效］解表，祛风燥湿，消肿排脓，止痛。

［用法用量］3～10 g，煎服。

注：为原卫生部公布的既是食品又是药物的中药。

（4）细辛

［性味归经］性味辛，温。归肺、肾经。

［主要功效］宣通鼻窍。

细辛走窜，能宣通鼻窍。用于鼻渊、鼻塞头痛、时流清涕，可与白芷、辛夷、苍耳子、薄荷等配伍。

［其他功效］祛风，散寒止痛，温肺化饮。

［用法用量］1～3 g，煎服；可研末吹鼻或外敷；外用适量。

［使用注意］气虚多汗、阴虚阳亢头痛、阴虚肺热咳嗽等忌用；用量不宜过大；反藜芦。

4. 明目的中药

眼病虽然是局部疾患，但中医认为与整个机体脏腑经络有着密切的关系，一般认为"肝开窍于目"，所以眼病在治疗上大都以治肝着手。

中药治疗常以清肝明目或养肝明目。

（1）桑叶

［性味归经］性味苦、甘，寒。归肺、肝经。

［主要功效］清肝明目。

桑叶清轻凉散，清肝明目。用于风热及肝火上炎的目赤、涩痛、多泪等症状，可与菊花、决明子、车前子等配合应用；也可煎汤外洗；用于肝阴不足的眼目昏花，可与滋养肝肾的女贞子、枸杞子、黑芝麻等配伍。

［其他功效］疏散风热。

［用法用量］5～10 g，煎服或入丸散。外用煎水洗眼。

注：为原卫生部公布的既是食品又是药物的中药。

（2）菊花

［性味归经］性味辛、甘、苦，微寒。归肝、肺经。

［主要功效］明目。

菊花能清肝火、散风热而明目，治目赤肿痛，无论属于肝火、风热或肝阴不足引起，均可应用。用于肝经风热或肝火上攻所致的目赤肿痛，可与桑叶、蝉蜕、夏枯草等配伍；

用于肝肾阴亏的眼目昏花，可与枸杞子、熟地等配伍，以养肝明目，如杞菊地黄丸。

〔其他功效〕疏散风热，解毒。

〔用法用量〕10～15 g，煎服或入丸散。外感风热多用黄菊花，清热明目和平肝多用白菊花。

注：为原卫生部公布的既是食品又是药物的中药。

（3）决明子

〔性味归经〕性味甘、苦，微寒。归肝、大肠经。

〔主要功效〕清肝明目。

决明子清泄肝胆郁火，为治目赤肿痛的要药。用于肝热或肝经风热所致的目赤肿痛、羞明多泪等症状，可与龙胆草、夏枯草、黄芩等配伍；用于风热上扰，羞明多泪，可与蝉蜕、菊花同用配伍；用于肝肾不足引起青盲内障，可与沙苑子、女贞子、枸杞子、生地等配伍。

〔其他功效〕润肠通便。

〔用法用量〕10～15 g，煎服。

注：为原卫生部公布的既是食品又是药物的中药。

（4）枸杞子

〔性味归经〕性味甘，平。归肝、肾、肺经。

〔主要功效〕明目。

枸杞子为滋补肝肾、明目之良药，凡肝肾阴虚诸证均可应用。用于肝肾阴虚的头晕目眩、视力减退等症状，常与熟地、山茱萸、菊花等配伍，如杞菊地黄丸。

〔其他功效〕滋补肝肾，润肺。

〔用法用量〕5～10 g，煎服。

〔使用注意〕因能滋阴润燥，故脾虚便溏者不宜服。

注：为原卫生部公布的既是食品又是药物的中药。

5. 解暑的中药

夏天感受暑邪可发生"伤暑"和"中暑"两种情况。

伤暑常见腹痛吐泻、恶寒发热、心烦口渴、小便短赤、头重眩晕等症状。

中暑常见突然晕倒、身热烦躁、恶心呕吐、面色苍白、神志不清或牙关紧闭等症状。

中药治疗常选用祛暑药。

（1）藿香

〔性味归经〕性味辛，微温。归脾、胃、肺经。

〔主要功效〕解暑。

藿香性温而不燥，化浊又能发表，为解暑的要药。用于暑月外感风寒、内伤生冷而致恶寒发热、头痛脘痞、呕恶泄泻者，可与紫苏、半夏、厚朴等配伍，如藿香正气散。

［其他功效］化湿，止呕。

［用法用量］5～10 g，煎服；鲜品加倍。

注：为原卫生部公布的既是食品又是药物的中药。

（2）佩兰

［性味归经］性味辛，平。归脾、胃经。

［主要功效］解暑。

佩兰化湿并能解暑，用于暑湿内蕴引起的畏寒、发热、头胀、胸闷、胃呆等症，可与藿香、荷叶、青蒿等配伍；本品鲜品尤佳。

［其他功效］化湿。

［用法用量］5～10 g，煎服；鲜品加倍。

6. 利水通淋的中药

小便不利是指小便不能排出、腹部胀满、口渴不欲饮水或小便次数增多且很急迫，但小便时却淋沥不爽并伴有尿道刺痛等症状。

用中药治疗时常选用利水通淋的药物。

（1）车前子

［性味归经］性味甘，寒。归肾、肝、肺经。

［主要功效］利水通淋。

车前子甘寒清热，质沉下行，性专降泄，有良好的通利小便作用。用于湿热下注、热结膀胱而致小便淋沥涩痛者，可与木通、栀子、滑石等清利湿热药配伍。

［其他功效］止泻，清肝明目，清肺化痰。

［用法用量］5～10 g，煎服，包煎。

（2）滑石

［性味归经］性味甘、淡，寒。归胃、膀胱经。

［主要功效］利水通淋。

滑石性寒滑利，寒能清热，滑能利窍，为清热利水通淋常用之品，用于小便不利、淋沥涩痛之症，可与车前子、木通等配伍。

［其他功效］清解暑热。

［用法用量］10～15 g，煎服。外用适量。

（3）金钱草

［性味归经］性味甘、淡，平。归肝、胆、肾、膀胱经。

金钱草能利水通淋，排除结石，为治疗泌尿系结石的要药。可单味浓煎代茶饮用，也可与海金沙、鸡内金等配伍。

［其他功效］除湿退黄，解毒消肿。

［用法用量］30～60 g，煎服；鲜品加倍；外用适量。

7. 治痔疮出血的中药

痔疮是成年人的一种常见病症。多因平日湿热内积，过食辛辣燥热食物以使湿热下注或血热而发作。常表现为肛门有块状物突出，疼痛，流血等。

中药治疗常选用凉血止血之品。

（1）槐花

［性味归经］性味苦，微寒。归肝、大肠经。

［主要功效］凉血止血。

槐花凉血止血，药性沉降，善走下焦，治下部出血，尤以清大肠之火而见长，故多用于便血、痔血等症，常配地榆。

［用法用量］10～15 g，煎服。

注：为原卫生部公布的既是食品又是药物的中药。

（2）地榆

［性味归经］性味苦、酸，微寒。归肝、胃、大肠经。

［主要功效］凉血止血。

地榆凉血止血，药性沉降，善入下焦，长于治下部出血，尤其对便血、痔血常用，常配槐花。

［其他功效］收湿敛疮，治烫伤。

［用法用量］10～15 g，煎服。外用适量。

［使用注意］对于大面积烧伤不宜使用地榆制剂外涂，以防所含水解鞣质被身体大量吸收而引起中毒性肝炎。

第2节　中成药的应用

 学习单元 1　中成药学的相关知识

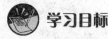 **学习目标**

➤掌握不同中成药剂型的服用特点。

➤了解有关中成药的包装的规定。

➤熟悉药品的批准文号、有效期、专用标识。

一、中成药剂型

中成药是由中药材经过加工而制成。由于中药材品种繁多，药性各异，且多复方使用，药物之间的作用又十分复杂，加之临床需要各有不同，因此，必须加工成一定的剂型。

根据药物的性质、用药目的和给药途径，将原料药加工制成适合于医疗或预防应用的形式，称为剂型。

我国中成药剂型的发展有着悠久的历史和非常丰富的内容。几千年来，我们的祖先在中医药理论的指导下，在中药剂型的创制和应用上积累了丰富的经验。特别是近些年来，中药剂型的研究更取得了新的发展，除了对传统的剂型进行整理和提高外，还研制了许多新剂型。目前，我国中成药剂型达 40 多种。包括传统的丸、散、膏、丹，也有现代剂型如片剂、颗粒剂、合剂、胶囊剂、栓剂、茶剂等。

1. 丸剂的使用特点

丸剂是指用药物细粉或药物提取物加适宜的黏合剂或辅料制成的外表呈圆球形的一种剂型。是中成药中最古老、最常用的剂型之一。

丸剂是由药材细粉加入黏合剂而制成，因黏合剂的种类不同又分为水丸、蜜丸、糊丸、蜡丸等。

丸剂在服用后需要一定时间才能在胃肠道崩解，逐渐被人体吸收，故产生疗效较慢，持续时间也较长。

若从吸收和生效快慢、持续作用时间的长短来看，则是依水丸→蜜丸→糊丸→蜡丸的顺序，依次变缓慢而持久。

丸剂一般具有以下特点：

（1）溶散、释放药物缓慢。可延长药效，缓解毒性、刺激性，减弱不良反应。多用于治疗慢性疾病或病后调和气血者。

（2）服用方便。

（3）制法简便，适应范围广，如固体、半固体、液体药物均可制成丸剂。

（4）由于含原药材粉末较多，成品较难符合我国药品卫生标准。

（5）有些品种剂量大，儿童服用较困难。

（6）丸剂生产操作不当易影响溶散。

2. 片剂的使用特点

中药片剂是指药材提取物、药材提取物加药材细粉或药材细粉与适宜辅料混匀压制而成的圆片状或异型片状的制剂。

片剂一般具有以下特点：

（1）剂量准确。因病人按片服用，而片内药物均匀，含量差异小。

（2）质量稳定。因是固体剂型，且某些易氧化变质或潮解的药物可借助包衣或包合作用加以保护，水分、光线、空气对其影响较小。

（3）生产机械化、自动化程度高，产量大，成本低，药剂卫生易达标。

（4）服用、携带、储藏等较方便。

（5）品种丰富，能满足医疗、预防用药的不同需求。

（6）制备或储藏不当会影响片剂的崩解、吸收。

（7）某些中药片剂易引湿受潮；含挥发性成分的片剂，久储时其成分含量下降。

（8）片剂中药物的溶出度和生物利用度较胶囊剂、散剂稍差。

（9）儿童和昏迷病人不易吞服。

3. 颗粒剂的使用特点

颗粒剂是指药物的细粉或提取物加适量辅料制成的干燥颗粒状或块状的内服制剂，用时用开水冲服。

颗粒剂一般具有以下特点：

（1）吸收较快，作用迅速。

（2）服用、携带、储藏、运输较方便。

（3）质量稳定，不易变质。

（4）包装和储藏不当易吸湿受潮。

4. 合剂的使用特点

合剂是指药物用水或其他溶剂，采用适宜方法提取，经浓缩制成的内服液体制剂。单剂量包装称为口服液。

合剂在储存中易发霉变质，常加有适当的防腐剂。合剂是复方水性液体，成分较为复杂，储存时允许有轻微沉淀产生。

（1）浓度高，用量少，便于服用、携带及储存。

（2）吸收较快，作用迅速，便于急性病用药。

（3）工艺复杂，制作成本高，价格较高。

5. 胶囊剂的使用特点

胶囊剂是指将药物细粉或提取物装于两节嵌合的空心胶囊中或将药物密封于球形或椭圆形的胶丸内的剂型。

胶囊剂分硬胶囊剂、软胶囊剂和肠溶胶囊剂三种。

胶囊剂一般具有以下特点：

（1）外观光洁，美观，且可掩盖药物的不良气味，便于服用。

（2）与片剂、丸剂相比，在胃肠道中崩解快，吸收、显效也快。

（3）药物被装于胶囊中，与光线、空气和湿气隔离，稳定性增加。

（4）可制成不同释药速度和释药方式的制剂。

（5）药物的水溶液、稀乙醇液及刺激性较强、易溶性、易风化、易潮解的药物不宜制成胶囊剂。

6. 膏剂的使用特点

膏剂是药物加水煎煮去渣浓缩后加糖或蜜或植物油等而成的稠厚呈流体状的制剂。

膏剂因医疗要求和制作方法的不同，分为膏滋、药膏和膏药三种。

膏滋主要是内服剂，具有浓度高、体积小、保存性良好、便于服用等优点，适用于慢性病的防治。

药膏主要用于外科和皮肤科病患，具有滋润皮肤，防止干燥、皲裂和细菌侵入的作用。

膏药主要用于外科和皮肤科以及风湿性疾病，具有祛风散寒、舒筋活络、化瘀消癥、化腐生肌的作用。

二、中成药包装管理规定

为了加强药品的监督管理，规范药品的包装、标签及说明书，以利于药品的运输、储藏和使用，保证人们用药安全有效，国家食品药品监督管理局于 2000 年发布了《药品说明书和标签管理规定》，自 2006 年 6 月 1 日起施行。

1. 中成药包装

药品包装必须按照规定印有或者贴有标签，不得夹带其他任何介绍或者宣传产品、企业的文字、音像及其他资料。

药品的包装分内包装与外包装。

（1）内包装。内包装是指直接与药品接触的包装，如安瓿、注射剂瓶、片剂或胶囊剂泡罩包装铝箔等。

内包装应能保证药品在生产、运输、储藏及使用过程中的质量，并便于医疗使用。

内包装的包装材料和容器，必须符合药用要求。药品的内包装的瓶、塞、盖、纸、盒、塑料袋等容器以及盒内、瓶内填充物应清洁、干燥，封口应严密，无渗透，无破损等。包装内一般附有说明书，包装上应贴有标签。

药品内包装的材料、容器（药包材）的更改，应根据所选用药包材的材质，做稳定性试验，考察药包材与药品的相容性。

（2）外包装。外包装系指内包装以外的包装，按由里向外分为中包装和大包装。

外包装应根据药品的特性选用不易破损、防潮、防冻、防虫鼠的包装，以保证药品在运输、储藏过程中的质量。

药品外包装的纸箱应坚固耐压，纸箱包装外应刷一层清油，内应有瓦楞纸防潮，用胶粘牢，捆扎紧。

外包装上必须印有药品名称、规格、储藏、生产日期、批准文号、生产批号、有效期限或使用期限、生产企业名称、生产许可证号、体积、质量、储运图示标志、危险物品标志等。

（3）药品名称。药品说明书和标签中标注的药品名称必须符合国家食品药品监督管理局公布的药品通用名称和商品名称的命名原则，并与药品批准证明文件的相应内容一致；药品通用名称应当显著、突出，其字体、字号和颜色必须一致；药品商品名称不得与通用名称同行书写，其字体和颜色不得比通用名称更突出和显著，其字体以单字面积计不得大于通用名称所用字体的二分之一；药品说明书和标签中禁止使用未经注册的商标以及其他未经国家食品药品监督管理局批准的药品名称。

2. 批准文号和生产批号的规定

（1）批准文号。药品批准文号是药品生产合法性的标志。《药品管理法》规定，生产药品"须经国务院药品监督管理部门批准，并发给药品批准文号"。《关于统一换发并规范药品批准文号格式的通知》（国药监注〔2002〕33 号）规定如下：

药品批准文号格式：国药准字＋1位字母＋8位数字。

试生产药品批准文号格式：国药试字＋1位字母＋8位数字。

化学药品使用字母"H"，中药使用字母"Z"，通过国家药品监督管理局整顿的保健药品使用字母"B"，生物制品使用字母"S"，体外化学诊断试剂使用字母"T"，药用辅料使用字母"F"，进口分包装药品使用字母"J"。

数字第1、2位为原批准文号的来源代码，其中"10"代表原卫生部批准的药品，"19""20"代表2002年1月1日以前国家药品监督管理局批准的药品，其他使用各省行政区划代码前两位的，为原各省级卫生行政部门批准的药品。第3、4位为换发批准文号之年公元年号的后两位数字，但来源于原卫生部和国家药品监督管理局的批准文号仍使用原文号年号的后两位数字。数字第5至8位为顺序号。

（2）生产批号。生产批号是用于识别"批"的一组数字或字母加数字，可用于追溯和审查该批药品的生产历史。

3. 有效期、标签的规定

（1）有效期。有效期是指药品在一定的储存条件下，能够保证质量的期限。药品有效期应根据药品的稳定性不同，通过稳定性试验研究和留样观察，合理制定。

有效期的药品必须在规定期限内使用，超过有效期时，或作用降低或毒性增强，都不能继续使用。

判断有效期的方法举例如下：

直接标明失效期为2013年5月30日，是指可使用到2013年5月29日。

直接标明有效期为2013年5月30日，是指可使用到2013年5月30日。

直接标明有效期为2013年5月，是指可使用到2013年4月30日。

仅标明有效期若干年时，可根据生产批号推算。如某药品的生产批号是130616，有效期3年，则表明此药是2013年6月16日生产的，可使用到2016年的5月16日。

（2）药品的标签。产品的标签是指药品包装上印有或者贴有的内容，分为内标签和外标签。药品内标签指直接接触药品的包装的标签，外标签指内标签以外的其他包装的标签。药品的内标签应当包含药品通用名称、适应证或者功能主治、规格、用法用量、生产日期、产品批号、有效期、生产企业等内容。

（3）药品说明书。药品说明书应当包含药品安全性、有效性的重要科学数据、结论和信息，用以指导安全、合理使用药品。药品说明书的具体格式、内容和书写要求由国家食品药品监督管理局制定并发布。药品说明书对疾病名称、药学专业名词、药品名称、临床检验名称和结果的表述，应当采用国家统一颁布或规范的专用词汇，度量衡单位应当符合国家标准的规定。药品说明书应当列出全部活性成分或者组方中的全部中药药味。注射剂和非处方药还应当列出所用的全部辅料名称。药品处方中含有可能引起严重不良反应的成分或者辅料的，应当予以说明。

4. 专用标识的规定

根据《中华人民共和国药品管理法》规定，麻醉药品、精神药品、毒性药品、放射性药品和外用药品在包装上应印有醒目的专用标识；销售非处方药的柜架上要有非处方药的专用标记。

 学习单元 2　常用中成药介绍

 学习目标

➤了解常用中成药的组成。

➤熟悉疾病的辨证分型。

➤掌握常用中成药的功效和临床应用。

➤能够向消费者正确介绍常用中成药的使用特点和使用注意。

➤能够熟练地向消费者介绍常用中成药的功效和主治。

一、感冒类

感冒，中医认为由于外邪侵袭人体的肌表而致病，为表证。根据外邪的性质，感冒又可分为风寒感冒和风热感冒两种证型。同时，中医认为疾病的发生和人体的正气是否旺盛有关，当人体的正气虚弱，常易患感冒和感冒后不易康复。

1. 风寒感冒

症状表现：恶寒重，发热轻，无汗，头痛，肢节酸痛，舌苔薄白而润，脉浮或脉浮紧。

2. 风热感冒

症状表现：身热较重，微恶风，汗泄不畅，头胀痛，舌苔薄白微黄、边尖红，脉象浮数。

3. 反复感冒

症状表现：感冒经久不愈，恶寒发热不甚明显，舌苔薄白，脉弦。

4. 易患感冒

症状表现：平素表虚自汗，易受风邪。

5. 治疗感冒的中成药

（1）川芎茶调丸

［组成］川芎、羌活、白芷、细辛、荆芥、防风、薄荷、甘草。

［剂型特点］暗褐色的水丸。

［功效］祛风，解表，止痛。

［主治］风寒感冒，风邪头痛：鼻塞声重，发热，头痛无汗，偏正头痛。

［用法用量］口服，每次 6 g，每日 2 次，饭后用温开水送服。

［方义］川芎茶调丸是根据川芎茶调散改制而成的丸剂。方用川芎辛香善升、能上行头目而治头顶痛，合羌活、白芷、细辛疏散风寒，并治偏正头痛；荆芥、防风、薄荷疏散风邪，解表；甘草调和诸药。共奏祛风、解表、止痛之功。临床常用于治疗感冒、流感、慢性鼻炎、过敏性鼻炎、面神经麻痹、血管神经性头痛、颈椎病等，有一定的疗效。

［使用注意］本品药性辛散，所以体虚自汗者不宜服用，虚证头痛也不宜服用，孕妇慎用。

（2）感冒退热颗粒

［组成］大青叶、板蓝根、连翘、拳参等。

［剂型特点］棕黄色颗粒剂。

［功效］清热解毒。

［主治］风热感冒，上呼吸道感染，急性扁桃体炎，咽喉炎。

［用法用量］口服，温开水冲服，每次 1～2 袋，每日 3 次。

［方义］本方所用的大青叶、板蓝根、连翘、拳参均为清热解毒之品。大青叶用于流行性感冒、上呼吸道感染等症；板蓝根用于感冒发热、多种炎症；连翘、拳参以增强清热消炎作用。临床常用于风热感冒、急性扁桃体炎、流行性感冒、急性咽喉炎、流行性腮腺炎，也可用于白喉、乙型脑炎、支气管炎等。

［使用注意］本品为苦寒清热之品，故风寒感冒不宜应用，脾胃虚弱者应慎用，以免苦寒败胃。

（3）银黄片

［组成］金银花提取物、黄芩素。

［剂型特点］片剂。

［功效］清热、解毒、消炎。

［主治］上呼吸道感染，急性扁桃体炎，咽炎。

［用法用量］口服，每次 2 片，每日 3～4 次。

［方义］本方用金银花、黄芩两药提取有效成分制成，两药均具有良好的清热解毒作用，适用于各种热毒引起的病症。

（4）小柴胡颗粒

［组成］柴胡、黄芩、生姜、大枣、人参、半夏、甘草。

［剂型特点］颗粒剂。

［功效］解表清热，疏肝和胃。

［主治］寒热往来，胸胁苦满，心烦喜吐，口苦咽干。

［用法用量］冲服，每次 10～20 g，每日 2 次。

［方义］本方柴胡为少阳专药，轻清生散，疏邪透表；黄芩苦寒，善清少阳相火；配合柴胡，一散一清，共解少阳之邪；半夏和胃降逆，散结消痞；人参、甘草、生姜、大枣益胃气、生津液和营卫，既扶正以助祛邪，又实里而防邪入。如此配合，以祛邪为主，兼顾正气，以少阳为主，兼和胃气。

［使用注意］忌生冷辛辣食物；肝火偏盛、平素阴虚吐血或有肝阳上亢之高血压患者均不宜使用。

（5）玉屏风口服液

［组成］黄芪、白术、防风。

［剂型特点］棕红色至棕褐色的液体。

［功效］益气固表，止汗。

［主治］表虚不固，自汗，恶风，面色苍白，易患感冒，舌质淡，脉细弱。

［用法用量］口服，每次 10 mL，每日 3 次。

［方义］方用黄芪益气固表；白术健脾益气，助黄芪以加强益气固表之功；两药合用，使气旺表实，则汗不能外泄，邪也不能内侵；防风走表祛风并御风邪。全方黄芪得防风，固表而不留邪；防风得黄芪，祛邪而不伤正，实系补中有散，散中有补之意。

二、咳嗽类

咳嗽是呼吸系统疾病的常见症状，常由于感受四时六淫邪气或其他脏腑有病累及肺脏而致。常辨证为肺寒咳嗽、肺热咳嗽、肺虚咳嗽等证型。

1. 肺寒咳嗽

症状表现：咳嗽声重，咳痰稀薄色白，或胸闷喘促，舌苔薄白或白腻，脉浮或濡滑。

2. 肺热咳嗽

症状表现：咳嗽气粗，喉燥咽痛，咯痰不爽，痰黏稠或稠黄，舌苔薄黄或黄腻，脉浮数或浮滑。

3. 阴虚咳嗽

症状表现：干咳，咳声短促，痰少黏白，或痰中带血，口干咽燥，舌质红，少苔，脉细数。

4. 治疗咳嗽的中成药

（1）半夏露

［组成］半夏、远志、桔梗、枇杷叶、紫菀、麻黄。

［剂型特点］糖浆剂。

［功效］止咳化痰，温肺散寒。

［主治］咳嗽多痰，支气管炎。

［用法用量］口服，每次15 mL，每日4次。

［方义］方用半夏以燥湿化痰、温肺止咳为主，佐以远志、桔梗、枇杷叶、紫菀增强化痰止咳的功效；麻黄温肺散寒，宣肺止咳平喘。诸药综合共奏止咳化痰、温肺散寒之效。

（2）二陈丸

［组成］半夏、陈皮、茯苓、甘草、生姜。

［剂型特点］灰棕色至黄棕色的水丸。

［功效］燥湿化痰，理气和胃。

［主治］痰湿停滞，咳嗽痰白量多，胸膈胀满，恶心呕吐，头晕心悸，舌苔白润，脉滑。

［用法用量］口服，每次9～15 g，每日2次。

［方义］方用半夏、陈皮燥湿化痰，且半夏又能和胃止呕；陈皮理气健胃；茯苓益脾利湿、和中化饮；甘草和中；以生姜捣汁制丸，以增加和胃止呕的作用。诸药配合在化痰湿、和脾胃方面有一定的功效。既可以治疗湿痰咳嗽，又可以治疗脾胃不和所致的胸脘胀满，呕恶，舌苔白腻。

［使用注意］本方辛香温燥，易伤阴津，不宜长期服用；已有咯血、吐血、津液亏损及属阴虚燥咳者忌服。

（3）苏子降气丸

［组成］苏子、半夏、厚朴、前胡、陈皮、沉香、当归、生姜、大枣、甘草等。

［剂型特点］丸剂。

［功效］降气化痰，温肾纳气。

［用法用量］口服，每次3～6 g，每日2次，空腹，温开水送服。

[主治]痰湿壅盛,咳喘短气,不能平卧,胸膈痞塞,咽喉不利。

[方义]本方用苏子降气祛痰,止咳平喘;半夏、厚朴、前胡祛痰,止咳平喘;沉香温肾祛寒,纳气平喘;当归同沉香温补下虚,又治咳逆上气;陈皮理气;生姜散寒宣肺;甘草、大枣和中调药。

[使用注意]阴虚火旺、舌红无苔者忌服;忌生冷、肥腻饮食;避风寒。

另有一方改沉香为肉桂,其温肾纳气的作用更佳。

(4)小青龙合剂

[组成]麻黄、桂枝、白芍、干姜、细辛、五味子、半夏、甘草。

[剂型特点]棕黑色的液体。

[功效]解表化饮,止咳平喘。

[主治]风寒水饮,咳嗽气喘,痰多色白清稀,伴恶寒发热,无汗,舌苔白滑,脉浮。

[用法用量]口服,每次10~20 mL,每日3次,用时摇匀。

[方义]本品为《伤寒论》小青龙汤的改制剂,方用麻黄、桂枝发汗解表,除外寒而宣肺气;干姜、细辛温肺化饮,兼助麻、桂解表;然而,肺气逆盛,纯用辛温发散,既恐耗伤肺气,又须防温燥伤津,所以配伍五味子敛气,白芍养血;半夏祛痰和胃而散结;甘草益气和中,又能调和辛散酸收之间。八味相配,使风寒解,水饮去,肺气复舒,宣降有权,诸证自平。所以临床常用于感冒、流感、百日咳和慢性支气管炎、支气管哮喘、肺炎等疾病。

(5)川贝枇杷糖浆

[组成]川贝母、枇杷叶、杏仁、桔梗、薄荷脑。

[剂型特点]棕红色黏稠液体。

[功效]清热宣肺,化痰止咳。

[主治]风热犯肺,内郁化火:痰黄或稠,咯痰不爽,咽喉肿痛,胸闷胀痛,感冒咳嗽,慢性支气管炎见上述症状者。舌苔薄黄,脉浮数。

[用法用量]口服,每次10 mL,每日3次。

[方义]方用川贝母清热润燥,化痰止咳;枇杷叶清肺泄热,化痰下气;杏仁止咳;薄荷脑宣散风热;桔梗宣肺止咳。诸药配合,具有清热宣肺、止咳化痰的作用。临床常用于感冒、急性支气管炎、上呼吸道感染等。

[使用注意]忌生冷、油腻食物;糖尿病人忌用。

(6)急支糖浆

[组成]金荞麦、四季青、鱼腥草、麻黄、紫菀、前胡、枳壳、甘草。

[剂型特点]棕黑色黏稠的液体。

［功效］清热化痰，宣肺止咳。

［主治］风热犯肺，痰热壅肺：咳嗽痰黄，发热面赤，胸闷，口渴引饮，小便短赤，舌红苔黄；或急性支气管炎，感冒后咳嗽，慢性支气管炎急性发作等呼吸系统疾病。

［用法用量］口服，每次 20～30 mL，每日 3～4 次。

［方义］方用金荞麦、鱼腥草清泻肺热；四季青清热解毒；前胡、紫菀宣降肺气以止咳；麻黄宣肺平喘止咳；枳壳降气平喘。甘草润肺祛痰，调和诸药。

（7）养阴清肺膏

［组成］生地黄、麦冬、玄参、川贝母、白芍、薄荷、甘草、牡丹皮等。

［剂型特点］棕褐色稠厚的半流体。

［功效］养阴润燥，清肺利咽。

［主治］阴虚肺燥：咽喉干痛，干咳少痰或痰中带血。

［用法用量］口服，每次 10～20 mL，每日 2 次。

［方义］方用生地黄、玄参养阴润燥，清肺解毒；麦冬、白芍养阴清肺润燥；牡丹皮凉血解毒；川贝母清热润肺，止咳化痰；薄荷清宣燥热，兼利咽喉；甘草清热润肺，调和诸药。全方合用具有养阴润燥、清肺利咽之功。

［使用注意］不宜食用辛辣、油腻食物；咳嗽痰多者慎用；孕妇慎用；糖尿病患者慎用。

（8）百合固金丸

［组成］百合、生地黄、熟地黄、川贝母、当归、白芍、桔梗、甘草、麦冬、玄参。

［剂型特点］黑褐色的蜜丸。

［功效］养阴润肺，化痰止咳。

［主治］肺肾阴虚，虚火上炎：燥咳少痰，痰中带血，咽干喉痛，手足心热。

［用法用量］口服，每次 6 g，每日 2 次。

［方义］方用百合清肺润燥，止咳嗽；熟地黄滋肾益阴；麦冬、川贝母助百合润肺清热，止咳化痰；玄参、生地黄助熟地黄滋阴清热；当归养血和阴；桔梗祛痰止咳；甘草润肺止咳，调和诸药。综合本方诸药以养阴润肺，化痰止咳。临床常用于肺结核、慢性支气管炎、支气管扩张咯血及泌尿道感染等属于肺津不足、肾阴亏虚者。

［使用注意］脾虚便溏、食欲不振者忌用；服药期间勿食萝卜；痰多、痰黄咳嗽者慎用。

三、胃脘痛类

胃脘痛是以上腹部近心窝处经常发生疼痛为主症的疾病。胃脘痛发生的常见原因有寒邪客胃、饮食伤胃、肝气犯胃和脾胃虚弱等。

1. 寒邪客胃

症状表现：胃痛暴作，恶寒喜暖，脘腹得温则痛减，遇寒则痛增，口不渴，喜热饮，苔薄白，脉弦紧。

2. 肝气犯胃

症状表现：胃脘胀闷，攻撑作痛，脘痛连胁，嗳气频繁，大便不畅，每因情志因素而痛作，苔多薄白，脉沉弦。

3. 饮食停滞

症状表现：胃痛，脘腹胀满，嗳腐吞酸或呕吐不消化食物，吐食或矢气后痛减，或大便不爽，苔厚腻，脉滑。

4. 胃阴亏虚

症状表现：胃痛隐隐，口燥咽干，大便干结，舌红少津，脉细数。

5. 治疗胃痛的中成药

（1）小建中合剂

［组成］饴糖、桂枝、白芍、甘草、生姜、大枣。

［剂型特点］棕黄色的液体。

［功效］温中补虚，缓急止痛。

［主治］脾胃虚寒，脘腹挛痛，喜温喜按，嘈杂吞酸，食少，面色无华；胃及十二指肠溃疡见上述症状者。

［用法用量］口服，每次 20～30 mL，每日 3 次。

［方义］本品用甘温质润之饴糖为君药，益脾气而养脾阴，温补中焦，兼可缓肝之急，润肺之燥；桂枝温阳气，白芍益阴血，并为臣药；甘草甘温益气，既助饴糖、桂枝益气温中，又合白芍酸甘化阴而益肝滋脾，为佐药；生姜温胃，大枣补脾，合用升腾中焦生发之气而行津液，和营卫，亦为佐药。六药配合，于辛甘化阳之中，又具酸甘化阴之用，共奏温中补虚、和里缓急之功。中气建，化源足，则五脏有所养，里急腹痛、手足烦热、心悸虚烦可除。临床常用于消化性溃疡、胃肠功能紊乱等疾病。

［使用注意］糖尿病人忌服。

（2）温胃舒颗粒

［组成］附子、肉桂、党参、黄芪、肉苁蓉、山药、白术、山楂、乌梅、砂仁、陈皮、补骨脂等。

［剂型特点］颗粒剂。

［功效］温胃止痛。

〔主治〕胃脘冷痛，胀气嗳气，纳差畏寒等。

〔用法用量〕口服，每次1～2袋，每日2次，开水冲服。

〔方义〕方用附子、肉桂、肉苁蓉、补骨脂温阳祛寒；党参、黄芪健脾补气；白术、山药健脾渗湿；山楂、乌梅消食和胃；陈皮理气和中；砂仁醒脾和胃。

〔使用注意〕胃出血病人忌用；孕妇忌用。

（3）平胃丸

〔组成〕苍术、厚朴、陈皮、甘草、生姜、大枣。

〔剂型特点〕水丸。

〔功效〕燥湿运脾，行气和胃。

〔主治〕湿阻脾胃，脘腹胀满，不思饮食，口淡无味，呕吐恶心，嗳气吞酸，肢体沉重，倦怠乏力，舌苔白腻而厚，脉缓。

〔用法用量〕口服，每次6～12 g，每日2次。

〔方义〕方用苍术燥湿健脾；厚朴行气化湿，消胀除满；陈皮理气化滞和胃；生姜温胃，太枣补脾，甘草甘缓和中，调和诸药。全方依燥湿为主，兼具健脾理气之效。

〔使用注意〕本品辛苦温燥，易伤阴血，虚证、热证忌服；孕妇慎用。

（4）香砂养胃丸

〔组成〕木香、砂仁、白术、陈皮、茯苓、半夏、香附、枳实、豆蔻、厚朴、广藿香、甘草。

〔剂型特点〕黑色水丸。

〔功效〕温中和胃。

〔主治〕寒湿阻滞，中气不运，脘腹胀满，不思饮食，呕吐酸水，四肢倦怠。

〔用法用量〕口服，每次9 g，每日2次。

〔方义〕方中白术补益中气；广藿香芳香化湿，醒脾开胃；半夏燥湿健脾；茯苓利水渗湿，健脾补中；香附、木香、陈皮、厚朴、砂仁、豆蔻舒畅气机，兼以化湿、温中、止痛；香附疏肝解郁；枳实化滞消积；甘草调和诸药。

〔使用注意〕忌食生冷、油腻食物。

（5）气滞胃痛颗粒

〔组成〕柴胡、枳壳、延胡索、甘草、香附等。

〔剂型特点〕颗粒剂。

〔功效〕疏肝理气，行气止痛。

〔主治〕肝气郁结：脘腹胁部胀满、疼痛，恼怒则胀痛加重，纳谷不香，或肠鸣腹泻等。

〔用法用量〕口服，每次 1～2 袋，每日 2 次，开水冲服。

〔方义〕方用柴胡疏肝解郁；延胡索活血止痛；枳壳、香附理气止痛；甘草甘温和中，缓急止痛。

〔使用注意〕孕妇慎用；糖尿病患者忌用。

（6）柴胡疏肝丸

〔组成〕柴胡、陈皮、川芎、枳壳、白芍、香附、甘草等。

〔剂型特点〕丸剂。

〔功效〕调气疏肝，解郁散结。

〔主治〕肝郁气滞所致的胁肋疼痛，纳少腹胀，经行腹痛等。

〔用法用量〕口服，每次 6～9 g，每日 3 次，空腹温开水送服。

〔方义〕方用柴胡疏肝解郁；陈皮、枳壳、香附、川芎理气活血止痛；白芍养阴柔肝，合甘草缓急止痛。

〔使用注意〕孕妇慎用；舌红少苔、口燥咽干、心烦失眠者停用。

（7）越鞠丸

〔组成〕香附、川芎、栀子、苍术、六曲。

〔剂型特点〕深棕色至棕褐色的水丸。

〔功效〕理气解郁，宽中除满。

〔主治〕气郁引起血、火、食、湿、痰郁所致的胸膈痞闷，脘腹胀满，饮食停滞，嗳腐吞酸，恶心呕吐等。

〔用法用量〕口服，每次 6～9 g，每日 2 次。

〔方义〕方用香附行气解郁，以治气郁，为主药。川芎活血祛瘀，以治血郁；栀子清热泻火，以治火郁；苍术燥湿运脾，以治湿郁；六曲消食导滞，以治食郁，均为辅药。气郁得解，气机流畅，五郁解除，则痰郁随之而解，故方中不另加药。临床常用于治疗溃疡病、传染性肝炎等。

〔使用注意〕使用本品时忌忧思恼怒；虚证郁滞者不宜使用。

（8）逍遥丸

〔组成〕柴胡、当归、白芍、白术、茯苓、甘草、薄荷、生姜等。

〔剂型特点〕黄棕色至棕色的水丸。

〔功效〕疏肝健脾，养血调经。

〔主治〕肝气不舒，两胁作痛，头晕目眩，神疲食少，月经不调，乳房作胀，脉弦而虚。

〔用法用量〕口服，每次 6～9 g，每日 1～2 次。

　　[方义]方用柴胡、薄荷疏肝解郁；白芍、当归养血调经；白术、茯苓、甘草健脾补中；生姜和胃。全方具有疏肝健脾、养血调经等功效。

　　[使用注意]忌气恼、疲劳。

　　(9)左金丸

　　[组成]黄连、吴茱萸。

　　[剂型特点]黄褐色的水丸。

　　[功效]泻火、疏肝、和胃、止痛。

　　[主治]肝火犯胃，见胁肋胀痛，嘈杂吞酸，呕吐口苦，不喜热饮，脘痞嗳气，舌红苔黄，脉弦数。

　　[用法用量]口服，每次3~6 g，每日2次。

　　[方义]方中以黄连苦寒泻火为主，少佐吴茱萸辛热，从热药反佐以制黄连之苦寒；且吴茱萸辛热，能入肝降逆，以使肝胃和调。临床常用于溃疡病、急慢性肝炎、急慢性胃肠炎、急性肠炎、细菌性痢疾等。

　　[使用注意]脾胃虚寒者及孕妇忌用；忌食生冷、辛辣、油腻食物。

　　(10)胆宁片

　　[组成]大黄、虎杖、郁金、青皮、陈皮、山楂、白茅根等。

　　[剂型特点]片剂。每片0.36 g。

　　[功效]养肝柔肝，疏肝利胆，通热清下。

　　[主治]肝郁气滞型的急慢性胆囊炎，属湿热未清者。症见右中上腹隐隐作痛，食入作胀，胃纳不香，嗳气，便秘，口不干，苔薄腻，脉平或弦。

　　[用法用量]口服，每次5片，每日3次，饭后服用。

　　[方义]方用大黄泻火通便除湿；青皮、陈皮行气止痛；郁金、虎杖疏肝理气；白茅根活血止痛。全方具有疏肝利胆、通下清热的作用。

　　[使用注意]孕妇慎用。

　　(11)金胆片

　　[组成]龙胆、金钱草、虎杖、猪胆膏等。

　　[剂型特点]片剂。

　　[功效]消炎利胆。

　　[主治]急慢性胆囊炎、胆石症及胆道感染，并对手术后胆道症状的复发具有预防作用。

　　[用法用量]口服，每次5片，每日2~3次。

　　[方义]方中龙胆具有泻火除湿之功；金钱草清热利胆；虎杖清热解毒；猪胆膏可纠

正胆汁的病变。诸药合用，有利胆消炎的作用。

〔使用注意〕孕妇慎用。

(12) 保和丸（片）

〔组成〕山楂、六曲、陈皮、莱菔子、半夏、茯苓、连翘。

〔剂型特点〕灰棕色至褐色的水丸。

〔功效〕消食、导滞、和胃。

〔主治〕食积停滞，脘腹痞满胀痛，嗳腐吞酸，恶食呃逆，或大便泄泻等。

〔用法用量〕口服，每次 6~9 g，每日 2 次。

〔方义〕方用山楂消一切饮食积滞，尤善消肉食油腻之积；以六曲消食健脾，更化酒食陈腐之积；莱菔子下气消食，长于消谷面之积。三药合用，消各种食物积滞。半夏、陈皮行气化滞，和胃止呕；茯苓健脾利湿，和中止泻；食积易于化热，连翘清热而散结。诸药配伍，使食积得化，胃气得和。临床常用于消化不良、胃肠炎、肝炎、便秘、咳嗽、萎缩性胃炎、幽门梗阻等。

〔使用注意〕忌食油腻、难消化食物。

(13) 养胃舒颗粒

〔组成〕党参、沙参、黄精、乌梅、山楂、山药、菟丝子、生姜、白术、陈皮等。

〔剂型特点〕颗粒剂。

〔功效〕扶正固本，滋阴养胃，调理中焦，行气消导。

〔主治〕胃脘灼热胀痛，手足心热，口干，口苦，纳差，消瘦等。

〔用法用量〕口服，每次 12 g，每日 3 次，开水冲服。

〔方义〕方用党参、白术、黄精健脾补气；沙参、山药、菟丝子、乌梅滋阴养胃；陈皮理气和胃；生姜和胃降逆；山楂消食和胃。

〔使用注意〕阳虚者不宜应用。

四、腹泻类

腹泻又称泄泻，是指排便次数增多，粪便稀薄，甚至泻出如水样便。泄泻的主要关键在于脾胃功能障碍，当感受外邪、饮食所伤或脾胃本身虚弱、肝脾不和以及肾阳不足等，均可导致脾胃功能失常而发生泄泻。

1. 寒湿（风寒）

症状表现：泄泻清稀，甚至如水样，腹痛肠鸣，脘闷食少，或并有恶寒发热，鼻塞头痛，肢体酸痛，苔薄白或白腻，脉濡缓。

2. 脾胃虚弱

症状表现：大便时溏时泻，水谷不化，稍进油腻之物则大便次数增多，饮食减少，脘腹胀闷不舒，面色萎黄，肢倦乏力，舌淡苔白，脉细弱。

3. 肾阳虚衰

症状表现：泄泻多在黎明之前，腹部作痛，肠鸣即泻，泻后则安，形寒肢冷，腰膝酸软，舌淡苔白，脉沉细。

4. 治疗腹泻的中成药

（1）纯阳正气丸

[组成] 广藿香、半夏、青木香、陈皮、丁香、肉桂、苍术、白术、茯苓、朱砂、硝石、硼砂、雄黄、金礞石、麝香、冰片。

[剂型特点] 棕黄色至红棕色的水丸。

[功效] 温中散寒。

[主治] 暑天感寒受湿，腹痛吐泻，胸膈胀满，头痛恶寒，肢体酸重。

[用法用量] 口服，每次 1.5～3 g，每日 1～2 次。

[方义] 方用肉桂、丁香温中散寒而止痛；广藿香解表祛暑化湿，配合苍术、白术、茯苓化湿健脾以止泻；半夏、陈皮和胃止呕；青木香行气止痛；朱砂、硝石、硼砂、金礞石、雄黄、麝香、冰片解暑辟秽，以增强解毒止泻作用。

[使用注意] 孕妇禁用。

（2）人参健脾丸

[组成] 人参、白术、茯苓、山药、陈皮、木香、砂仁、黄芪、当归、酸枣仁、远志。

[剂型特点] 棕褐色的水蜜丸。

[功效] 健脾益气，和胃止泻。

[主治] 脾胃虚弱，饮食不化，嘈杂恶心，腹痛便溏，不思饮食，体弱倦怠。

[用法用量] 口服，每次 8 g，每日 2 次。

[方义] 方用人参、白术、山药补气健脾；白术、陈皮、木香健脾燥湿和胃；砂仁化湿醒脾，行气宽中；黄芪配合当归补气生血，合酸枣仁、远志养血安神。

[使用注意] 忌油腻、生冷食物。

（3）香砂六君丸

[组成] 人参、白术、茯苓、炙甘草、陈皮、半夏、砂仁、木香、红枣、生姜等。

[剂型特点] 黄棕色的水丸。

[功效] 益气健脾，和胃。

[主治] 脾虚气滞，脘腹胀满，嗳气食少，大便溏薄，舌淡苔白腻，脉细无力。

〔用法用量〕口服，每次 6～9 g，每日 2～3 次。

〔方义〕本方为健脾理气的良方。方用人参、白术、茯苓、炙甘草（四君子汤）健脾益气；陈皮、半夏、木香、砂仁理气燥湿，化痰和胃；红枣调补脾胃；生姜温胃止呕。全方对脾胃虚弱，兼有湿痰、气滞的胸脘胀闷，消化不良，恶心呕吐，泄泻诸症均可应用。

〔使用注意〕忌食生冷、油腻食物。

（4）四神丸

〔组成〕肉豆蔻、补骨脂、五味子、吴茱萸、大枣、生姜。

〔剂型特点〕棕褐色或棕黑色的水蜜丸。

〔功效〕温肾暖脾，涩肠止泻。

〔主治〕命门火衰，脾肾虚寒：五更泄泻或便溏腹痛，腰酸肢冷。

〔用法用量〕口服，每次 9 g，每日 1～2 次。

〔方义〕方中补骨脂能补肾助阳而温运脾阳；吴茱萸能温中祛寒而止痛；五味子、肉豆蔻能温脾涩肠而止泻；生姜暖胃；红枣补脾和胃。

〔使用注意〕寒湿、湿热腹泻者忌用。

（5）附子理中丸

〔组成〕附子、党参、白术、干姜、甘草。

〔剂型特点〕棕褐色或棕黑色的水蜜丸。

〔功效〕温中健脾。

〔主治〕脾胃虚寒：脘腹冷痛，呕吐泄泻，手足不温。

〔用法用量〕口服，每次 6 g，每日 2～3 次。

〔方义〕方用附子、干姜温中散寒，以恢复脾阳；党参、白术补气健脾、燥湿，以振奋脾胃正常运化；甘草助以益气和中。诸药相合，具有温中助阳、补益脾胃之功。临床常用于急性胃肠炎、消化性溃疡、吐血、便血、过敏性紫癜、中毒性消化不良、风湿性心脏病、肺心病、婴幼儿腹泻等。

〔使用注意〕孕妇慎用。

五、虚证

虚证是指由多种原因所致的以脏腑亏损、气血阴阳不足为主要病机的多种慢性衰弱证候的总称。可分别出现五脏气、血、阴、阳亏虚的多种临床症状。

1. 气虚

症状表现：倦怠乏力、食欲不振、气短咳喘、言语无力、声音低弱，舌质淡，脉弱。

2. 气血两虚

症状表现：倦怠乏力，食欲不振，少气懒言，面色萎黄，嘴唇及指甲苍白，头晕眼花，心悸心慌，舌淡，脉细。

3. 阴虚

症状表现：潮热，盗汗，面色潮红，口干咽燥，舌红少津，脉细数。

4. 阳虚

症状表现：畏寒，肢冷，面色淡白，尿清便溏，舌淡，脉沉。

5. 治疗虚证的中成药

（1）补中益气丸

[组成] 黄芪、党参、炙甘草、白术、当归、升麻、柴胡、陈皮。

[剂型特点] 棕色的水丸。

[功效] 补中益气，升阳举陷。

[主治] 脾胃虚弱，中气不足，或气虚下陷之症：神疲倦怠，食少腹胀，少气懒言，久泻脱肛，子宫脱垂，久痢，崩漏等。

[用法用量] 口服，每次 6 g，每日 2～3 次。

[方义] 方用黄芪补中益气，升阳固表；党参、炙甘草、白术甘温益气，补脾益胃；升麻、柴胡协同党参、黄芪升举清阳，使下陷之气得以升提；当归补血和营；陈皮调理气机。

[使用注意] 忌食生冷食物。

（2）生脉饮

[组成] 人参、麦冬、五味子。

[剂型特点] 黄棕色至淡红棕色的澄清液体。

[功效] 益气复脉，养阴生津。

[主治] 气阴两伤所致的心悸、气短、自汗、脉微。

[用法用量] 口服，每次 10 mL，每日 3 次；注射液，每日 80 mL，并加入 5％葡萄糖溶液 500 mL，静脉滴注。

[方义] 方用人参甘平补肺，大扶元气为君；以麦冬甘寒养阴生津，清虚热而除烦为臣；五味子酸收敛肺止汗为佐使。全方以补肺、养心、滋阴着力，而获益气、生津之效。临床常用于治疗气阴两虚之冠心病、慢性支气管炎、慢性肺源性心脏病、慢性咽炎、低血压、中暑等症。

（3）归脾合剂

[组成] 党参、黄芪、白术、当归、茯苓、龙眼肉、甘草、木香、酸枣仁、远志、

大枣。

［剂型特点］棕褐色的水蜜丸。

［功效］益气健脾，养血安神。

［主治］心脾两虚，气短心悸、失眠多梦、头昏头晕，肢倦乏力，食欲不振、面色萎黄，妇女月经不调、崩漏带下以及皮下出血。

［用法用量］口服，每次 6 g，每日 3 次。

［方义］方用党参、黄芪、甘草补气健脾；当归、龙眼肉补心养血，安神益脾；白术、木香理气和胃，使补而不滞；酸枣仁、茯苓、远志养阴血，益心安神。大枣健脾养心安神。诸药合用，使气血充沛，心脾得以补益，则诸症自愈。

［使用注意］忌食生冷、油腻食物；忌思虑过度。

（4）大补阴丸

［组成］熟地黄、知母、黄柏、龟甲、猪脊髓、蜂蜜。

［剂型特点］深棕黑色的水蜜丸。

［功效］滋阴降火。

［主治］阴虚火旺：潮热盗汗，咳嗽咯血，耳鸣遗精。

［用法用量］口服，每次 6 g，每日 2～3 次。

［方义］方用熟地黄、龟甲补真阴，潜阳制火；猪脊髓、蜂蜜俱为血肉甘润之品，用以填精补阴以生津液；黄柏苦寒泻相火以坚真阴；知母苦寒，上以清润肺热，下以滋润肾阴。

［使用注意］忌食辛辣食物；脾胃虚弱、食少便溏者慎用。

六、失眠类

失眠是指以经常不能获得正常睡眠为特征的一种病症。多由于劳神过度，阴虚火旺，血虚不能养心，忧思郁结，心肾不交等原因所致。根据临床表现可分为实证和虚证两类。

1. 实证

症状表现：失眠兼有心烦，头昏，口干，五心烦热，烦躁不安，易怒，小便短赤，舌质红，脉数。

2. 虚证

症状表现：失眠兼有多梦易醒，心悸，健忘，头晕耳鸣，腰酸，虚热，面色萎黄，舌淡，脉细。

3. 治疗失眠的中成药

（1）朱砂安神丸

〔组成〕朱砂、黄连、生地黄、当归、甘草。

〔剂型特点〕蜜丸。

〔功效〕清心养血，镇惊安神。

〔主治〕心火亢盛，心神不宁：胸中烦热，心悸易惊，失眠多梦。

〔用法用量〕口服，每次1丸，每日1～2次。

〔方义〕方用朱砂镇惊安神；黄连清心火，除烦热；当归、生地黄养血滋阴；甘草益心气。

〔使用注意〕服用本品时，不要同时服用碘、溴化物（碘化钾、巴氏合剂），以免朱砂中的主要成分硫化汞在肠道中遇碘、溴化物生成有刺激性的碘化汞或溴化汞，引起赤痢样大便，而导致严重的医源性肠炎。

（2）天王补心丸

〔组成〕丹参、当归、石菖蒲、党参、茯苓、五味子、麦冬、天冬、生地黄、玄参、远志、酸枣仁、柏子仁、桔梗、甘草、朱砂。

〔剂型特点〕棕黑色水蜜丸。

〔功效〕滋阴养血，补心安神。

〔主治〕心阴不足，心悸健忘，失眠多梦，大便干燥。

〔用法用量〕口服，每次6g，每日2次。

〔方义〕本方重用生地黄，一滋肾水以补阴，水盛则能制火，二入血分以养血，血不燥则津自润；玄参、天冬、麦冬有甘寒滋润以清虚火之效；丹参、当归用于补血、养血之助，以上皆为滋阴、补血而设。方中党参、茯苓益气宁心；酸枣仁、五味子酸以收敛心气而安心神；石菖蒲、柏子仁、远志、朱砂养心安神，以上皆为补心气，宁心神而设。两组配伍，一补阴血不足之本，一治虚烦少寐之标，标本并图，阴血不虚，则所生诸症，乃可自愈。方中桔梗，一般用为载药上行；甘草调和诸药。

七、胸痹类

胸痹是指以胸部闷痛，甚则胸痛彻背，短气，喘息不得卧为主症的一种疾病。胸痹的发生多与寒邪内侵，饮食不当，情志失调，年老体弱等因素有关。多因寒凝，气滞，血瘀，痰阻，痹遏胸阳，阻滞心脉；或为心脾肝肾亏虚，心脉失养所致。

1. 复方丹参滴丸

〔组成〕三七、丹参、冰片。

〔剂型特点〕棕色的滴丸。

〔功效〕活血化瘀，理气止痛。

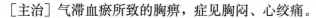

〔主治〕气滞血瘀所致的胸痹，症见胸闷、心绞痛。

〔用法用量〕口服，每次 3 片，每日 3 次。

〔方义〕本方用丹参活血化瘀，行血止痛；三七化瘀止血，通络止痛；冰片芳香开窍，引药入心，通阳止痛。临床常用于冠心病、心绞痛、心肌梗死、陈旧性心肌梗死、颅脑外伤引起的神经衰弱等病症。

〔使用注意〕孕妇慎用。

2. 麝香保心丸

〔组成〕麝香、人参、牛黄、肉桂、苏合香、蟾酥、冰片。

〔剂型特点〕黑褐色有光泽的微丸。

〔功效〕芳香温通，益气强心。

〔主治〕心肌缺血：心绞痛、胸闷、心肌梗死。

〔用法用量〕口服，每次 1～2 丸，每日 3 次，或症状发作时服用。

〔方义〕方用麝香、冰片、苏合香芳香走窜，温宣通脉，以开心窍，止痛除闷；人参益气强心，又可防辛香走窜之品耗损正气；蟾酥开窍辟秽，可解闷除闭，又具强心作用；牛黄、肉桂强心。诸药合用，共奏芳香开窍、通脉止痛、益气强心之功。

〔使用注意〕孕妇禁用。

八、痹证

痹证是由于风、寒、湿、热等外邪侵袭人体，闭阻经络，气血运行不畅所导致的，以肌肉、筋骨、关节发生酸痛、麻木、重着、屈伸不利，甚或关节肿大、灼热等为主要临床表现的病症。痹证的发生，主要是由于正气不足，感受风、寒、湿、热之邪所致。

1. 小活络丸

〔组成〕胆南星、制川乌、制草乌、地龙、乳香、没药。

〔剂型特点〕黑褐色至黑色的大蜜丸。

〔功效〕祛风除湿，活络通痹。

〔主治〕风寒湿痹，肢体疼痛，麻木拘挛。

〔用法用量〕口服，每次 1 丸，每日 2 次，黄酒或温开水送服。

〔方义〕方用制川乌、制草乌祛风除湿，温经止痛；地龙通经活络；乳香、没药行气活血，散瘀止痛；胆南星祛风化痰，以搜经络中之湿痰。

〔使用注意〕本方主要药物川乌、草乌所含乌头碱系毒性成分，可直接损害心肌，严重者可引起心律紊乱、房室传导阻滞、频发多源性室性期前收缩，甚至呼吸中枢麻痹致死。孕妇及体虚者忌用；更不可过量；有过敏者慎用。

2. 再造丸

[组成] 蕲蛇肉、全蝎、地龙、僵蚕、穿山甲、豹骨、麝香、水牛角浓缩粉、牛黄、龟甲、朱砂、天麻、防风、羌活、白芷、川芎、葛根、麻黄、肉桂、细辛、附子、油松节、桑寄生、骨碎补、威灵仙、粉萆薢、当归、赤芍、片姜黄、血竭、三七、乳香、没药、人参、黄芪、白术、茯苓、甘草、天竺黄、制何首乌、熟地黄、玄参、黄连、大黄、化橘红、青皮、沉香、檀香、广藿香、母丁香、冰片、乌药、豆蔻、草豆蔻、香附、建曲、红曲。

[剂型特点] 棕褐色大蜜丸。

[功效] 祛风化痰，活血通络。

[主治] 中风，口眼歪斜，半身不遂，手足麻木，疼痛拘挛，语言謇涩。

[用法用量] 口服，每次1丸，每日2次。

[方义] 方用人参、黄芪、甘草、当归、制何首乌、熟地黄、龟甲、玄参、豹骨、骨碎补、附子、肉桂补气养血，滋阴补肾，强筋健骨，培元固本；全蝎、地龙、僵蚕、天麻熄风解痉；蕲蛇肉、桑寄生、威灵仙、油松节、粉萆薢、防风、羌活、麻黄、细辛、白芷、葛根、川芎祛风通络；青皮、乌药、沉香、檀香、香附、片姜黄、三七、穿山甲、乳香、没药、赤芍、血竭行气，活血散瘀，使血随气行；化橘红、豆蔻、草豆蔻、母丁香、广藿香、白术、茯苓、建曲、红曲理气健脾，化湿和中；黄连、大黄清热；天竺黄、水牛角、牛黄清心化痰；冰片、麝香开窍醒神；朱砂镇惊安神。

[使用注意] 发热者慎用；孕妇禁用。

3. 木瓜丸

[组成] 木瓜、当归、川芎、白芷、威灵仙、狗脊、牛膝、鸡血藤、海风藤、人参、制川乌、制草乌。

[剂型特点] 浓缩丸。

[功效] 祛风散寒，活络止痛。

[主治] 风寒湿痹，四肢麻木，周身疼痛，腰膝无力，步履艰难。

[用法用量] 口服，每次30丸，每日2次。

[方义] 方用木瓜、牛膝、狗脊祛风湿，补肝肾，强筋骨，止痛；海风藤、威灵仙、鸡血藤祛风通络止痛；白芷、制川乌、制草乌祛风散寒止痛；当归、川芎养血活血；人参补气，扶正祛邪。

[使用注意] 孕妇禁用。

九、昏迷类

昏迷是指以神志不清为特征的一种证候，多见于中暑、中风、痰证、厥证时行热病等疾病的过程中。多由于温邪化热入里，热入心包或痰迷心窍所致。

安宫牛黄丸

［组成］牛黄、水牛角浓缩粉、麝香、珍珠、朱砂、雄黄、黄连、黄芩、栀子、郁金、冰片。

［剂型特点］黄橙色至红褐色的大蜜丸。

［功效］清热解毒，镇惊开窍。

［主治］热入心包，高热惊厥，神昏谵语。

［用法用量］口服，每次1丸，每日1次。

［方义］方用牛黄清心解毒，豁痰开窍；水牛角浓缩粉清心，凉血，解毒；麝香开窍醒神；黄连、黄芩、栀子清热解毒，泻心包之火；雄黄豁痰解毒；郁金、冰片芳香辟秽，通窍开闭；朱砂、珍珠镇心安神。综合诸药，具有清热解毒、豁痰开窍的功效。

［使用注意］舌苔白腻之痰湿阻窍者不宜应用；中风脱证神昏者不可使用；孕妇忌用。

十、其他类

1. 三黄片

［组成］大黄、黄连、黄芩。

［剂型特点］片剂。

［功效］清热解毒，泻火通便。

［主治］三焦热盛，目赤肿痛，口鼻生疮，咽喉肿痛，牙龈出血，心烦口渴，尿赤便秘，急性胃肠炎，痢疾等。

［用法用量］口服，每次4片，每日2次。

［方义］方用黄连、黄芩、大黄三黄均为苦寒之药。大黄清热泻火，荡涤肠中热邪；黄连清泻心、胃之火；黄芩清泻肺火。三药组合，具有清泻三焦实火、清湿热之功。

［使用注意］孕妇忌服；脾胃虚寒者慎用；外用忌辛辣刺激食物。

2. 黄连上清丸

［组成］黄连、栀子、连翘、蔓荆子、防风、荆芥穗、白芷、黄芩、菊花、薄荷、酒大黄、黄柏、桔梗、川芎、石膏、旋覆花、甘草。

［剂型特点］黑褐色的大蜜丸。

［功效］清热通便，散风止痛。

　　[主治] 上焦风热，头晕脑胀，牙龈肿痛，口舌生疮，咽喉红肿，耳痛耳鸣，暴发火眼，大便干燥，小便黄赤。

　　[用法用量] 口服，每次1～2丸，每日2次。

　　[方义] 方用黄连、黄芩、黄柏、栀子清上、中、下三焦之火，且栀子又能凉血利尿，配合酒大黄泻火通便，导热从二便而出；石膏清肺胃之火；连翘、甘草、桔梗清热解毒，利咽消肿；防风、川芎、白芷、薄荷、蔓荆子、菊花、荆芥穗散风解热明目，以疗头晕耳鸣；旋覆花降气和中。综合本方具有清火解毒、散风、通便泄热之功。

　　[使用注意] 忌食辛辣食物；孕妇慎用；脾胃虚寒者禁用。

3. 牛黄解毒片

　　[组成] 牛黄、雄黄、石膏、大黄、黄芩、桔梗、冰片、甘草。

　　[剂型特点] 棕黄色素片。

　　[功效] 清热解毒。

　　[主治] 火热内盛，咽喉肿痛，牙龈肿痛，口舌生疮，目赤肿痛。

　　[用法用量] 口服，每次3片，每日2～3次。

　　[方义] 方用大黄、黄芩、牛黄、甘草清热解毒；石膏、冰片清热消炎；雄黄解毒消肿；桔梗、甘草清利咽喉。综合全方，清热解毒、消炎作用较强。

　　[使用注意] 孕妇忌用。

4. 六神丸

　　[组成] 人工牛黄、麝香、珍珠粉、蟾酥、雄黄等。

　　[剂型特点] 微粒丸。

　　[功效] 清热解毒、消炎止痛。

　　[主治] 火热内盛，咽喉肿痛，牙龈肿痛，痈疡疔疮，乳痈发背，无名肿毒。

　　[用法用量] 口服，每次10粒，每日3次，小儿酌减。外用，取丸适量，用冷开水或米醋少许烊化，搽于患处，一日数次；已溃烂者，切勿搽敷。

　　[方义] 方中人工牛黄清热解毒，化痰散结；珍珠粉清肝解热，消毒生肌；雄黄、蟾酥解毒，消肿，止痛；麝香芳香走窜，散郁火热毒。

　　[使用注意] 孕妇忌用。

5. 六应丸

　　[组成] 腰黄、蟾酥、牛黄、冰片、珍珠粉、公丁香。

　　[剂型特点] 微粒丸。

　　[功效] 解毒消炎，退肿止痛。

　　[主治] 火热内盛，疔毒疮疖，咽喉肿痛，蚊虫咬伤，急慢性咽炎等。

［用法用量］口服，成人每次 10 粒，儿童每次 5 粒，每日 3 次；外用，以凉开水或米醋调敷患处。

［方义］方用腰黄、蟾酥为主药，为治疮毒之要药，具有解毒、散毒、止痛之功效；牛黄对咽喉肿痛、腐烂、痈肿、疔疮的功效显著；配以珍珠粉解毒生肌；公丁香、冰片协同发挥辛香走窜作用，又可温中暖胃，减除蟾酥等对胃的刺激。

［使用注意］孕妇忌用。

第 3 节　常用抗微生物药的规范应用

 学习单元 1　微生物基础知识

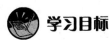 **学习目标**

➤了解微生物的概念、分类、基本作用。

➤熟悉病毒、细菌、真菌的基础知识及其预防及感染的基本知识。

➤掌握正常菌群、条件致病菌、病原微生物的概念。

一、微生物的概念

在自然界中除常见的动物和植物外，还存在着一类个体微小的生物类群，它们种类庞杂，具有一定的形态结构，并能在适宜的环境中生长繁殖以及发生遗传变异。由于个体微小，须借助显微镜才能看到，故称其为微生物。

二、微生物的分类

根据微生物有无细胞结构、分化程度和化学组成等差异，可以将其分为三大类。

1. 非细胞型微生物

病毒属此类。

病毒是一类体积十分微小，结构简单，含一种类型的核酸（DNA 或 RNA），必须在活的细胞内才能生长繁殖的非细胞型微生物。病毒性疾病发病率高、传播快、流行广、变异性大、治疗效果差，对人类的危害极大。病毒以复制方式进行增殖，增殖过程可分为吸附、穿入、脱壳、生物合成、装配与释放 5 个相互联系的阶段。抗病毒药通过阻止其中任何一环便能达到抑制病毒繁殖的目的。病毒不具有核糖体，对抗生素一般不敏感，而对干扰素敏感。耐冷不耐热。

2. 原核细胞型微生物

多数微生物属此类，如细菌、支原体、衣原体、立克次体、螺旋体、放线菌等。

（1）细菌。细菌是一类具有细胞壁的单细胞微生物，通过二分裂法繁殖。细菌的个体很小，通常以微米作为测量单位。根据外形不同，可将细菌分为球菌、杆菌和螺形菌三类。细菌的基本结构包括细胞壁、细胞膜、细胞质、核质和内容物等。

用革兰氏染色法，可将细菌分成两类。在固定的标本上，先用结晶紫液（或龙胆紫）染色，次加碘液媒染（即助染），再用 95% 酒精脱色，最后用沙黄或稀释碱性复红液复染。结晶紫和碘形成不溶于水而溶于乙醇的复合物，凡能固定结晶紫和碘的复合物，不被酒精脱色而呈紫—黑紫色，称为革兰氏阳性细菌；如被酒精脱色后再被复红液复染成红色的，称为革兰氏阴性细菌。革兰氏阳性细菌的细胞壁厚，肽聚糖含量多，脂类含量少，有磷壁酸，无外膜、脂蛋白和脂多糖；革兰氏阴性细菌则相反，细胞壁薄，肽聚糖含量少，脂类含量多，无磷壁酸，有外膜、脂蛋白和脂多糖。

（2）细胞型微生物。可引起支原体肺炎、泌尿生殖系统感染和不育症。

（3）衣原体。衣原体是一类能通过细菌滤器、在细胞内寄生，有独特发育周期的原核细胞型微生物。可引起性传播疾病及沙眼。

（4）立克次体。立克次体是一类专性细胞内寄生的原核细胞型微生物，是引起斑疹伤寒、恙虫病、Q 热等传染病的病原体。主要通过节肢动物如人虱、鼠蚤、蜱或螨的叮咬而传播。

（5）螺旋体。螺旋体是一类细长、柔软、弯曲呈螺旋状，运动活泼，介于细菌和原虫之间的原核细胞型微生物。能引起人和动物疾病的有回归热螺旋体、钩端螺旋体和梅毒螺旋体。螺旋体具有细菌基本结构，对抗生素敏感。

（6）放线菌。放线菌是一类呈菌丝状生长的原核细胞型微生物。广泛分布于自然界，正常人的口腔、肠道、泌尿生殖道也有寄居。当机体抵抗力低下或拔牙、口腔黏膜损伤时，可发生内源性感染。放线菌是抗生素的主要产生菌。

3. 真核细胞型微生物

真菌、原虫、藻类属此类。

真菌具有典型的细胞核和完整的细胞器。真菌在自然界分布广泛，种类繁多。根据其结构可分为单细胞（酵母菌）和多细胞（霉菌）两类；根据其营养来源可分为腐生和寄生两类。绝大多数真菌对人类无害，有些真菌还在工农业生产中有广泛应用。但有些真菌可引起霉变，少数真菌可引起人类疾病，甚至与肿瘤的发生有关。真菌对热的抵抗力不强，但对干燥、阳光、紫外线及一般的消毒剂有较强的抵抗力。

三、微生物的作用

1. 基本作用

微生物在自然界广泛存在，绝大多数微生物对人类有益而无害，而且有些是必需的。例如自然界的物质循环都必须凭借微生物的代谢活动来完成，如果没有微生物，其他生物将无法生存。另外，在人类的生产活动中，微生物还被广泛应用于工业、农业等多种领域。

2. 正常微生物群

人类的体表及其与外界相通的腔道，如口腔、鼻咽腔、眼结膜、肠道、泌尿生殖道等都常有微生物存在，其中一部分为长期寄居的微生物，在机体防御机能正常时是无害的，称为正常菌群。一般情况下，正常菌群与人体保持着平衡，正常菌群之间也相互制约，所以不会使人致病，甚至是维持人体健康必不可少的。例如，大肠杆菌大量存在于肠道，并能合成维生素 B 和维生素 K，经肠壁吸收，供人体利用。另外，甲型链球菌常见于鼻咽部，表皮葡萄球菌常见于皮肤。但是，当机体防御机能减弱，如受凉、过度疲劳、电离辐射、大面积烧伤、恶性肿瘤及慢性消耗性疾病时，或寄居的部位改变及滥用抗生素造成菌群失调时，某些正常菌群就可以引起疾病。如鼻咽部的甲型链球菌可以引起咽炎、气管炎和心内膜炎；大肠杆菌进入腹腔或泌尿道，可引起腹膜炎、泌尿道感染。此时，这些细菌被称为条件致病菌。引起的感染称为机会性感染。

3. 病原微生物

有些微生物侵入人体或动植物体内可造成病害，具有此种特性的微生物称为病原微生物。

四、预防

在日常生活中，可采用一些物理、化学或生物学的方法进行消毒灭菌，以杀死环境中的病原微生物，切断传播途径，控制和消灭传染病。

1. 灭菌

用物理或化学方法，杀死物体上或介质中的所有微生物，包括致病的和非致病的所有微生物以及细菌的芽孢。灭菌后的物品即为无菌状态。

灭菌常采用物理因素，有热力、辐射、干燥、声波、渗透压和过滤等。例如：焚烧是一种彻底的灭菌方法；100℃沸水中煮沸 5 min，可杀死所有细菌的繁殖体，但杀不死细菌的芽孢。高压蒸气灭菌法是一种最有效、最常用的灭菌方法。

2. 消毒

用物理或化学方法，杀死物体上或介质中的病原微生物，以达到防止致病菌传播的目的，但不一定杀死含芽孢的细菌或非病原微生物。常用的消毒方法有高温如巴氏消毒法、紫外线、消毒剂等。

3. 防腐

采用防止或抑制微生物生长繁殖的方法，细菌一般不死亡。使用同一种化学药品在高浓度时为消毒剂，低浓度时常为防腐剂。干燥和低温也为常用的防腐方法，但低温不能杀死细菌，只是抑制其生长，一般细菌在 4～10℃冰箱内可生存数月。

五、感染

1. 感染的概念

感染是指细菌、病毒、真菌、寄生虫等病原体侵入人体所引起的局部组织或全身性的病理变化的过程。

2. 感染的来源

感染的来源包括病人、带菌者、病畜和带菌动物等。

3. 感染的途径

感染的途径包括通过呼吸道、消化道、泌尿生殖道等黏膜感染、创伤感染或多途径感染。

4. 感染的类型

（1）隐性感染。致病菌侵入体内，但由于机体抵抗力强，虽被感染但不引起明显的病变和临床症状，称为隐性感染。通过隐性感染，机体可获得一定的免疫力。

（2）显性感染。致病菌侵入机体，引起机体的组织细胞受到不同程度的损害，出现一系列临床症状和体征，称为显性感染。若使病变限制在局部，则为局部感染；局部病灶或病菌及其毒素向全身扩散而成全身感染。

（3）带菌者。当机体隐性感染或显性感染痊愈后，病原菌可能在机体内继续存在，并不断向外排菌，处于这种状态的人称为带菌者。带菌者与健康人一样常不被人们注意，故在传染病的传播和流行中是重要的传染源。

学习单元2 抗微生物药概述

 学习目标

➢熟悉抗微生物药的概念、相关术语。

➢了解抗菌药的作用机制、细菌的耐药性。

➢掌握合理使用抗菌药的基本原则。

一、抗微生物药的概念

抗微生物药是用于治疗病原微生物感染性疾病的药物，能抑制或杀灭病原微生物，包括抗菌药、抗真菌药和抗病毒药。

二、相关术语

1. 抗菌药

抗菌药是对细菌具有抑制或杀灭作用的药物，包括抗生素和人工合成抗菌药。

2. 抗生素

抗生素是指某些微生物在其生活过程中产生的具有抗病原体作用和其他活性的一类物质。

3. 抗菌谱

每种药物抑制或杀灭病原微生物的范围称为抗菌谱，有窄谱和广谱之分。

4. 抗菌活性

抗菌活性指抗菌药抑制或杀灭病原微生物的能力。

5. 抑菌药

抑菌药指仅有抑制微生物生长繁殖而无杀灭作用的药物，如磺胺类抗菌药、红霉素。

6. 杀菌药

杀菌药指不仅能抑制微生物生长繁殖而且能杀灭微生物的药物，如青霉素。

对于大多数感染杀菌药并不优于抑菌药，只有当各种感染使宿主局部或全部防御机能丧失时才必须用杀菌药。

三、抗菌药的作用机理

1. 抑制细菌细胞壁合成

敏感细菌细胞壁肽聚糖合成受抑制后细胞壁缺损，菌体因内部高渗水分不断进入，引起菌体膨胀破裂死亡。如青霉素。

2. 抑制细胞膜功能

与细胞膜中的脂类结合，使胞浆膜通透性增高，大分子和离子从细胞内向细胞外泄漏，细胞受损而死亡。如多黏菌素。

3. 抑制或干扰细菌细胞蛋白质合成

通过抑制或干扰细菌细胞蛋白质的合成，从而达到抗菌或灭菌的作用，如氨基苷类、四环素类、大环内酯类和氯霉素类抗生素。

4. 抑制细菌核酸合成

抑制 DNA 螺旋酶，阻碍 DNA 生物合成，从而导致细菌死亡。如喹诺酮类抗菌药。

四、细菌的耐药性

药物与细菌多次反复接触后，细菌对该药的敏感性降低甚至消失，称为细菌的耐药性。耐药性的产生机制包括：①产生灭活酶，如金葡菌对青霉素；②改变靶部位；③增加代谢拮抗物；④改变通透性。

细菌对任何抗生素都可能产生耐药性，因此，注意抗菌药物的合理选用，给予足够的剂量和疗程，必要时应联合用药，有计划地轮换供药等都是避免细菌产生耐药性行之有效的措施。

五、合理使用抗菌药的基本原则

在抗菌药物的临床应用中，应注意机体、药物、病原体三者间的相互关系。病原微生物对感染性疾病的发生起着重要作用，一定程度影响着疾病的发展与转归。但病原体不能决定疾病的全过程，机体的免疫状态和防御功能是战胜病原微生物，使其不能致病或发病后迅速康复的机体内在因素。抗菌药物的抑菌或杀菌作用，为机体彻底消灭病原体和疾病的痊愈提供有力武器，在临床治疗中，药物作用是主要的。因此，一方面应合理使用药物，充分发挥药物的抗菌作用，同时也应充分调动机体的抗菌能力，以迅速控制或战胜病原微生物的侵袭；另一方面应尽量避免和减少药物对机体的不良反应，以及细菌耐药性的产生，以保证防治工作的顺利进行，达到最佳的治疗效果。

1. **按照适应证选药**

有针对性地选用抗菌药是合理用药的首要原则，正确的细菌学诊断是正确选用药物的基础。掌握不同抗生素的抗菌谱，使所选用药物的抗菌谱与所感染的致病菌相适应。

2. **按药动学特点制定给药方案和疗程**

掌握各药的药效学、药动学的有关信息，结合患者的病情、全身情况等，制定恰当的给药方案，包括药物品种、给药途径、剂量、间隔时间及疗程。

3. **针对患者的情况合理用药**

患者的病理、生理及免疫状况可影响药物的作用，对不同的患者使用抗菌药的品种、剂量、疗程均应有所不同。

4. **慎用抗菌药**

患感冒、上呼吸道感染等病毒性疾病，发热原因不明者均不宜应用抗菌药，以免临床症状不典型或病原菌不易检出，延误正确诊断和治疗。尽量避免局部应用抗菌药。抗菌药的预防应用仅限于少数情况，应严格掌握适应证。

5. **联合用药必须谨慎掌握指征，权衡利弊**

联合用药的指征：病因未明而又危及生命的严重感染，单一药物不能控制的严重感染或混合感染，单一抗菌药物不能有效控制的感染性心内膜炎或败血症，长期用药有可能产生耐药者。应该注意：联用抗生素常常不如单独应用安全、有效，联合的药物越多，产生不良反应的可能性越大。

 学习单元 3　β-内酰胺类抗生素

 学习目标

➤了解β-内酰胺类抗生素的抗菌机理、作用特点。

➤熟悉青霉素类、头孢菌素类抗生素的常用药物。

➤掌握青霉素类、头孢菌素类抗生素的不良反应。

一、抗菌机理

临床常用的青霉素类、头孢菌素类抗生素都属于β-内酰胺类抗生素。β-内酰胺类抗生

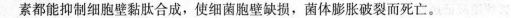

素都能抑制细胞壁黏肽合成，使细菌胞壁缺损，菌体膨胀破裂而死亡。

二、作用特点

β-内酰胺类抗生素具有临床适应证广、疗效高、毒性低的优点。β-内酰胺类抗生素目前对各种感染依然是毒性最低、最有效的抗生素。

青霉素通过结构改造，已经获得原来所没有的许多理想性质。包括：作用时间延长；对酸性环境稳定，可以口服；对 β-内酰胺酶稳定；对 G^+ 菌和绿脓杆菌有效；对厌氧菌如脆弱杆菌有效等。

头孢菌素类（先锋霉素类）是一类来自头孢菌的广谱抗生素。抗菌机理与青霉素相似，都具有相同的 β-内酰胺环。其主要特点是抗菌谱广，对厌氧菌有效。

三、不良反应

青霉素类抗生素毒性小，肌注常引起局部刺激疼痛、红肿、硬结，钾盐轻，钠盐重；过敏反应为青霉素最常见的、最严重的不良反应（5％～10％）。常见的过敏反应表现为药热、皮疹、荨麻疹、血管神经性水肿、哮喘等。严重的过敏性休克发生率约万分之一左右，其症状表现为喉头水肿、肺水肿、呼吸困难、循环衰竭、抽搐和昏迷等。临用前必须做皮试。各类青霉素间具交叉过敏性。大剂量滴注应避免高血钠和高血钾，肾功能衰竭患者慎用钾盐。

头孢菌素类抗生素过敏反应少，对酸和酶较稳定，对人的毒性很小，一般可不做皮试。对青霉素耐药的细菌仍有效，但亦会产生耐药性，与青霉素有交叉过敏性，青霉素过敏者及过敏体质者应慎用。

四、常用药物

1. 青霉素类

青霉素类分为天然青霉素和人工合成青霉素两类。青霉素目前仍是许多 G^+ 菌感染的首选药物。但青霉素有抗菌谱窄、不耐酸、不耐酶、容易引起过敏等缺点。

（1）青霉素。青霉素是一种有机弱酸，常用其钾盐或钠盐，易溶于水，其水溶液稳定，故应临用前现配。但其干燥粉在室温下稳定，其粉剂可保存 2 年。

临床常作为 G^+ 菌感染治疗的首选药。首选用于溶血性链球菌、肺炎链球菌、敏感葡萄球菌等引起的扁桃体炎、蜂窝组织炎、大叶性肺炎、脓胸等；首选用于 G^+ 杆菌引起的白喉、破伤风、炭疽病、气性坏疽等；首选用于钩端螺旋体病、梅毒、回归热、放线菌病；首选用于草绿色链球菌、肠球菌所致的心内膜炎，亦可作为心内膜感染的预防用药。

（2）半合成青霉素

1）口服不耐酶青霉素。青霉素 V、非奈西林、丙匹西林、阿度西林、环己西林。

临床应用：主要用于革兰氏阳性球菌引起的轻度感染。

2）耐青霉素酶青霉素。苯唑西林、双氯西林、氟氯西林、氯唑西林。

临床应用：主要用于耐药金葡菌感染。

3）广谱青霉素

①氨基青霉素。氨苄西林、阿莫西林。

临床应用：主要用于呼吸道、尿道感染、脑膜炎和沙门菌属感染。

②羧基青霉素。羧苄西林、替卡西林。

临床应用：主要用于变形杆菌和绿脓杆菌引起的感染。

③酰脲类青霉素。美洛西林、哌拉西林。

临床应用：主要用于革兰氏阴性细菌引起的严重感染，尤其对绿脓杆菌有较强抗菌作用。

④磺基青霉素。磺苄西林。

临床应用：主要用于泌尿生殖道和呼吸道感染。

（3）抗革兰氏阴性杆菌青霉素。品种有美西林、替莫西林。

临床应用：主要用于革兰氏阴性杆菌感染。

2. 头孢菌素类

根据头孢菌素的发展次序、抗菌特点及对 β-内酰胺酶稳定性可将其分为一、二、三、四代。其比较见表 4—9。

表 4—9　　　　　　　　　　　　头孢菌素类分代区别表

药物分代	代表药物	作用特点	临床应用	不良反应
第一代	头孢氨苄（先锋Ⅳ号）、头孢羟氨苄、头孢拉定（先锋Ⅵ号）、头孢唑啉（先锋Ⅴ号）、头孢噻吩等	对 G+ 菌的抗菌作用强于第二代和第三代 对金葡菌产生的 β-内酰胺酶稳定性优于第二代和第三代 对 G- 菌的作用不及第二代，更不及第三代 对 G- 菌产生的 β-内酰胺酶不稳定 对绿脓杆菌、耐药肠杆菌和厌氧菌无效	口服主要用于肺炎链球菌、化脓性链球菌、产青霉素酶金葡菌及其他敏感的革兰氏阳性细菌引起的轻度感染和部分单纯性中度感染	过敏反应，主要表现为皮疹和药热等 有一定肾脏毒性，尤其是头孢噻吩和头孢唑啉。与氨基苷类或利尿剂合用毒性增加 胃肠道功能紊乱

续表

药物分代	代表药物	作用特点	临床应用	不良反应
第二代	头孢孟多、头孢呋辛（西力欣、新菌灵）、头孢克洛、头孢替安（泛斯博林）、头孢克罗（新达罗、希克劳）等	抗 G⁻ 杆菌活性和对 G⁻ 菌 β-内酰胺酶稳定性比第一代强 对 G⁺ 球菌作用与第一代相似，比第三代强 对厌氧菌有一定作用 对绿脓杆菌无效	主要用于敏感菌引起的呼吸道、泌尿道、皮肤及软组织、骨关节、妇产科感染	对肾脏的毒性比第一代低 可能有出血倾向
第三代	头孢曲松、头孢哌酮（先锋必）、头孢他定（复达新）、头孢三嗪（罗氏芬、菌必治）	对 G⁺ 杆菌作用明显强过第一代和第二代 对 G⁻ 杆菌产生的 β-内酰胺酶高度稳定 抗菌谱增宽，对绿脓杆菌和厌氧菌有不同程度的抗菌作用 组织穿透力强，体内分布广 对 G⁺ 球菌作用不如第一代和第二代	主要用于敏感菌引起的重症感染	对肾脏基本无毒性
第四代	头孢匹罗等	对 G⁻ 杆菌及肠杆菌属作用强	主要用于耐药菌引起的中重度感染，也可作为第三代头孢菌素的替代用药	无肾毒性

 学习单元 4　氨基苷类抗生素

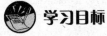 学习目标

➤了解氨基苷类抗生素的抗菌机理、作用特点。

➤熟悉氨基苷类抗生素的常用药物。

➤掌握氨基苷类抗生素的不良反应。

一、抗菌机理

氨基苷类抗生素是从放线菌培养液中提取的，是由氨基糖分子与非糖部分的苷元结合而成的苷，故称氨基苷。氨基苷类抗生素通过影响细菌蛋白质的合成而起到杀菌作用。

二、作用特点

本类抗生素抗菌谱较广，主要对 G⁻菌有杀菌作用。碱性环境下抗菌效力增强，属于繁殖期杀菌剂，对大肠杆菌、克雷伯菌属、肠杆菌属、变形杆菌属等具有高度抗菌活性。杀菌速率和杀菌时程有浓度依赖性，具有较长时间的抗菌药物后效应，具有初次接触效应。

三、不良反应

氨基苷类抗生素具有明显的不良反应，在临床用药中要谨慎。

1. 耳毒性

一方面为前庭功能损害，表现为眩晕、恶心、呕吐、眼球震颤和平衡障碍；另一方面为耳蜗神经损害，表现为听力减退或耳聋。

2. 肾毒性

近曲小管上皮细胞损伤，临床可见蛋白尿、管型尿、尿中红细胞，严重者发生氮质血症及无尿。按肾毒性不同，依次为新霉素＞庆大霉素＞丁胺卡那霉素＞妥布霉素＞乙基西梭霉素＞链霉素。

3. 神经肌肉阻滞作用或重症肌无力，可致呼吸肌麻痹而呼吸停止

4. 过敏反应

以皮疹、药热、血管神经性水肿为常见，偶尔发生过敏性休克。

四、常用药物

氨基苷类抗生素主要有庆大霉素、妥布霉素、西梭霉素和半合成的丁胺卡那霉素、乙基西梭霉素以及目前少用的链霉素、新霉素、卡那霉素等。

1. 链霉素

对结核杆菌和鼠疫杆菌有强大的杀菌作用，对大肠杆菌、肺炎杆菌、痢疾杆菌、流感杆菌等多种 G⁻杆菌有较强抗菌作用。因其毒性和耐药性问题，限制了它的临床应用，目

前主要用于鼠疫和兔热病治疗。链霉素为最早使用的抗结核药，现虽仍有应用，但须与其他抗结核药（异烟肼或利福平）联合应用，以延缓耐药性的产生。

链霉素的耳毒性较严重；过敏反应发生率较高，仅次于青霉素，而且一旦发生，死亡率较高。

2. 庆大霉素

系目前常用于各种细菌感染的主要氨基苷类抗生素，适用于败血症、呼吸道感染、肺炎、骨髓炎、腹膜感染、脑膜炎、胆道及烧伤感染等。口服可用于肠道感染。

庆大霉素的肾毒性较严重；耐药性的产生慢而不稳定，多为暂时性，一个疗程不宜超过 2 周。

3. 新霉素

临床可用于肠道感染、腹部手术前的准备治疗或肝昏迷前期减少血氨。

成人每次 1 g，每日 3～4 次。可配成 0.5％的软膏、乳剂或溶液剂外用，用于化脓性皮肤病、外耳道炎、慢性中耳炎及眼部浅表感染等。由于毒性较大，已不注射用。

对新霉素有过敏史者忌用，肠梗阻病人忌用。本品对耳蜗神经及肾脏损害较严重，故口服疗程不宜超过 10 日。

 学习单元 5　大环内酯类抗生素

 学习目标

➤ 了解大环内酯类抗生素的抗菌机理、作用特点。
➤ 熟悉大环内酯类抗生素的常用药物。
➤ 掌握大环内酯类抗生素的不良反应。

一、抗菌机理

大环内酯类抗生素为一类窄谱抑菌剂，主要是抗 G^+ 菌及某些球菌、厌氧菌和军团菌。抗菌机理是通过抑制细菌蛋白质的合成，发挥抑菌或杀菌作用。

二、作用特点

第二代大环内酯类抗生素，包括克拉霉素、罗红霉素、阿奇霉素，增强了抗菌活性，扩大了抗菌谱，口服易吸收，对酸稳定，半衰期延长，不良反应少，已成为呼吸道感染的主要药物。

三、不良反应

本类抗生素毒性较低，以消化道不良反应多见，无严重不良反应。

四、常用药物

1. 红霉素

属抑菌剂，对 G^+ 菌有较强杀菌作用，尤其对耐药金葡菌有效。常用于对青霉素过敏者的替代药物。临床主要用于敏感菌引起的感染，如肺炎、骨髓炎、败血症等。首选用于白喉带菌者、支原体肺炎、沙眼衣原体所致的婴儿肺炎及结肠炎，为治疗军团军菌最有效的首选药。主要不良反应为刺激性强，胃肠道反应明显；大剂量或长期应用易引起黄疸和肝损害；可出现皮疹、药热、嗜酸性粒细胞增多、肠痉挛等过敏反应，长期应用可引起二重感染。

2. 米欧卡霉素

无苦味，适用于儿童用药。不良反应较红霉素轻微，以胃肠道反应为主。

3. 交沙霉素

主要用于敏感菌所致的呼吸道、胆道及皮肤软组织感染。不影响茶碱排泄，可安全用于哮喘患者。不良反应轻微。

4. 乙酰螺旋霉素

主要用于呼吸道及皮肤软组织感染。不良反应以胃肠道反应较多见。

5. 阿齐霉素

抗菌谱广，主要用于敏感菌所致的呼吸道感染、皮肤软组织感染、沙眼衣原体及非多重耐药淋球菌引起的单纯性生殖器感染，也用于较重病例的短期用药。

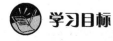

学习单元6　四环素类抗生素

学习目标

➤了解四环素类抗生素的抗菌机理、作用特点。

➤熟悉四环素类抗生素的常用药物、不良反应。

一、抗菌机理

四环素类抗生素属快速抑菌剂，通过抑制细菌蛋白质的合成和影响胞浆膜的通透性发挥作用。

二、作用特点

四环素类抗生素抗菌谱广，对革兰氏阳性细菌的抗菌活性较革兰氏阴性细菌为高。临床多用于立克次体感染、衣原体感染、支原体感染、螺旋体感染及部分细菌性感染。

三、不良反应

1. 胃肠道反应

易引起恶心、呕吐、腹部不适、食欲减退等，尤以土霉素多见。

2. 影响牙齿和骨骼的发育

四环素会与钙结合形成黄色或棕色沉着，妊娠 5 个月以上、哺乳期、8 岁以下的儿童禁用。

3. 二重感染

常发生于年老体弱、婴儿、应用激素及抗癌药物的患者。常见真菌病，如白色念珠菌引起的鹅口疮，梭状芽孢杆菌引起的假膜性肠炎。

4. 维生素缺乏

抑制产生维生素 B 和维生素 K 的细菌。

5. 其他

如肝毒性、光敏反应、脑肿瘤、前庭反应等。

四、常用药物

代表药物有四环素、金霉素、多西环素、美他环素、米诺环素等。

学习单元 7 氯霉素类抗生素

 学习目标

➤了解氯霉素类抗生素的抗菌机理、作用特点。
➤熟悉氯霉素类抗生素的不良反应。

一、抗菌机理

氯霉素类抗生素通过抑制细菌蛋白质的合成发挥抗菌作用。

二、作用特点

氯霉素类抗生素易通过血脑屏障和胎盘屏障。现主要用于细菌性脑膜炎和脑脓肿、伤寒沙门菌及其他沙门菌属感染、细菌性眼部感染、厌氧菌感染等。

三、不良反应

氯霉素类抗生素是一种高效抗生素，抗菌谱广，抗菌活性强，曾广泛应用，后因其有严重的不良反应，现严格控制使用。凡有合适替代药物者，不主张使用氯霉素类抗生素。

1. 骨髓抑制作用
诱发可逆性各种血细胞减少，不可逆性再生障碍性贫血。

2. 灰婴综合征
早产儿及新生儿易产生循环障碍，表现为呕吐、腹胀、腹泻、皮肤呈灰紫色、呼吸不规则及循环衰竭等。

3. 治疗性休克
由细菌大量死亡，释放内毒素而致。

4. 其他
诱发溶血性贫血、神经炎、视力障碍以及失眠、幻听等。

学习单元 8 磺胺类抗菌药

学习目标

➢ 了解磺胺类抗菌药的抗菌机理、作用特点。

➢ 熟悉磺胺类抗菌药的常用药物。

➢ 掌握磺胺类抗菌药的不良反应。

一、抗菌机理

磺胺类药物抗菌谱较广，对某些 G^+ 菌及 G^- 菌均有较强抗菌作用。它主要是抑制细菌的生长繁殖，最终杀灭细菌还要靠机体的防御机能。其抗菌机理是抑制细菌的二氢叶酸合成酶，致使细菌的 DNA、RNA 的合成受阻。

二、作用特点

磺胺类药物是最早用于治疗全身性感染的有效人工合成化学药物。随着抗生素的发展，磺胺类药物已较少使用，但因其仍有独特的特点，对某些感染疾病（如流脑、鼠疫）疗效好、使用方便、性质稳定、价格低廉等，在临床治疗上仍有一定地位。

三、不良反应

1. 泌尿系统损害

引起结晶尿、血尿、管型尿、尿痛、尿少甚至尿闭。

2. 过敏反应

可出现皮疹、药热等。

3. 造血系统反应

长期应用可致白细胞减少、粒细胞缺乏、血小板减少或再生障碍性贫血。

4. 肝功能损害

出现黄疸等。

5. 磺胺类药物的应用注意事项

（1）口服等量的碳酸氢钠以碱化尿液；服药期间多饮水；服药 1 周以上者定时检查尿常规。

（2）老年患者、肾功能不良、脱水少尿患者及休克患者慎用或不用；新生儿、早产儿及分娩前孕妇禁用。

四、常用药物

1. 磺胺嘧啶（SD）

易进入脑脊液，是防治流行性脑脊髓膜炎的首选药物，也可用于治疗尿路感染，大剂量可治疗志贺菌属引起的急性腹泻。

2. 磺胺甲基异恶唑（SMZ、新诺明）

常用于治疗尿路感染和呼吸道感染。

3. 甲氧苄氨嘧啶（TMP）

抗菌增效剂，很少单独应用，与庆大霉素、四环素、多黏菌素等合用，抗菌作用显著增强。

4. 复方磺胺甲基异恶唑（SMZ＋TMP、复方新诺明）

用于急性单纯性尿路感染疗效颇佳，并可有效地预防尿路感染的反复发作。可用于呼吸道感染，敏感菌所致的伤寒、副伤寒及菌痢、流脑等。

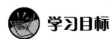 学习单元 9　喹诺酮类抗菌药

 学习目标

➢了解喹诺酮类抗菌药的抗菌机理、作用特点。

➢熟悉喹诺酮类抗菌药的常用药物。

➢掌握喹诺酮类抗菌药的不良反应。

一、抗菌机理

喹诺酮类抗菌药是一类人工合成的对细菌 DNA 螺旋酶具有选择性抑制作用的抗菌药物。

二、作用、特点

喹诺酮类抗菌药中开发较早的萘啶酸不良反应多，现已不用。第二代吡哌酸较第一代

不良反应少，临床用于敏感菌的尿路感染。当前应用的都是氟喹诺酮类，即第三代喹诺酮类衍生物。常用的有八种：诺氟沙星、培氟沙星、依诺沙星、氧氟沙星、左旋氧氟沙星、环丙沙星、洛美沙星、氟罗沙星。

喹诺酮类抗生素抗菌谱广，对绿脓杆菌、厌氧菌活性高，如对大肠杆菌、肺炎杆菌、产气杆菌、阴沟杆菌、变形杆菌、沙门菌属、志贺菌属、枸橼酸杆菌属和沙雷菌属等肠杆菌科细菌具有强大杀菌作用。对 β-内酰胺类药物已产生耐药性的流感杆菌、淋球菌、葡萄球菌等仍具有抗菌活性，无交叉耐药性。本类抗生素高效，在体内分布广，组织浓度高，可达到有效杀菌或抑菌浓度。其多数药物口服吸收良好，半衰期长，使用方便，服药次数少。

三、不良反应

不良反应较少，主要是中枢神经系统症状、胃肠道症状及一般变态反应等。

1. 中枢神经系统反应

有头晕、头痛、情绪不安、烦躁、失眠、眩晕等。有神经刺激症状可加服维生素 B_1 和维生素 B_{12}。

2. 消化道反应

恶心、呕吐、上腹不适、食欲减退，以培氟沙星和环丙沙星多见。

3. 可发生皮疹、血管神经性水肿、光敏性皮炎等变态反应

服药期间应避免日晒，充分饮水。

4. 有时可引起一过性白细胞减少、关节痛、肌肉痛和关节炎

5. 对幼年动物可引起软骨组织损害

6. 喹诺酮类抗生素的禁忌证

不宜用于有中枢神经系统病史者，尤其是有癫痫病史的患者；不宜用于妊娠期妇女和骨质未发育完全的小儿；不宜与抗酸药物同服。

四、常用药物

1. 诺氟沙星（氟哌酸）

主要用于尿路和胃肠道感染，对妇科、外科、皮肤科、五官科等感染疗效较满意，对急性菌痢治愈迅速可靠，治愈率为 98%。成人用量为 400～800 mg/天，分 2～3 次服用。

2. 培氟沙星（甲氟哌酸）

主要用于敏感菌引起的严重感染，如败血症、心内膜炎、脑膜炎等。

3. 依诺沙星（氟啶酸）

主要用于急、慢性呼吸道、尿道感染，细菌性痢疾肠炎，毛囊炎、疖、痈，眼科感染等。

4. 氧氟沙星（氟嗪酸、泰利必妥）

主要用于急、慢性呼吸道感染（治愈率 80%），淋菌性及非淋菌性泌尿系统感染（治愈率 95%），淋病、细菌性痢疾、肠炎、伤寒，五官科、消化道感染等。其中对伤寒的治愈率为 100%，对淋病的疗效显著。

5. 左氟沙星（可乐必妥）

氧氟沙星的左旋体，抗菌活性强、谱广，不良反应低。

6. 环丙沙星（希普欣）

抗菌活性强，为此类药物之首。适用于敏感菌引起的中、重度呼吸道、消化道、尿道及皮肤、软组织感染。

7. 洛美沙星

每日 1 次，对革兰氏阴性细菌特别有效。有光敏性，服药期间应避免日光。

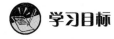

学习单元 10　抗真菌药

学习目标

➤了解抗真菌药的作用机理。

➤熟悉抗真菌药的常用药物及不良反应。

真菌的种类很多，按真菌引起感染部位的不同，可分为浅表真菌感染和深部真菌感染。浅表真菌感染由各种癣菌引起，如手足癣、体癣、头癣等，主要侵犯皮肤、毛发、指（趾）甲等。常用的治疗药物有灰黄霉素、制霉菌素、酮康唑，或局部应用的克霉唑和米康唑等。深部真菌感染主要由致病性真菌引起，包括白色念珠菌、新型隐球菌、曲霉菌和毛霉菌等。白色念珠菌可侵犯皮肤、口腔、肠道及阴道黏膜；新型隐球菌可侵犯呼吸道、中枢神经系统、骨骼、肌肉等。深部真菌危害大，常可危及生命，治疗药物有两性霉素 B 和氟康唑等。

一、作用机理

抗真菌药的作用机理各有差异，如两性霉素 B、酮康唑、氟康唑等是使真菌的细胞膜通透性增加，导致细胞内容物外渗而死亡；氟胞嘧啶则通过干扰真菌的叶酸和蛋白质合成而发挥作用。

二、常用药物

1. 两性霉素 B

粉针剂，必须静脉滴注。广谱抗真菌药，全身性深部真菌感染的首选药，也用于其他皮肤和黏膜真菌病。不良反应多，肾脏损害为本品主要中毒反应。

2. 酮康唑（里素芬、采乐洗剂）

广谱抗真菌药。对念珠菌和浅表癣菌有强大的抗菌力，多用于浅表真菌感染。主要不良反应为胃肠道反应，最严重的毒性反应为肝毒性。

3. 咪康唑（达克宁）

广谱抗真菌药。有霜剂、栓剂、注射剂等多种剂型。对深部真菌和部分浅表真菌有良好抗菌作用，静脉给药用于治疗多种深部真菌感染，局部用药治疗皮肤黏膜真菌感染。不良反应有恶心、呕吐、过敏等，静脉给药可发生血栓性静脉炎。

4. 氟康唑（达扶康）

广谱抗真菌药。有片剂、胶囊剂、注射剂等剂型。新型抗真菌药，体内抗真菌作用强，每天给药一次，适用于深部真菌感染，尤其是中枢神经系统和尿路感染。亦可用于浅表真菌感染。不良反应在本类药物中最低，有轻度恶心、腹痛、腹泻等消化系统反应和过敏反应。

5. 伊曲康唑（斯皮仁诺）

广谱抗真菌药。对深部真菌及多种皮肤真菌有较强的抑制活性，疗效优于氟康唑、酮康唑。不良反应少，主要为胃肠道反应。

 学习单元 11　抗病毒药

 学习目标

➤ 了解抗病毒药的作用机理。

➤熟悉抗病毒药的常用药物及不良反应。

一、作用机理

凡能阻止病毒增殖过程中任一环节的药物，均可起到防治病毒性疾病的作用。由于病毒必须寄生于宿主细胞内，并主动参与细胞的代谢过程，因此，能抑制或杀灭病毒的药物也可能损害宿主细胞。理想的抗病毒药能深入宿主细胞，抑制或杀灭病毒的同时不损害宿主细胞的功能。现有抗病毒药的选择性不高，多有较大的毒性，临床疗效不是十分满意。

病毒对抗生素不敏感，故病毒性感染不应使用抗生素。

二、常用药物

1. 金刚烷胺

金刚烷胺主要用于亚洲甲型流感。感染早期用药有一定的预防效果。能缩短病程，减轻症状，退热效果明显。另可用于治疗帕金森病的震颤麻痹。不良反应与剂量有关，停药后可恢复，如神经紧张、注意力难集中、眩晕、失眠、幻觉等，偶见恶心、呕吐等胃肠道反应。癫痫、胃及十二指肠溃疡患者禁用。长期使用者不宜突然停药，驾驶人员尤应谨慎用药。快克为金刚烷胺与扑热息痛的复方制剂。

2. 阿昔洛韦（无环鸟苷）

阿昔洛韦对疱疹病毒的疗效突出，临床采用局部用药治疗单纯性疱疹性角膜炎、带状疱疹、皮肤及生殖器疱疹，不良反应小，局部用药有轻度刺激症状。

3. 利巴韦林（三氮唑核苷、病毒唑）

广谱抗病毒药，对疱疹病毒最敏感，也可用于治疗流感、小儿腺病毒性肺炎、流行性出血热、急性甲型肝炎、麻疹等。本品可以有口服、注射、局部用药、气雾剂等多种给药形式。口服每日 3～4 次，每次 200 mg。使用本品不宜量大，长期大剂量使用可导致游离胆红素升高、贫血等；孕妇禁用。

复习思考题

1. 丸剂、片剂、膏剂、颗粒剂的服用特点是什么？

2. 顾客经常出现目涩、昏花可选用什么中药？

3. 顾客常见口渴津少，欲购中药。请为顾客介绍 2～3 味中药。

4. 顾客经常痛经，欲购中药。请为顾客介绍 2～3 味中药。

5. 顾客素有气喘，近日偶感风寒，感觉恶寒，发热，咳嗽轻痰，时有喘促，苔滑白，脉浮紧。请为顾客介绍中成药 1～2 品种，为何选用此药？这属于什么病？中医辨证是什么？所选中成药的使用应注意什么？

6. 病人时常泛酸，恶心呕吐，嘈杂嗳气，舌红少津。请为顾客介绍中成药1～2品种，为何选用此药？病人属于什么病？中医辨证是什么？所选中成药的使用应注意什么？

7. 病人暑天感寒受湿，腹痛吐泻，胸膈胀满，肢体酸重。请为顾客介绍中成药1～2品种，为何选用此药？病人属于什么病？中医辨证是什么？所选中成药的使用应注意什么？

8. 简述抗微生物药物和耐药性的概念。

9. 简述头孢菌素类抗生素的作用机理和不良反应。

10. 简述氨基苷类、大环内酯类、磺胺类抗生素的作用机理和不良反应。

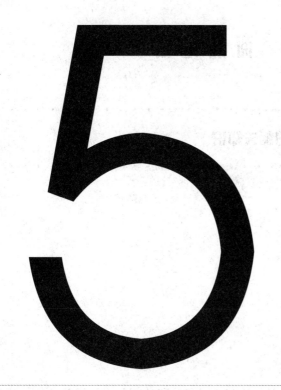

第 5 章

经营与管理

第 1 节　商品经营

学习单元 1　中药市场营销的相关知识

学习目标

➤了解中药市场的概念以及构成要素。

➤熟悉市场营销观念的演变过程。

➤掌握中药市场营销的特点。

一、中药市场营销概述

1. 中药市场的概念及构成要素

（1）中药市场的概念。中药市场是指那些具有特定需要和欲望，而且愿意并能够通过交换来满足这种需要和欲望的全部潜在顾客。在这里，市场专指买方，而不包括卖方；专指需求，而不包括供给。因为站在卖方营销的立场上，同行的供给者或其他的卖方都是"竞争者"，而不是"市场"。而经济学家则将市场表述为卖主和买主的集合：卖主构成行业；买主构成市场。

（2）中药市场的构成要素。中药市场包含三个主要因素：有某种需要的人，为满足这种需要的购买能力和购买欲望。用公式表示如下：

$$市场＝人口＋购买力＋购买欲望$$

人口、购买力和购买欲望这三个要素，互相制约，缺一不可。如果人口很多，收入很低，则市场非常狭小；相反，假如一个地区的居民收入很高，但人口很少，市场同样也有限；只有人口很多，居民收入又高的地区，才是有潜力的中药商品市场（见表 5—1）。

表 5—1　　　　　　　　　　市场三要素与市场容量

人口	购买力	购买欲望	市场容量
多	低	有	小

人口	购买力	购买欲望	市场容量
少	高	有	有限
多	高	无	有限
多	高	有	大

2. 营销观念的演变

（1）生产、产品观念。就是卖方的一切经营活动以生产为中心，片面强调产品本身，"以产定销"。

形成时期：国外 20 世纪初；国内计划经济阶段。

形成条件：市场商品需求超过供给，卖方竞争较弱，买方争购，选择余地不多；企业只有提高生产效率，降低成本，提高产品质量，降低售价，才能扩大市场。

（2）推销观念。是生产观念的发展和延伸，认为必须以抓推销为重点，通过开拓市场、扩大销售来获利。

形成时期：国外 20 世纪 30 年代；国内 20 世纪 90 年代初开始。

形成条件：市场商品供给超过需求，卖方竞争开始增强，商品品种繁多，买方购买欲望转弱，市场由卖方市场逐渐转向买方市场。

（3）市场营销观念。是一种以顾客需要和欲望为导向的经营观念，它把企业的生产经营看作是一个不断满足顾客需要的过程，是一种全新的经营思想。

形成时期：国外 20 世纪 50 年代；国内 20 世纪 90 年代中期开始。

市场营销观念取代传统的推销观念，是企业经营观念上的一次深刻变革，而且是一次根本性的转变。新旧观念的根本区别，可归纳为以下四点（见表 5—2）。

表 5—2　　　　　　　　市场营销观念与推销观念的区别

观念	起点	中心	手段	目的（终点）
推销观念	企业	产品	推销及促销	通过销售获得利润
市场营销观念	市场	顾客需求	整体营销	通过满足顾客需要获得利润

1）起点不同。按传统观念，市场处于生产过程的终点，即产品生产出来之后才开始经营活动；市场营销观念则以市场为出发点来组织生产经营活动，市场处于生产过程的起点。

2）中心不同。传统观念都是以卖方需要为中心，着眼于卖出现有产品，"以产定销"；市场营销观念则强调以买方需要即顾客需要为中心，按需要组织生产，"以销定产"。

3）手段不同。按传统观念，主要是以广告等促销手段千方百计地推销既定产品；市场营销观念则主张通过整体营销（营销组合）的手段，充分满足顾客物质和精神上的需要，实实在在为顾客服务，处处为顾客着想。

4）终点不同。传统观念以销出产品取得利润为终点；市场营销观念则强调通过满足顾客需求来获得利润，因而它不但关心产品销售，而且十分重视售后服务和顾客意见的反馈。

（4）社会市场营销观念。所谓社会市场营销观念，就是不仅要满足消费者的需要和欲望并由此获得企业的利润，而且要符合消费者自身和整个社会的长远利益，要正确处理消费者欲望、企业利润和社会整体利益之间的矛盾，统筹兼顾，求得三者之间的平衡与协调。

当今，市场营销观念仍在不断发展中，人们特别关注顾客满意程度、保持顾客数量、企业管理职能整合、本土化营销、战略联盟、直销和网络、服务、职业道德等问题。与此同时，关系营销、绿色营销、服务营销、整合营销和网络营销等新观念纷纷出现，并引起了人们的广泛关注。

3. 市场的分类

（1）市场按地域划分，可分为国际市场和国内市场等。

（2）市场按顾客特征划分，可分为青少年市场和成年人市场等。

（3）市场按市场体系划分，可分为商品市场和要素市场等。

（4）市场按产品用途划分，可分为消费品市场和生产资料市场等。

4. 中药市场的职能

（1）资源配置。市场上充满竞争，通过供求与价格的相互作用，供求形势随之变化，从而对生产、经营和消费者的买卖行为起调节作用，使生产、经营规模和结构与消费需求相适应，促进社会资源合理配置。

（2）消费导向。市场是商品交换的场所，通过商品的供给与流通，从而引导市场的消费。

（3）实现交换。通过市场交易，消费者用货币交换获得商品，而生产者则通过产品而获取货币，使其产品成为现实的商品，实现了商品的价值。

（4）传递信息。市场是信息汇集的场所，通过买卖双方的接触来影响供求诸信息的传递，不仅为企业，同时也为政府科学决策提供依据。

二、中药市场营销的特点

1. 特殊商品提供特殊服务

（1）药品属于既可治病又可致病的特殊商品，由于药品的特殊性决定了药品必须在执业医师或执业药师的指导下应用。

（2）药品的特殊性决定了药品销售人员应对所推广的产品特性和利益熟悉，确保客户满意，从而维护、树立和提升企业形象。

2. 关爱生命，重视健康投资

药用消费者对健康的投资加大，使药品、保健品市场成长快速。

3. 药品生产、经营利润高，企业之间竞争加剧

药品市场的高利润使从事药品经营的企业越来越多，产品泛滥、重复，企业之间的不正当竞争现象突出。

4. 宏观调控加强，依法生产经营

（1）国家食品药品监督管理局对药品市场的监管力度不断增强。

（2）有关药品经营的法律、法规不断出台，对违法企业的处罚力度增大，药品市场将日趋规范。

 学习单元 2　中药市场营销环境分析及市场目标确定

 学习目标

➤了解市场细分化和目标化。

➤掌握中药市场营销环境分析和药用消费者购买行为分析的方法。

➤能够正确计算药品市场占有率。

一、中药市场营销环境分析

1. 中药企业营销环境分析的目的和任务

（1）企业营销机会的概念。中药企业营销机会是指中药企业能取得竞争优势和差别利益的市场机会。

（2）中药企业营销环境分析的目的。分析营销机会的目的在于寻找营销机会和避免环境威胁。所谓环境威胁，就是指营销环境中对中药企业营销不利的趋势。

（3）中药企业营销环境分析的任务。分析营销机会的任务就在于善于抓住机会，克服威胁，以有力措施迎接市场的挑战。

2. 中药企业营销环境

中药企业营销环境是指那些给企业市场营销活动带来机会和威胁的主要因素。中药企业营销环境包括企业的微观环境和宏观环境两大类。

（1）中药企业的微观环境。中药企业微观环境包括企业、供应者、营销中介、顾客、竞争者和公众等因素。

供应者—企业—营销中介—顾客，形成企业的基本营销系统。此外，企业营销的成败还要受另外两个因素的影响：一是竞争者，二是公众。

1）企业。中药企业是由一系列业务部门组成的系统。企业内部包括：高层管理者、营销、财务、研究与开发、采购、制造等部门。高层管理者是企业的最高领导核心，负责制定企业的任务、目标、战略和政策，营销管理者只有在高层管理者规定的范围内作出各项决策，并得到上层的批准后才能实施。营销部门在制定实施营销计划时，必须考虑其他部门的意见，处理好与其他部门的关系。

2）供应者。供应者是指向中药企业及其竞争者提供生产上需要的资源的企业和个人。企业应选择在质量、价格以及运输、信贷、承担风险等方面条件最好的供应者。如果企业过分倚重于单一的供应者，往往容易受其控制。并且若单一供应者遇到意外情况而致使其供应能力受到影响，也会直接波及企业的经营。因此，中药企业应尽量从多方面获得供应，以降低供应风险。

3）营销中介。营销中介是指在促销、分销以及把产品送到最终购买者方面能给企业以帮助的那些机构。这些都是市场营销不可缺少的中间环节，大多数中药企业的营销活动，都需要有它们的协助才能顺利进行。包括药品批发商、药品零售商、药品代理商、药品经纪人等。

4）顾客。顾客即企业的目标市场，是指企业产品或劳务的购买者和使用者。市场营销学通常按顾客及其购买目的的不同来划分市场。包括药品生产者市场、药品中间商市场、药品消费者市场等。

5）竞争者。竞争者是指在本企业的目标市场上生产或提供同类产品和劳务的同行业企业。中药企业在经营过程中会面对许多竞争者，企业要想成功，就必须充分了解自己的竞争者，努力做到较其竞争者更好地满足市场的需要。包括愿望竞争者、平行竞争者、产品形式竞争者和品牌竞争者。

6）公众。中药企业营销面对的公众，是指对实现企业目标的能力具有实际或潜在利害关系和影响力的团体与个人。包括金融公众、媒体公众、政府公众、群众团体、当地公众、一般公众和内部公众。

（2）中药企业的宏观环境。中药企业的宏观环境包括人口、经济、自然、科学技术、政治法律和社会文化环境六大因素，一切营销组织都处于这些宏观环境因素之中，不可避免地受其影响和制约。这些都是不可控制的因素，企业及其所处的微观环境，都在这些宏观力量的控制下，这些宏观力量及其发展趋势给企业提供机会，同时也造成威胁。

1）人口环境。人口环境与市场营销的关系是十分密切的，因为人是市场的主体。作为中药企业营销活动对象的顾客，就是建立在人口基础之上的。人口环境是影响企业营销活动的重要因素之一。包括：人口的数量、密度、居住地点、年龄、性别、种族、民族和职业等。

目前，我国的人口环境主要有以下几个方面的变化：

①人口年龄结构的变化。人口出生率下降和平均寿命延长，使人口趋于老龄化；科学技术的发展和生活的改善，使现代人的寿命延长，死亡率大大下降。

②家庭状况的变化。家庭规模不断缩小，逐步向小型化、微型化转变；离婚率不断上升；家庭结构发生变化。

③人口在地理上的流动。人口从乡村流向城市，从城市流向郊区；人口从西部流向东部，从内地流向沿海地区；教育水平提高和"白领"人口增多。

2）经济环境。中药市场的经济环境，主要是指购买力。影响购买力水平的因素主要有消费者收入、消费结构、居民储蓄和消费信贷等。其中消费者收入水平是影响社会购买力从而影响企业市场营销的最重要因素。

3）自然环境。自然环境是指影响企业生产和经营的自然物质因素。它包括一个国家或地区的自然资源、地理特征和基础设施、能源成本的变化、环境污染和政府对环境保护的干预等。

4）科学技术环境。科学技术是人类在长期实践活动中所积累的经验、知识和技能的总和。科学技术环境主要有技术变化的步伐加快，创新的机会越来越多，研究和开发预算费用很高，关于技术革新的法规增多等方面的变化。

5）政治法律环境。政治法律环境主要是指中药企业市场营销活动的外部政治形势和法规情况。政治法律环境主要有管制药品企业的立法增多，政府机构执法更严，公众利益团体力量增强等。

6）社会文化环境。社会文化环境是指一个社会的民族特征、风俗习惯、价值观念和伦理道德观念等传统文化的总和。中药企业的营销人员在产品和商标的设计、广告和服务形式等方面，要充分考虑当地的传统文化。

二、药用消费者购买行为分析

1. 药用消费者市场的概念

药用消费者市场是指为了个人健康需要而购买或取得商品和劳务的全部个人和家庭。因此，一切中药企业，无论是生产企业还是商业企业，也无论是直接还是间接为药用消费者服务，都必须研究药用消费者市场。因为只有消费者市场才是商品的最终归宿，即最终市场。

2. 药用消费者市场的特点

（1）从药用消费者市场交易的规模和方式看，药用消费者市场广阔，购买者人数众多而且分散，交易次数频繁但交易额小。

（2）药用消费者的需求千差万别，商品的市场生命较短。

（3）药用消费者市场的购买者大多缺乏专门的商品知识和市场知识，非主动性消费现象突出，受医师及广告媒体的影响较大。

（4）药用消费者市场的购买者层次多、差异大、变动快。

3. 影响药用消费者购买行为的主要因素

（1）经济因素。经济因素是影响消费者购买行为的直接因素，它主要包括医疗保险制度、消费者经济收入、药品价格、药品效用等。

（2）心理因素

1）需求。需求情况可以从药品使用频率层次（见图 5—1）和药品档次层次（见图 5—2）来分析。

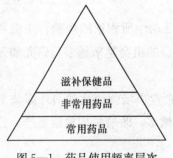

图 5—1 药品使用频率层次

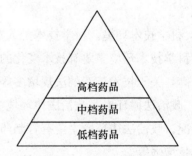

图 5—2 药品档次层次

2）动机

①生理性购买动机。生理性购买动机是消费者由于生理上的需要而产生的，购买用于满足其生理需要的药品的动机。消费者为寻求安全、逃避痛苦与危害、延续后代以及增强

体质与智能等方面的需要所引发的动机都属此类。

②心理性购买动机。心理性购买动机是消费者由于心理需要或精神需要而产生的，购买用于满足其精神或感情需要的药品的动机。这类购买动机比生理性购买动机更为复杂，随着社会经济的发展和社会生活的多元化，心理性购买动机对于购买行为的影响越来越大。心理性购买动机可分为感情动机、理智动机和惠顾动机。

（3）社会文化因素

1）社会文化。社会文化指人类在社会历史发展过程中所制造的物质财富和精神财富的总和。社会文化包括民族传统、宗教信仰、风俗习惯、教育层次、价值观念等。但社会文化不是凝固不变的，在各种复杂因素的影响下会发生变化，但需经过漫长的时间。在当代中国主要有如下变化趋势：

①由于收入的增加和工时的缩短，人们的闲暇增多。

②文化教育水平的提高，必然向传统观念提出挑战。

③由于生活水平的提高，人们对健康和仪表更加关注。

④人们希望生活宽松些。

⑤由于交通和通信的发达，相对缩短了地理上的距离，促进了各地区、民族间的文化交流，从而也对传统文化结构发生深远的影响。

2）相关群体。相关群体是指对个人的态度、爱好和行为产生重大影响的群体。相关群体可分为三类：一是对个人影响最大的群体，如家庭、亲朋好友、邻居和同事等；二是影响较大的群体，如个人所参加的各种职业协会和社会团体等；三是个人并不直接参加但影响也很显著的群体，如社会名流、影视和体育明星等。

相关群体对药用消费者购买行为的影响，一般表现为三个方面：

①相关群体可提供各种可供选择的消费行为或生活模式，使药用消费者改变原有的购买行为或产生新的购买行为。

②相关群体引起的仿效欲望，使药用消费者肯定或否定对某些事物或商品的看法，从而决定其购买态度。

③相关群体促使人们的行为趋于某种"一致化"。

相关群体的存在，影响了药用消费者对某种商品品种、品牌的选择。所以，在市场营销中，中药企业不仅要具体地满足某一药用消费者购买时的要求，还要十分重视相关群体购买行为的影响。同时要充分利用这一影响，选择同目标市场关系最密切、传递信息最迅速的相关群体，了解其爱好，做好产品营销工作，以扩大销售。

3）家庭。家庭是最重要的一种相关群体，它对其成员的购买行为具有强烈和持续的影响。家庭对消费者购买行为的影响与制约主要表现在：

①家庭的消费、购买传统影响当前的购买行为。

②家庭的社会地位和经济条件决定了消费者的消费层次、消费结构和购买水平。

③家庭人员结构也左右着消费者的购置行为。

4）社会阶层。社会阶层是由具有相似的社会经济地位、利益、价值观倾向和兴趣的人组成的群体或集团。不同的社会阶层，人们的经济状况、价值观倾向和兴趣有所不同，从而决定了他们的消费水平、消费欲望和购买行为等也存在一定的差别。所以中药企业应适当区分不同阶层的药用消费者，生产或经营不同档次的产品并提供不同档次的服务，更好地满足不同的需要。

4. 药用消费者的购买决策过程

药用消费者的购买决策过程分五个阶段，如图 5—3 所示。

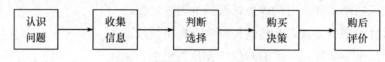

图 5—3　购买决策过程的五个阶段

（1）认识问题。药用消费者认识到自己有某种需要时，是其决策过程的开始。这种需要，可能是由内在的生理活动引起的，也可能是受外界的某种刺激引起的。因此，中药企业营销者应注意不失时机地采取适当措施，唤起和强化药用消费者的需要。

（2）收集信息。药用消费者要搜集有关信息，作为决定购买的依据。信息来源主要有以下四个方面：

1）个人来源。家庭、亲友、邻居、同事、医生等。

2）商业来源。广告、推销员、分销商、医院、包装品、展销会等。

3）公共来源。大众传播媒体、消费者组织等。

4）经验来源。操纵、实验和使用产品的经验。

一般来说，药用消费者得到的商品信息，大部分出自商业来源，而影响力最大的是个人来源。各种来源的信息对购买者决策都有相当的影响，在正常的情况下，商业来源主要起通知作用，而个人来源主要起评估作用。中药营销者对不同商品和不同消费者，还要具体地调查研究，依据调研结果拟定宣传计划，设法扩大对自己有利的信息的传播。

（3）判断选择。药用消费者得到的各种有关信息，可能是重复的，甚至是互相矛盾的，因此还要进行分析、评估和选择，这是决策过程中的决定性一环。药用消费者的评估选择过程，有几点值得营销注意：第一，产品功效是购买者所考虑的首要问题；第二，不同药用消费者对产品的各种功效给予的重视程度不同，或评估标准不同；第三，药用消费者中既定的品牌信念（品牌形象）与产品的实际功效，可能有一定的差距；第四，药用消费者对产品的每一属性都有一个效用函数；第五，多数药用消费者的评选过程是将实际产品同自己理想中的产品相比较。据此，中药营销者可采取如下对策，以提高自己产品被选取中的概率：

1）修正产品的某些属性，使之接近药用消费者理想的产品。

2）改变药用消费者心目中的品牌信念，通过广告和宣传报道努力消除其不符合实际的偏见。

3）改变药用消费者对竞争品牌的信念。

4）通过广告宣传，改变药用消费者对产品功效的重视程度，设法提高自己产品占优势的功效的重视程度，引起药用消费者对被忽视的产品功效的注意。

5）改变药用消费者心目中理想产品的标准。

（4）购买决策。作出购买决定和实现购买是决策过程的中心环节。药用消费者对商品信息进行比较和评选后，已形成购买意图，然而从购买意图到决定购买之间，还要受下面两个因素的影响（见图5—4）。

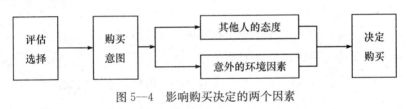

图5—4　影响购买决定的两个因素

1）其他人的态度。

2）意外的环境因素。

药用消费者修改、推迟或取消某个购买决定，往往是受已察觉的风险的影响。"察觉风险"的大小，随购买金额的大小、产品功效的稳定程度和购买者的自信心强弱而定。因此，中药营销者应设法使药用消费者所承担的风险降到最低限度，促使消费者作出购买决定并付诸实现。

（5）购后评价。药用消费者购买之后的行为主要有两种：一是购后的满意程度；二是购后的活动。

1）药用消费者的满意程度。药用消费者的满意程度取决于消费者对产品的预期功效与产品使用中的实际功效之间的对比。就是说，如果购后实际消费中符合预期的效果，则感到满意；超过预期，则很满意；未达到预期，则不满意或很不满意。实际同预期的差距越大，不满意的程度也就越大。根据这种观点，中药营销者对其产品的广告宣传只有实事求是，符合产品的实际性能，才能使购买者感到满意。

2）药用消费者的购后活动。购买后的满意程度，决定了药用消费者是否重复购买这种产品，决定了药用消费者对这一品牌的态度，并且还会影响到其他药用消费者，形成连锁反应。因此，中药营销者应积极主动地与购买者做购后联系，采取一些必要的措施，促使购买者确信其购买决策的正确性，同时还要加强售后服务。

三、市场细分化和目标化

1. 中药市场细分化的概念

中药市场细分化，就是中药企业根据市场需求的多样性和购买行为的差异性，把需求相同的用户划分为一个群体，从而把整个市场分为若干个"分市场"或"子市场"的全部过程。

市场细分是一种求大同、存小异的市场分类方法，它不是对产品进行分类，而是对同种产品需求各异的药用消费者进行分类，是识别具有不同需求的购买者，把他们分别归类的过程。药用消费者对绝大多数产品的需求特点存在较显著的差别，这种差别性就构成了市场细分的客观基础。

2. 中药市场细分化的作用

（1）有利于企业发现和开拓新市场，占领新的目标市场。

（2）有利于企业扬长避短，发挥优势，增强企业竞争力。

（3）有利于企业分析市场情况，调整营销目标，提高企业的应变能力。

（4）有利于企业掌握市场变化趋势，更好地满足消费需要。

3. 中药市场细分化的依据

（1）地理细分。这是许多中药企业进行市场细分化的主要标准，即按药用消费者所处的地理区域、地形、气候等来细分市场。这是因为处于不同地理位置的药用消费者，对于同一类产品的需求和偏爱往往有所不同。企业应尽可能把自己的资源投入到最有利的区域市场中去。

（2）人口细分。这是市场细分化常用的和最主要的标准，是按人口统计资料所反映的内容，如年龄、性别、家庭规模、收入、职业、文化水平、宗教信仰等因素来细分市场。这些因素与药用消费者的需求有着密切的关系。

（3）心理细分。即药用消费者的心理特点或性格特征，通常包括药用消费者的生活态度、个性、购买动机、价值取向以及对商品供求趋势和销售方式的感受程度等。心理因素是较复杂的动态因素，企业必须根据消费者的不同心理变化，随时进行调查研究，获得可靠的衡量数据，从而确定自己的目标市场。

（4）行为细分。即药用消费者的购买行为和购买习惯，主要包括购买时机、产品利益、使用状况和对产品或品牌的态度。购买时机是指药用消费者购买和使用产品时间上的规律性；产品利益是指药用消费者购买产品时所追求的好处，也就是产品能带给药用消费者的利益；使用状况是指药用消费者使用产品的数量和频率；对产品或品牌的态度是指药用消费者对产品或品牌的热情程度。

4. 中药市场有效细分的条件

（1）可衡量性。即经过细分的市场必须是可以识别和衡量的，不仅有明显的范围，而且也能估量该市场的规模及其购买力的大小。否则，这种细分市场就不能说明问题，中药企业不能决定能否进入该市场。

（2）可接近性。即中药企业对该细分市场能有效进入和为之服务的程度。市场的细分和选择必须适应企业本身的营销能力和开发能力，必须是中药企业有可能进入并占有一定市场份额的，否则就没有现实意义。

（3）效益性。即细分市场的规模必须是足以使中药企业有利可图的。也就是要求有一定的市场容量，且有相当的发展潜力，过小的市场就不值得去占领。

（4）可实施性。指中药企业自身是否有足够的能力针对有关子市场实施营销计划。

5. 中药目标市场的概念和条件

（1）中药目标市场的概念。即中药企业在市场细分的基础上，根据自己的资源和目标选择一个或几个子市场作为自己的目标市场，这样的营销活动称为目标营销或市场目标化。目标市场即是企业准备进入并为之服务的市场。

（2）中药目标市场的条件

1）有一定数量的潜在需求。

2）有一定的购买力。

3）竞争者未完全控制的市场。

4）企业有能力经营好的市场。

6. 中药目标市场营销策略的类型

（1）无差异性营销策略。无差异性营销策略（见图5—5）是中药企业以整个市场为目标市场，提供单一的产品，采取单一的营销策略。采用这种策略的中药企业认为，市场上所有药用消费者对于企业产品具有相同的需求和爱好，不存在需求的差异性；或者即使有差异也因小而可以忽略不计。

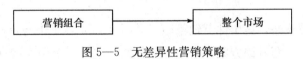

图5—5　无差异性营销策略

无差异性营销策略的优点：中药企业能够通过单一产品的大批量生产，降低产品成本和提高设备利用率，同时由于减少产品开发费用和节省促销费用而取得价格优势，可以争取最广泛的药用消费者。

无差异性营销策略的缺点：如果许多中药企业同时在一个市场上实行无差异性营销，竞争必然激化，获利的机会反而不多，尤其实力不强、资源有限的小企业，盲目追求规模效益，很难成功；同时，以一种产品和一种营销方案，要想得到不同层次、不同类型的所有顾客的满意，也是很难的。

（2）差异性营销策略。差异性营销策略（见图5—6）是指中药企业在市场细分的基础上，针对每个目标市场，分别设计不同的产品和营销方案。采用这种策略的企业，充分肯定药用消费者需求的异质性，推出多种产品，并配之以多种宣传促销手段，力图满足各种药用消费者不同的需要。

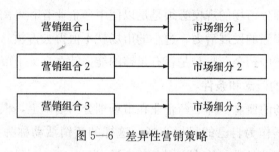

图 5—6　差异性营销策略

差异性营销策略的优点：它一方面能满足顾客的不同需要，提高产品的竞争能力，减少企业的经营风险；另一方面如果企业在数个细分市场上都能取得较好的营销效果，就能树立起良好的市场形象，大大提高药用消费者对该企业的信赖和购买频率，有利于扩大销售。

差异性营销策略的缺点：首先，实行差异性市场策略，必然会导致产品品种、型号和规格的多样性，销售渠道的扩展及广告宣传活动的复杂化，导致生产经营费用、研究开发费用、业务管理费用和销售费用的大幅度增加。因此，这一策略的运用必须限制在一定范围之内，即销售额扩大所增加的收入应超过营销总成本费用的增加。其次，采用这一策略使企业生产营销多样化、复杂化，这就要求企业必须拥有较为雄厚的财力、较强的技术力量和高素质的营销人员。而对于相当一部分企业，尤其是小企业来说则无力采用这种策略。

（3）集中性营销策略。集中性营销策略（见图5—7）就是中药企业选择一个或几个子市场作为目标，制定一套营销方案，集中力量争取在这个子市场上占有大量份额，以期在竞争中获得优势。实行这种策略的中药企业，生产经营的重点相当突出，它不去盲目追求和扩大市场范围，而是试图通过集中力量于较小的市场上实行高度专业化的生产和销售，取得较大的甚至是支配地位的市场份额。

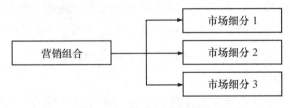

图 5—7　集中性营销策略

集中性营销策略的优点：由于目标集中，能够深入地了解市场需要和竞争动态，扬长避短地发挥优势，使产品更加适销对路；有利于树立并巩固企业形象和产品形象；由于在较小的市场上实行专业化生产经营，因而可以节省生产成本和费用，取得良好的经济效益；此外，这种策略比较灵活，中药企业在必要时也可以伺机出击，扩大市场。

集中性营销策略的缺点：企业面临的风险较大。由于目标市场比较单一和窄小，一旦市场情况发生某种变化，企业就有可能会因无回旋余地而陷于困境。

7. 目标市场营销策略选择应考虑的因素

（1）企业的资源。如果中药企业实力雄厚，资源充裕，具有较大规模的生产能力，拥有高素质的生产技术人员和经营管理人员，就可选择较大的市场作为服务对象，采用无差异性或差异性营销策略。如果企业资源有限，人力、物力和财力不足，较适宜于选择集中性营销策略。

（2）产品的特点。大多数需求弹性较小的产品，由于需求的差异性很小，因而可视为"同质市场"，一般宜实行无差异性营销。对于需求差异较大和挑战性较强的产品，则应实行差异性或集中性营销。

（3）市场的特点。如果药用消费者的需求比较接近或爱好大致相同，购买习惯基本类似，对市场营销刺激的回应较为一致，企业可选择无差异性营销策略。但不同的市场往往具有不同的特点，各类市场消费者的文化、职业、兴趣、爱好和购买习惯等都有较大的差异，收入水平也存在一定的差距，在这种情况下，企业更适宜于采用差异性或集中性营销策略。

（4）竞争者的营销策略。一般来说，中药企业的目标市场营销策略应与竞争者的营销策略有所区别，视具体情况，或针锋相对，或避实就虚。如果竞争对手采取了无差异性营销策略，企业则应采取差异性策略，利用差别优势与之相抗衡；反之，如果竞争对手采取了差异性营销策略，那么，企业就采取无差异策略。

（5）产品生命周期。处于不同生命周期阶段的产品，应采用不同的目标市场营销策略。处在引入期和成长前期的新产品，由于竞争者少，品种比较单一，营销重点是启发和巩固消费者的偏好，可以实行无差异性营销策略，以价格优势或产品的新颖性吸引潜在顾客；当产品进入成长后期和成熟期时，同类企业增多，市场竞争加剧，消费者需求向深层次、多样化发展，企业应适时转向差异性营销策略或针对某一细分市场实行集中性营销策略，从而开拓新市场，满足新需求，延长产品生命周期。

8. 中药企业目标市场的定位

（1）定位的概念。中药企业目标市场的定位就是企业在选定目标市场的基础上，根据市场的竞争状况与本企业的条件，确定企业和产品在目标市场上的竞争位置。具体地说，就是勾画企业及其产品在目标市场上即目标顾客心目中的形象，使企业所提供的产品具有一定的特色，适应顾客的需要和偏好，并与竞争者的产品有所区别。

市场定位的意义主要体现在两个方面：第一，市场定位有利于建立企业及产品的市场特色，使其在目标顾客心目中有一个与众不同的独特形象，形成一种特殊的偏爱，从而在激烈的市场竞争中处于有利的地位；第二，市场定位是中药企业制定市场营销组合策略的基础，它能使企业根据市场定位设计与之相适应的市场营销组合。

（2）目标市场产品定位的策略

1）"迎头"定位。这是一种与市场上占据支配地位的竞争对手"对着干"的定位方式，即把本企业产品定位在与竞争对手相似的位置上，与竞争者争夺同一细分市场。实行这一定位策略的企业必须具备以下条件：

①能比竞争者生产出更好的产品。

②该市场可以容纳两个或两个以上竞争者的产品。

③比竞争者拥有更多的资源和更强的实力。

这种定位风险较大，但一旦成功就能取得巨大的市场份额。

2）"避强"定位。这是一种避开强有力的竞争对手进行市场定位的模式。当企业意识到自己无力与同行业强大的竞争者相抗衡，并取得绝对优势地位时，可以根据自己的条件，发展目前市场上没有的特色产品，开拓新的市场领域，填补市场空缺。这种定位的优势是能够迅速在市场上站稳脚跟，并在药用消费者心目中较快地树立起一定的形象。由于这种定位方式市场风险较小，成功率较高，因而常常为多数企业所采用。

3）重新定位。重新定位通常是指对销路少、市场反应差的产品进行二次定位。企业产品在市场上的定位即使很恰当，但在出现下列情况也需考虑重新定位。一是新的竞争者进入市场，选择与本企业相近的市场定位，致使本企业产品的市场占有率下降；二是顾客需求偏好发生转移，原来喜欢本企业产品的人转而喜欢竞争对手的产品，因而使市场对本企业产品的需求减少。重新定位是企业为了摆脱经营困境，寻求重新发展的一种竞争策略。

四、药品市场占有率

1. 药品市场占有率的概念

药品市场占有率是指一定时期内企业药品销售额（或销售量）在市场药品销售总额（或市场销售量）中所占的比率。

2. 药品市场占有率的计算方法

（1）药品市场占有率。药品市场占有率＝企业药品销售额（量）÷市场药品销售额（量）×100%。

（2）药品市场占有率的计算实例

【例5—1】某企业牛黄解毒片去年实际销售额为240万元，而去年该省同类产品销售额为3 000万元，则该企业去年牛黄解毒片的市场占有率为多少？

解：该企业去年牛黄解毒片的市场占有率

＝企业去年牛黄解毒片的销售额（量）市场÷去年牛黄解毒片的销售额（量）×100%＝240÷3 000×100%＝8%

【例5—2】某企业感冒类药品销售额占全市同类品种总额1 200万元的10%，则该企业全年感冒类药品销售额是多少万元？

解：该企业全年感冒类药品销售额（量）

＝市场全年感冒类药品的销售额（量）×市场占有率

＝1 200×10%

＝120（万元）

第2节 药政法规摘选

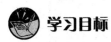 学习目标

➤掌握《药品说明书和标签管理规定》《药品流通监督管理办法》《处方药与非处方分类管理办法》的主要内容。

➤能够正确执行相关规定。

一、药品说明书和标签管理规定

1. 总则

第一条 为规范药品说明书和标签的管理，根据《中华人民共和国药品管理法》和《中华人民共和国药品管理法实施条例》制定本规定。

第二条 在中华人民共和国境内上市销售的药品，其说明书和标签应当符合本规定的要求。

第三条 药品说明书和标签由国家食品药品监督管理局予以核准。

药品的标签应当以说明书为依据，其内容不得超出说明书的范围，不得印有暗示疗效、误导使用和不适当宣传产品的文字和标识。

第四条 药品包装必须按照规定印有或者贴有标签，不得夹带其他任何介绍或者宣传产品、企业的文字、音像及其他资料。

药品生产企业生产供上市销售的最小包装必须附有说明书。

第五条 药品说明书和标签的文字表述应当科学、规范、准确。非处方药说明书还应当使用容易理解的文字表述，以便患者自行判断、选择和使用。

第六条 药品说明书和标签中的文字应当清晰易辨，标识应当清楚醒目，不得有印字脱落或者粘贴不牢等现象，不得以粘贴、剪切、涂改等方式进行修改或者补充。

第七条 药品说明书和标签应当使用国家语言文字工作委员会公布的规范化汉字，增加其他文字对照的，应当以汉字表述为准。

第八条 出于保护公众健康和指导正确合理用药的目的，药品生产企业可以主动提出在药品说明书或者标签上加注警示语，国家食品药品监督管理局也可以要求药品生产企业在说明书或者标签上加注警示语。

2. 药品说明书

第九条 药品说明书应当包含药品安全性、有效性的重要科学数据、结论和信息，用以指导安全、合理使用药品。药品说明书的具体格式、内容和书写要求由国家食品药品监督管理局制定并发布。

第十条 药品说明书对疾病名称、药学专业名词、药品名称、临床检验名称和结果的表述，应当采用国家统一颁布或规范的专用词汇，度量衡单位应当符合国家标准的规定。

第十一条 药品说明书应当列出全部活性成分或者组方中的全部中药药味。注射剂和非处方药还应当列出所用的全部辅料名称。

药品处方中含有可能引起严重不良反应的成分或者辅料的，应当予以说明。

第十二条 药品生产企业应当主动跟踪药品上市后的安全性、有效性情况，需要对药品说明书进行修改的，应当及时提出申请。

根据药品不良反应监测、药品再评价结果等信息，国家食品药品监督管理局也可以要求药品生产企业修改药品说明书。

第十三条　药品说明书获准修改后，药品生产企业应当将修改的内容立即通知相关药品经营企业、使用单位及其他部门，并按要求及时使用修改后的说明书和标签。

第十四条　药品说明书应当充分包含药品不良反应信息，详细注明药品不良反应。药品生产企业未根据药品上市后的安全性、有效性情况及时修改说明书或者未将药品不良反应在说明书中充分说明的，由此引起的不良后果由该生产企业承担。

第十五条　药品说明书核准日期和修改日期应当在说明书中醒目标示。

3. 药品的标签

第十六条　药品的标签是指药品包装上印有或者贴有的内容，分为内标签和外标签。药品内标签指直接接触药品的包装的标签，外标签指内标签以外的其他包装的标签。

第十七条　药品的内标签应当包含药品通用名称、适应证或者功能主治、规格、用法用量、生产日期、产品批号、有效期、生产企业等内容。

包装尺寸过小无法全部标明上述内容的，至少应当标注药品通用名称、规格、产品批号、有效期等内容。

第十八条　药品外标签应当注明药品通用名称、成分、性状、适应证或者功能主治、规格、用法用量、不良反应、禁忌、注意事项、储藏、生产日期、产品批号、有效期、批准文号、生产企业等内容。适应证或者功能主治、用法用量、不良反应、禁忌、注意事项不能全部注明的，应当标出主要内容并注明"详见说明书"字样。

第十九条　用于运输、储藏的包装的标签，至少应当注明药品通用名称、规格、储藏、生产日期、产品批号、有效期、批准文号、生产企业，也可以根据需要注明包装数量、运输注意事项或者其他标记等必要内容。

第二十条　原料药的标签应当注明药品名称、储藏、生产日期、产品批号、有效期、执行标准、批准文号、生产企业，同时还需注明包装数量以及运输注意事项等必要内容。

第二十一条　同一药品生产企业生产的同一药品，药品规格和包装规格均相同的，其标签的内容、格式及颜色必须一致；药品规格或者包装规格不同的，其标签应当明显区别或者规格项明显标注。

同一药品生产企业生产的同一药品，分别按处方药与非处方药管理的，两者的包装颜色应当明显区别。

第二十二条　对储藏有特殊要求的药品，应当在标签的醒目位置注明。

第二十三条　药品标签中的有效期应当按照年、月、日的顺序标注，年份用四位数字表示，月、日用两位数表示。其具体标注格式为"有效期至××××年××月"或者"有效期至××××年××月××日"；也可以用数字和其他符号表示为"有效期至××××.××."或者"有效期至××××/××/××"等。

预防用生物制品有效期的标注按照国家食品药品监督管理局批准的注册标准执行，治疗用生物制品有效期的标注自分装日期计算，其他药品有效期的标注自生产日期计算。

有效期若标注到日，应当为起算日期对应年月日的前一天，若标注到月，应当为起算月份对应年月的前一月。

4. 药品名称和注册商标的使用

第二十四条　药品说明书和标签中标注的药品名称必须符合国家食品药品监督管理局公布的药品通用名称和商品名称的命名原则，并与药品批准证明文件的相应内容一致。

第二十五条　药品通用名称应当显著、突出，其字体、字号和颜色必须一致，并符合以下要求：

（一）对于横版标签，必须在上三分之一范围内显著位置标出；对于竖版标签，必须在右三分之一范围内显著位置标出；

（二）不得选用草书、篆书等不易识别的字体，不得使用斜体、中空、阴影等形式对字体进行修饰；

（三）字体颜色应当使用黑色或者白色，与相应的浅色或者深色背景形成强烈反差；

（四）除因包装尺寸的限制而无法同行书写的，不得分行书写。

第二十六条　药品商品名称不得与通用名称同行书写，其字体和颜色不得比通用名称更突出和显著，其字体以单字面积计不得大于通用名称所用字体的二分之一。

第二十七条　药品说明书和标签中禁止使用未经注册的商标以及其他未经国家食品药品监督管理局批准的药品名称。

药品标签使用注册商标的，应当印刷在药品标签的边角，含文字的，其字体以单字面积计不得大于通用名称所用字体的四分之一。

5. 其他规定

第二十八条　麻醉药品、精神药品、医疗用毒性药品、放射性药品、外用药品和非处方药品等国家规定有专用标识的，其说明书和标签必须印有规定的标识。

国家对药品说明书和标签有特殊规定的，从其规定。

第二十九条　中药材、中药饮片的标签管理规定由国家食品药品监督管理局另行制定。

第三十条　药品说明书和标签不符合本规定的，按照《中华人民共和国药品管理法》的相关规定进行处罚。

6. 附则

第三十一条　本规定自 2006 年 6 月 1 日起施行。国家药品监督管理局于 2000 年 10 月 15 日发布的《药品包装、标签和说明书管理规定（暂行）》同时废止。

二、药品流通监督管理办法（节选）

1. 总则

第一条　为加强药品监督管理，规范药品流通秩序，保证药品质量，根据《中华人民共和国药品管理法》（以下简称《药品管理法》）、《中华人民共和国药品管理法实施条例》（以下简称《药品管理法实施条例》）和有关法律、法规的规定，制定本办法。

第二条　在中华人民共和国境内从事药品购销及监督管理的单位或者个人，应当遵守本办法。

第三条　药品经营企业应当对其生产、经营、使用的药品质量负责。药品经营企业在确保药品质量安全的前提下，应当适应现代药品流通发展方向，进行改革和创新。

第四条　药品监督管理部门鼓励个人和组织对药品流通实施社会监督。对违反本办法的行为，任何个人和组织都有权向药品监督管理部门举报和控告。

2. 药品经营企业购销药品的监督管理

第五条　药品经营企业对其药品购销行为负责，对其销售人员或设立的办事机构以本企业名义从事的药品购销行为承担法律责任。

第六条　药品经营企业应当对其购销人员进行药品相关的法律、法规和专业知识培训，建立培训档案，培训档案中应当记录培训时间、地点、内容及接受培训的人员。

第七条　药品经营企业应当加强对药品销售人员的管理，并对其销售行为作出具体规定。

第八条　药品经营企业不得在经药品监督管理部门核准的地址以外的场所储存或者现货销售药品。

第九条　药品生产企业只能销售本企业生产的药品，不得销售本企业受委托生产的或者他人生产的药品。

第十条　药品生产企业、药品批发企业销售药品时，应当提供下列资料。

（一）加盖本企业原印章的《药品生产许可证》或《药品经营许可证》和营业执照的复印件。

（二）加盖本企业原印章的所销售药品的批准证明文件复印件。

（三）销售进口药品的，按照国家有关规定提供相关证明文件。

药品生产企业、药品批发企业派出销售人员销售药品的，除本条前款规定的资料外，还应当提供加盖本企业原印章的授权书复印件。授权书原件应当载明授权销售的品种、地域、期限，注明销售人员的身份证号码，并加盖本企业原印章和企业法定代表人印章（或者签名）。销售人员应当出示授权书原件及本人身份证原件，供药品采购方核实。

第十一条　药品生产企业、药品批发企业销售药品时，应当开具标明供货单位名称、药品名称、生产厂商、批号、数量、价格等内容的销售凭证。

药品零售企业销售药品时，应当开具标明药品名称、生产厂商、数量、价格、批号等内容的销售凭证。

第十二条　药品经营企业采购药品时，应按本办法第十条规定索取、查验、留存供货企业有关证件、资料，按本办法第十一条规定索取、留存销售凭证。

药品生产、经营企业按照本条前款规定留存的资料和销售凭证，应当保存至超过药品有效期 1 年，但不得少于 3 年。

第十三条　药品经营企业知道或者应当知道他人从事无证生产、经营药品行为的，不得为其提供药品。

第十四条　药品经营企业不得为他人以本企业的名义经营药品提供场所，或者资质证明文件，或者票据等便利条件。

第十五条　药品经营企业不得以展示会、博览会、交易会、订货会、产品宣传会等方式现货销售药品。

第十六条　药品经营企业不得购进和销售医疗机构配制的制剂。

第十七条　未经药品监督管理部门审核同意，药品经营企业不得改变经营方式。

药品经营企业应当按照《药品经营许可证》许可的经营范围经营药品。

第十八条　药品零售企业应当按照国家食品药品监督管理局药品分类管理规定的要求，凭处方销售处方药。

经营处方药和甲类非处方药的药品零售企业、执业药师或者其他依法经资格认定的药学技术人员不在岗时，应当挂牌告知，并停止销售处方药和甲类非处方药。

第十九条　药品说明书要求低温、冷藏储存的药品，药品生产、经营企业应当按照有关规定，使用低温、冷藏设施设备运输和储存。

药品监督管理部门发现药品生产、经营企业违反本条前款规定的，应当立即查封、扣押所涉药品，并依法进行处理。

第二十条　药品经营企业不得以搭售、买药品赠药品、买商品赠药品等方式向公众赠送处方药或者甲类非处方药。

第二十一条　药品经营企业不得采用邮售、互联网交易等方式直接向公众销售处方药。

第二十二条 禁止非法收购药品。

3. 法律责任

第三十条 有下列情形之一的，责令限期改正，给予警告；逾期不改正的，处以五千元以上二万元以下的罚款：

（一）药品经营企业违反本办法第六条规定的。

（二）药品批发企业违反本办法第十一条第一款规定的。

（三）药品经营企业违反本办法第十二条，未按照规定留存有关资料、销售凭证的。

第三十一条 药品经营企业违反本办法第七条规定的，给予警告，责令限期改正。

第三十二条 有下列情形之一的，依照《药品管理法》第七十三条规定，没收违法销售的药品和违法所得，并处违法销售的药品货值金额二倍以上五倍以下的罚款：

（一）药品经营企业违反本办法第八条规定，在经药品监督管理部门核准的地址以外的场所现货销售药品的。

（二）药品生产企业违反本办法第九条规定的。

（三）药品经营企业违反本办法第十五条规定的。

（四）药品经营企业违反本办法第十七条规定的。

第三十三条 药品经营企业违反本办法第八条规定，在经药品监督管理部门核准的地址以外的场所储存药品的，按照《药品管理法实施条例》第七十四条的规定予以处罚。

第三十四条 药品零售企业违反本办法第十一条第二款规定的，责令改正，给予警告；逾期不改正的，处以五百元以下的罚款。

第三十五条 违反本办法第十三条规定，药品经营企业知道或者应当知道他人从事无证生产、经营药品行为而为其提供药品的，给予警告，责令改正，并处一万元以下的罚款，情节严重的，处一万元以上三万元以下的罚款。

第三十六条 药品经营企业违反本办法第十四条规定的，按照《药品管理法》第八十二条的规定予以处罚。

第三十七条 违反本办法第十六条规定，药品经营企业购进或者销售医疗机构配制的制剂的，按照《药品管理法》第八十条规定予以处罚。

第三十八条 药品零售企业违反本办法第十八条第一款规定的，责令限期改正，给予警告；逾期不改正或者情节严重的，处以一千元以下的罚款。

违反本办法第十八条第二款规定，药品零售企业在执业药师或者其他依法经过资格认定的药学技术人员不在岗时销售处方药或者甲类非处方药的，责令限期改正，给予警告；逾期不改正的，处以一千元以下的罚款。

第三十九条 药品经营企业违反本办法第十九条规定，未在药品说明书规定的低温、冷藏条件下运输药品的，给予警告，责令限期改正；逾期不改正的，处以五千元以上二万元以下的罚款；有关药品经依法确认属于假劣药品的，按照《药品管理法》有关规定予以处罚。

药品经营企业违反本办法第十九条规定，未在药品说明书规定的低温、冷藏条件下储存药品的，按照《药品管理法》第七十九条的规定予以处罚；有关药品经依法确认属于假劣药品的，按照《药品管理法》有关规定予以处罚。

第四十条　药品经营企业违反本办法第二十条规定的，限期改正，给予警告；逾期不改正或者情节严重的，处以赠送药品货值金额二倍以下的罚款，但是最高不超过三万元。

第四十二条　药品经营企业违反本办法第二十一条规定，以邮售、互联网交易等方式直接向公众销售处方药的，责令改正，给予警告，并处销售药品货值金额二倍以下的罚款，但是最高不超过三万元。

第四十三条　违反本办法第二十二条规定非法收购药品的，按照《药品管理法》第七十三条的规定予以处罚。

第四十四条　药品监督管理部门及其工作人员玩忽职守，对应当予以制止和处罚的违法行为不予制止、处罚的，对直接负责的主管人员和其他直接责任人员给予行政处分；构成犯罪的，依法追究刑事责任。

4. 附则

第四十五条　本办法所称药品现货销售，是指药品生产、经营企业或其委派的销售人员，在药品监督管理部门核准的地址以外的其他场所，携带药品现货向不特定对象现场销售药品的行为。

第四十六条　实行特殊管理的药品、疫苗、军队用药品的流通监督管理，有关法律、法规、规章另有规定的，从其规定。

第四十七条　本办法自 2007 年 5 月 1 日起施行。自本办法施行之日起，1999 年 8 月 1 日实施的国家药品监督管理局《药品流通监督管理办法（暂行）》（国家药品监督管理局第 7 号令）同时废止。

三、处方药与非处方药分类管理办法

1. 制定处方药与非处方药分类管理办法的目的

第一条　为保障人民用药安全有效、使用方便，根据《中共中央、国务院关于卫生改革与发展的决定》，制定处方药与非处方药分类管理办法。

第二条　根据药品品种、规格、适应证、剂量及给药途径不同，对药品分别按处方药与处方药进行管理。

处方药必须凭执业医师或执业助理医师处方才可调配、购买和使用；非处方药不需要凭执业医师或助理执业医师处方即可自行判断、购买和使用。

2. 负责处方药与非处方药分类管理办法的制定机构

第三条　国家药品监督管理局负责处方药与非处方药分类管理办法的制定。

各级药品监督管理部门负责辖区内处方药与非处方药分类管理的组织实施和监督管理。

第四条　国家药品监督管理局负责非处方药目录的遴选、审批、发布和调整工作。

3. 经营处方药、非处方药企业的相关规定

第五条　处方药、非处方药生产企业必须具有《药品生产企业许可证》，其生产品种必须取得药品批准文号。

第六条　非处方药标签和说明书除符合规定外，用语应当科学、易懂，便于消费者自行判断、选择和使用。非处方药的标签和说明书必须经国家药品监督管理局批准。

第七条　非处方药的包装必须印有国家指定的非处方药专有标识，必须符合质量要求，方便储存、运输和使用。每个销售基本单元包装必须附有标签和说明书。

第八条　根据药品的安全性，非处方药分为甲、乙两类。

经营处方药、非处方药的批发企业和经营处方药、甲类非处方药的零售企业必须具有《药品经营企业许可证》。

经省级药品监督管理部门或其授权的药品监督管理部门批准的其他商业企业可以零售乙类非处方药。

第九条　零售乙类非处方药的商业企业必须配备专职的具有高中以上文化程度，经专业培训后，由省级药品监督管理部门或其授权的药品监督管理部门考核合格并取得上岗证的人员。

第十条　医疗机构根据医疗需要可以决定或推荐使用非处方药。

第十一条　消费者有权自主选购非处方药，并须按非处方药标签和说明书所示内容使用。

4. 处方药、非处方药的广告规定

第十二条　处方药只准在专业性医药报刊进行广告宣传，非处方药经审批可以在大众传播媒介进行广告宣传。

第十三条　处方药与非处方药分类管理有关审批、流通、广告等具体办法另行制定。

5. 附则

第十四条　本办法由国家药品监督管理局负责解释。

第十五条　本办法自 2000 年 1 月 1 日起施行。

第3节　计算机应用

 学习单元1　计算机基础知识

 学习目标

➤了解计算机系统的组成。

➤掌握计算机的基本操作方法。

➤能够正确开机、关机，熟练应用键盘、鼠标器。

计算机和互联网的广泛应用已经深入到人类社会的各个领域，在科研、生产、教育、生活中无所不在。计算机已经成为我们工作的重要工具。因此，我们必须掌握一定的计算机知识和操作技能。

一、计算机系统的组成

计算机系统是由硬件和软件两部分组成的。

1. 硬件

计算机有台式、便携式等。

（1）CPU。CPU也称为中央处理器、微处理器、运算控制单元，由控制器、运算器和少量寄存器组成，是计算机的核心部件。CPU的性能高低决定计算机的性能高低。

（2）内部存储器。内部存储器又称为内存、主存，分为ROM和RAM两种。ROM称为只读存储器，内藏厂家事先写入的一系列程序和数据。RAM称为随机存储器，就是通常所说的内存条。内存是CPU可以直接访问的存储器，一般用于存放正在运行的程序和数据。断电后存储的信息立即全部丢失。

（3）外部存储器。外部存储器又称为辅存，用于存放要长期保留的程序和数据。外部存储器有硬盘、光盘（通过光盘驱动器工作），还有多种可移动的存储设备，如移动硬盘、U盘、手机内存卡等。

计算机处理信息采用二进制编码，字节（Byte）是存储的基本单位，8 个二进制位称为一个字节，即 1 B＝8 bit。一个字节可表示一个英文字母，两个字节可表示一个汉字。1 KB＝1 024 B，1 MB＝1 024 KB，1 GB＝1 024 MB。

向计算机存入数据是写入，从计算机取出数据是读出。

（4）输入设备。输入设备有键盘、鼠标器，还有扫描仪、手写板、光笔、照相机、摄像机、话筒等。

键盘可分为主键盘区、功能键区、编辑控制区和小键盘区。有字母键、数字键、符号键、Enter 回车键、空格键、Shift 换挡键、Delete 删除键、Backspace 退格键、Esc 取消键、Insert 插入键、Caps Lock 大小写锁定键、Ctrl 键、Alt 键、方向键等。

鼠标器有两个按键，左键和右键。有的还有滑轮、中键。

（5）输出设备。输出设备有显示器、打印机（点阵、喷墨、激光、照片等），还有绘图仪、投影仪、音响等。

触摸屏既是输入设备又是输出设备。

（6）其他部件、选用件和附件。有主板、电源、显示卡、声卡等。用不同方式上网要配上调制解调器或其他相关设备。

2. 软件

为计算机编制的指令序列称为程序。程序以及有关资料就是软件。软件可分为两大类。

（1）系统软件。系统软件的主要功能是管理、控制和维护计算机系统正常工作的，实施对硬件的管理，作为应用软件的基础平台。有操作系统（如 Windows 等）、语言处理程序等。

（2）应用软件。是指为用户解决各种实际问题而编制的软件。包括通用软件和专用软件。

二、基本操作

1. 开机和关机

（1）开机。开电源启动，即冷启动。在使用中发生死机可热启动（Ctrl 键＋Alt 键＋Del 键）、复位启动。

（2）关机。先关闭所有应用程序，再正常退出。

2. 键盘操作

打字的姿势和指法要正确。按下 Shift 键的同时按下标有上下两个字符的键，就键入了上挡字符。Ctrl 键、Alt 键与其他键组合使用。

3. 鼠标器操作

鼠标器要始终保持指向左前方放置。屏幕上的箭头称为鼠标指针，在不同场合会有不同的形状。基本操作动作有滑动、指向、拖动、单击（左键）、双击（左键）、右击等。滑动就是握住鼠标器，在桌面上滑动，鼠标指针在屏幕上同步移动；停下可指向某一目标；单击是按一下左键马上放开；双击则是按两下左键；若是击右键要明确右击；拖动是把鼠标指针指向某一对象按下左键不放，移动鼠标指针到目标位置后释放左键。

4. 要正确使用和保养移动存储设备，如使用后不要直接拔出。

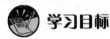 **学习单元 2　中文 Windows 简介**

 学习目标

➢了解中文 Windows 知识。

➢掌握资源管理器的基本功能。

➢能够操作中文 Windows。

中文 Windows 是美国微软公司开发的操作系统。它的功能强大，性能稳定，具有友好的窗口式图形界面，可进行多用户、多任务操作。Windows 已有多个版本。

一、启动、登录和关闭

1. 启动、登录

对于已经安装了 Windows 的计算机，只要打开计算机电源就开始启动 Windows。如果设置过密码则会出现登录对话框，要键入正确的用户名和密码，然后单击"确定"按钮。也可单击"取消"。最后进入中文 Windows 的工作桌面。

2. 桌面

桌面上有一些图标，下方有一条任务栏。任务栏的左端是"开始"按钮，用于启动应用程序和关闭计算机等。

3. 关闭

先关闭所有应用程序窗口，然后进行关机操作。不要直接关闭电源。

二、窗口

在 Windows 中，每个应用程序都是以一个窗口的形式出现的。

1. 组成

标题栏、窗口控制按钮（最小化、最大化和关闭）、菜单栏、工具栏、状态栏、滚动条（水平、垂直）、窗口边框、窗口角、工作区域等。新版本的窗口组成则有所改变。

2. 操作

打开窗口（双击图标或单击"开始"按钮）、移动窗口（拖曳标题栏）、改变窗口大小（鼠标指针移至窗口边框或角上拖曳双向箭头光标）、最小化和还原（单击按钮）、最大化和还原（单击按钮）、内容翻动（使用滚动条）、关闭窗口（单击按钮）。

三、菜单

Windows 中的每个菜单是由若干个命令项组成的。菜单分为下拉菜单和快捷菜单。

1. 下拉菜单和快捷菜单

单击菜单栏的某一菜单名即可得到下拉菜单。鼠标指针移到某一位置或选中某一对象时，单击鼠标器右键能得到一个快捷菜单。每个菜单由若干个命令项组成。

2. 执行命令

单击某命令则执行此命令。

3. 命令项

（1）右边有三点，单击该命令，则打开一个对话框。

（2）右边有个三角形，则显示一个子菜单，列出相应的子命令。

（3）暗淡的命令项，为虚命令，当前不能用。

（4）右边有组合键（又称快捷键），可在窗口中直接按某组合键便直接执行相应的命令，而无须打开菜单。

（5）左边有个钩，是一个选择记号，有钩表示该命令有效。

（6）左边有个圆点，是一个单选命令标记，在一小组命令中只能选中一项。

四、对话框

对话框是用于进行信息交流的特殊窗口，它提供给用户和计算机进行交互的功能。对话框不能随意改变大小。选择右边有省略号的命令时，会弹出相关的对话框。

1. 组成

标题栏、选项卡、下拉列表框、单选框、复选框、列表框、文本框、命令按钮、微调按钮、设置按钮、"确定"按钮、"取消"按钮等。

2. 操作

移动对话框、五种矩形框（即单选框、复选框、列表框、文本框、下拉列表框）的操作、使用命令按钮、关闭窗口（单击"确定"按钮则关闭对话框并执行命令，单击"取消"按钮则关闭对话框并取消本次对话）。

五、应用程序

1. 启动

启动应用程序实际上就是打开应用程序窗口。

方法一：双击图标。

方法二：单击"开始"按钮，指向"程序"，单击某程序名。

方法三：单击"开始"按钮，指向"运行"，再运行某程序文件。

2. 切换

同时打开多个窗口时，单击所需窗口的可见部分，即可切换。也可在任务栏上单击所需窗口名。

3. 退出

方法一：单击"关闭"按钮。

方法二：单击"文件"，再单击"关闭"。

方法三：按 Alt 键＋F4 键。

六、输入法

单击任务栏右边的输入法指示器打开输入法列表，再单击选择所需输入法。

按 Ctrl 键＋Shift 键切换各种输入法。

按 Ctrl 键＋空格键切换中英文输入法。

中文输入法有多种。这里介绍智能 ABC 输入法。这是一种容易学习、使用方便的中文输入法。启动此输入法后屏幕上出现智能 ABC 输入法的提示行，它有中英文切换按钮、输入法切换按钮（标准、双打）、全角/半角按钮、软键盘按钮。具体使用方法在中文 Word 基础中再做说明。

七、资源管理

1. 文件和文件夹

计算机对信息资源的保存是以文件为单位的。文件是一组信息的集合，通常文件是指应用程序、文档等。文件夹是用来组织和管理文件的。在文件夹中可以存放文件和文件夹。

文件名由名字和扩展名两部分组成，中间用小圆点分隔。扩展名说明文件的类型。文件名中英文字母大小写是等价的。

2. 资源管理器

右击"开始"按钮，再单击"资源管理器"。或者单击"开始"按钮，指向"所有程序"，再指向"附件"，单击"资源管理器"，就打开资源管理器窗口。

使用资源管理器可以查看和管理计算机系统中的资源（包括文件）。硬盘的盘符从 C：开始。

资源管理器的窗口分成两部分。左边是文件夹框（导航窗口），右边是文件夹内容框。

在资源管理器对文件和文件夹可以进行复制、移动、删除、改名等操作，也可新建文件夹。

八、Windows 操作练习

在 C：盘新建一个名为"CZLX"的文件夹。

 学习单元3　中文 Word 基础

 学习目标

➤熟悉中文 Word 的基本功能。

➤能够建立 Word 文档文件并做格式设置。

Microsoft Office 是美国微软公司推出的办公软件，Word 和 Excel 是其两个重要组件。Microsoft Office 已有多种版本，它们的窗口界面和功能有差异。新版本的功能选项卡与相应的功能区基本上替代了原来的菜单命令、工具栏，一个功能区分为若干组，单击组名右下角的扩展按钮可打开相应的对话框。许多命令都可使用快捷键（用键盘）进行操作。可以右击对象出快捷菜单进行操作。

中文 Word 是 Microsoft Office 中的文字处理软件。

一、窗口

Word 窗口主要由标题栏、菜单栏、常用工具栏、格式工具栏、文档编辑区、标尺、滚动条、状态栏等构成。新版本的 Word 窗口主要由快速工具栏、标题栏、功能选项卡与

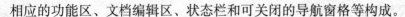

相应的功能区、文档编辑区、状态栏和可关闭的导航窗格等构成。

1. 标题栏

窗口的标题为"Microsoft Word"。若在工作区打开了文档文件，则将其文件名并入标题。

2. 菜单栏

有文件、编辑、视图、插入、格式、工具、表格、窗口和帮助等菜单名。

常用工具栏。以按钮方式包含了菜单中的常用命令。

格式工具栏。包含了大多数常用的字符和段落的格式化等命令。

功能选项卡。有文件、开始、插入、页面布局、引用、邮件审阅、视图等。

3. 标尺

标尺包括页边距、段落缩进、制表位等。

4. 工作区

即文本区。左边是文本选定区。

5. 状态栏

显示当前文档的有关信息。

二、输入文本

文本区有一跳动的插入点光标，文本输入就是在插入点输入文本内容。随着文本的输入，插入点会向右移动，提示下一字符出现的位置。输入时会自动换行。段落结束应按回车键，光标移到下一行行首。段末的段落符可以显示但不会打印。可以按退格键删除光标左边的字符，按删除键删除光标右边的字符。可用方向键或鼠标单击来改变插入点光标的位置。

中文、英文和各种字符可以混合输入，但要注意输入法的切换。中英文的标点是不同的，见表5—3。

表5—3　　　　　　　　　　　　中英文标点的输入

键	,	.	\	;	:	?	!	∧	_	"	'	<>	( )
中文标点	，	。	、	；	：	？	！	……	——	""	' '	《》	（）

输入英文时，要注意字母的大小写。同时按下 Shift 键，则输入大写字母。也可先按下 Caps Lock 键。

智能 ABC 输入法的使用：先输入拼音，按空格键，用"＝"键和"～"键向前和向后翻页，按所需字前的数码，就输入了所需汉字。可以输入词组；可以简拼，即仅输入字拼音的第一个字母；也可混拼，即输入词组时有的字全拼有的字简拼。输入拼音可结合使用退格键和方向键。

单击"插入"，再单击"符号"，可插入符号。在"插入"选项卡。也可右击智能ABC 输入法提示行的软键盘按钮，再选择插入符号。

三、文件操作

1. 新建文件

（1）启动 Word 就自动打开一个空白文档，即可输入文本。

（2）单击"文件"，再单击"新建"，弹出对话框，然后单击"确定"按钮，就会打开一个空白文档。或者单击工具栏上的"新建"按钮。

2. 打开文件

（1）对于硬盘或 U 盘上已有的 Word 文档。单击"文件"，再单击"打开"，弹出对话框，指定查找范围、文件名和文件类型，单击"打开"按钮。

（2）在资源管理器双击所要打开的 Word 文档文件名，则启动 Word 再打开文件。

可以同时打开多个文件。

3. 保存文件

（1）对于新建的文件，单击"文件"，单击"保存"或"另存为"命令，都弹出"另存为"对话框，再指定保存位置、文件名和文件类型，单击"保存"按钮。文件类型为Word 文档，扩展名为 doc 或 docx。

（2）对于老文件，使用"保存"命令，则不出对话框，直接将修改后的内容以原文件名保存在原来位置。使用"另存为"命令，则弹出"另存为"对话框，再指定保存位置、文件名和文件类型，单击"保存"按钮。这时将修改后的内容以新的文件名保存在新的位置。而老文件被关闭，内容仍为修改前的。

4. 关闭

（1）对于打开的文件，单击"文件"，单击"关闭"命令，则可关闭文件。

（2）对于打开的文件，直接退出 Word，则自动关闭文件后退出 Word。

（3）若打开的文件做过修改，则会弹出对话框询问是否保存对此文件的修改。要根据需要回答"是"或"否"。

5. 误操作处理

对打开的文件做了误操作，希望恢复文件的原样，可以使用以下几种方法。

（1）一次或多次单击"撤销"按钮，可逐步撤销前面所做的操作。

（2）关闭文件，不保存，再打开。

（3）调用备份文件（必须事先做过备份文件）。

四、文本编辑

1. 段落

文本段落末尾有一个段落符。一个空行看作一个空段。按回车键，产生空行。光标定位后，按回车键，可分段。删除上段的段落符，可把上下两段合并。

2. 选定

Word 的文字处理有个原则，即"先选中，后操作"。选定文本的方法如下：

（1）从要选内容的第一个字符之前拖曳到末尾（拉黑）。

（2）先单击要选内容的第一个字符之前，再按住 Shift 键单击末尾之后。

（3）文本选定区在文本右边的空白处。鼠标指针在文本选定区方向变为指向右上方。单击则选取一行，向下拖曳则选取多行。

（4）在文本选定区双击则选取一段，三击则选取全文。

（5）在文本的任何地方单击，则取消了刚才的选取。

3. 剪切、复制和粘贴

剪贴板是内存中临时存放信息的特殊区域。"剪切"是将选取的对象从文档中删除，并放入剪贴板；"复制"是将选取的对象复制并放入剪贴板；"粘贴"是将剪贴板的对象粘贴到插入点的位置后面。

（1）移动对象的操作。选取对象，"剪切"，光标定在目标位置，"粘贴"。

（2）复制对象的操作。选取对象，"复制"，光标定在目标位置，"粘贴"。

"剪切""复制"和"粘贴"这三条命令在"编辑"菜单。可使用常用工具栏的按钮；也可击右键，使用快捷菜单；还可以用快捷键 Ctrl 键＋X 键、Ctrl 键＋C 键和 Ctrl 键＋V 键。

五、格式设置、文本排版

1. 字符格式

选取范围，可单击"格式"，选择"字体"，弹出对话框，然后设置字体、字型、字号和效果等格式后单击"确定"按钮。字体有宋体、黑体、楷体、隶书、仿宋体等，字型是文字的加粗和倾斜。在此对话框还可设置字符的间距和上下的位置。也可使用格式工具栏的按钮设置字符格式。

许多操作都可选取后，单击右键，出快捷菜单进行。

2. 段落格式

选取范围，单击"格式"，选择"段落"，弹出对话框，然后设置段落的格式后单击"确定"按钮。在此对话框可设置段落缩进、段落间距、行间距、对齐方式等。也可使用格式工具栏的按钮设置段落格式。

3. 格式复制

先选取格式源，再单击"格式刷"按钮，此时鼠标指针变为小刷子，用它去选取要设置格式的目标，则将格式源的格式复制到目标。若前面双击"格式刷"按钮，则可将格式复制多个位置。完成后单击"格式刷"或按 Esc 键。

4. 分栏

选取范围，单击"格式"，选择"分栏"，弹出对话框，然后设置分栏的栏数、宽度和间距等，还可以加上分隔线，再单击"确定"按钮。若最后一段文字参加分栏，文末必须有独立的段落标记，并且不选中此标记。

5. 并列项

有时要在文档的一些段落前加入适当的符号和编号。选取范围，单击"格式"，选择"项目符号和编号"，弹出对话框，进行设置。

6. 边框和底纹

选取范围，单击"格式"，选择"边框和底纹"，弹出对话框，进行设置。在"设计"选项卡。

六、表格、图片和艺术字

在文档中可以插入表格、图片和艺术字。

七、设置页面

1. 页眉和页脚

单击"视图"，选择"页眉和页脚"，弹出"页眉和页脚"工具栏，同时进入页眉的输入状态，单击切换按钮，可切换到页脚，设置后关闭。

2. 页面设置

单击"文件"，选择"页面设置"，弹出对话框，然后可设置页边距、页面的纵横方向等，单击"确定"按钮。

八、打印

1. 打印预览

单击"文件"，选择"打印预览"，Word窗口变为文档打印预览窗口，可以观看打印效果。

2. 打印文档

单击"文件"，选择"打印"，进行设置后单击"确定"按钮。

九、Word操作练习

1. 新建文档，输入一篇短文，并以 LXA.DOC 为文件名保存在 C：盘的 CZLX 文件夹下。

2. 打开文件 LXA.DOC，做以下操作后保存。

（1）把内容分为三段，再将第一段和第二段对调。

（2）将第一段内容设置为黑体加粗三号、红色、下划单线，第二段内容设置为楷体四号。

（3）把第二段分为三栏。

（4）设置标题"文字处理练习"，隶书、一号。

（5）设置页眉"中药调剂员"，黑体、斜体、五号、右对齐。

（6）把上下左右页边距都设置为 2.5 cm。

 学习单元 4　中文 Excel 基础

 学习目标

➢熟悉中文 Excel 的基本功能。

➢能够建立 Excel 工作簿文件并做简单计算。

中文 Excel 是 Microsoft Office 中的电子表格软件。它可以进行数据计算、分析和统计，完成图和表的设计。

一、窗口

Excel 窗口主要由标题栏、菜单栏、工具栏（常用和格式）、编辑栏、工作区、状态栏等构成。新版本的 Excel 窗口主要由快速工具栏、标题栏、功能选项卡与相应的功能区、编辑栏、工作区、状态栏等构成。

编辑栏的左边为名字框。右边可作为当前活动单元编辑的工作区，含有"取消""输入""插入函数"三个按钮。

二、文件操作

1. 工作簿文件

在 Excel 中文件就是一本工作簿。文件类型为工作簿文件，扩展名为 xls 或 xlsx。刚建立的工作簿由三个工作表组成，可以根据需要增加和删除。

工作表是由列和行组成的一个表格。列标为 A，B，C…。行号为 1，2，3…。每个格子就称为单元格，单元格由它们所在列和行的位置命名，如 A1，F8。

2. 文件操作

新建、打开、保存、关闭等文件操作，与 Word 的基本相同。

三、数据输入

1. 选取单元格

单击单元格，则激活单元格，成为当前单元格、活动单元格。格周围有边框线，编辑栏名字框显示当前单元格的名字。也可用方向键选取单元格。

2. 数据输入

这里所说的数据指数字、文字和公式等。输入方法以键盘为主，可在编辑栏对当前活动单元格进行编辑。输入内容后，回车或单击编辑栏"输入"按钮确认。回车激活下一单元格，单击"输入"按钮保持当前单元格仍为活动单元格。

四、单元格、行和列的操作

1. 选取

（1）选取单元格。选择一个单元格，单击即可。

（2）选取矩形区域。从左上角格拖到右下角格，则选取了一个矩形区域。如 A1 到 G6（用 A1：G6 表示）。

（3）选取多个矩形区域。先选取了一个矩形区域，再按住 Ctrl 键选取其他矩形区域，则可选取多个矩形区域。

（4）选取行和列。单击行号或列标，则选取单行或单列。拖曳可选取连续多行或多列；使用 Ctrl 键，则可选取不连续的行、列。

（5）选取整表。单击左上角全表选择框，则选取整表。

2. 插入

先选取要让位行、列或单元格区域，再单击"插入"，选择"行""列"或"单元格"。

3. 删除

先选取要删除的行、列或单元格区域，再单击"编辑"，选择"删除"。如果选择"清除"或按 Delete 键，则仅删除了格内的内容。

4. 调整行高和列宽

先选取要调整的行或列，再单击"格式"，选择"行"或"列"命令，在弹出的对话框中进行设置。

五、表页操作

1. 选取

单击表标签就选取了该表。先选取了一张表，再按住 Ctrl 键单击其他表标签，则可选取多张表。

2. 插入

先选取要让位的表页，再单击"插入"，选择"工作表"。

3. 删除

先选取要删除的表页，再单击"编辑"，选择"删除工作表"。

4. 更名

先双击表标签，再输入新表名后按回车键。

5. 移动和复制

先选取表页，再单击"编辑"，选择"移动或复制工作表"。在同一工作簿内用鼠标器拖动表标签即可移动工作表，若按下 Ctrl 键再拖则是复制了。

六、公式和函数

应用公式和函数可以方便地进行计算和统计。

1. 求和

可先选取存放结果的单元格，再单击"自动求和"按钮 Σ，然后用鼠标器选取数据区域。

2. 计算

可在单元格内编制运算公式，在英文输入状态下，以等号开始，由单元格、运算符、常数和函数等组成。加减乘除为"＋""－""＊""/"。单元格引用可用鼠标器选也可用键盘输入。

3. 函数

常用的函数有：求和 SUM（　），最大值 MAX（　），最小值 MIN（　），平均值 AVERAGE（　），记数 COUNT（　）等。括号内为矩形数据区域，若有数个矩形数据区域，则用逗号分隔。例如：MAX（C3：E4，G6：K7）。

使用函数，先选取答案所在格，再单击"插入函数"按钮 fx，弹出对话框，选择所需函数。也可直接用键盘输入。

4. 公式的复制

先选取格式源单元格，"复制"后，再选目标单元格，然后单击"编辑"，选择"选择性粘贴"，在弹出对话框中选粘贴公式后，单击"确定"按钮。

若格式源单元格与目标单元格是相连的，可将鼠标指针指向格式源单元格右下角的填充柄拖动。

七、格式

先选取要设置格式的范围，单击"格式"，选择"单元格"，在弹出的对话框中设置数字、对齐、字体、边框、图案等格式，设置后单击"确定"按钮。

八、数据图表化

Excel 可以把工作表的数据用各种图表表示，表现形式直观、明了、形象。

九、数据管理和分析

数据清单，每列包含同类信息。

1. 排序
选取范围，单击"数据"，选择"排序"。

2. 筛选
选取范围，单击"数据"，选择"筛选"。

3. 分类汇总
选取范围，单击"数据"，选择"分类汇总"。

十、Excel 操作练习

1. 以 LXA. XLS 为文件名建立工作簿文件保存在 C：盘的 CZLX 文件夹下，将下列三个表（见表 5—4、表 5—5 和表 5—6）分别放入 Sheet1、Sheet2 和 Sheet3。

表 5—4　　　　　　　　　　　　放入 Sheet1 的内容

商品名	1 月份	2 月份	3 月份	一季度合计
商品 1	126	513	360	
商品 2	78	54	105	
商品 3	35	29	32	
商品 4	211	300	288	

表 5—5　　　　　　　　　　　　放入 Sheet2 的内容

商品名	6 月末价格	12 月末价格	涨跌（％）
商品 1	2.70	2.90	
商品 2	3.60	3.80	
商品 3	3.80	4.00	
商品 4	21.70	20.10	

表 5—6　　　　　　　　　　　　放入 Sheet3 的内容

	一季度	二季度	三季度	四季度	年度合计	季度平均数
A 类	83.23	90.49	88.98	99.13		
B 类	87.27	98.43	90.19	110.23		
C 类	78.56	75.14	87.59	124.57		
D 类	65.50	69.85	56.68	70.90		
E 类	35.17	28.97	54.34	40.60		
季度合计						
全年合计						

2. 打开文件 LXA. XLS。使用公式和函数完成计算，并为各表格设置标题、边框以后保存。

第4节 中药商业英语会话

 学习单元1 专业单词与词组

 学习目标

➢掌握中药商业英语会话的专业单词与词组。

一、常见病症

cold	感冒
influenza	流感
syndrome	综合征
symptom	症状
cough	咳嗽
tired	疲劳
sore throat	咽喉炎
sneezing	打喷嚏
coronary heart disease	冠心病
headache	头痛
stomach-ache	胃痛
ulcer	溃疡
heart disease	心脏病
cancer	癌症
tumor	肿瘤
malignant tumor	恶性肿瘤
benign tumor	良性肿瘤
bronchitis	支气管炎

diabetes	糖尿病
angina pectoris	心绞痛
chest tightness	胸闷
nausea	晕车
vertigo	眩晕
fevcr	发热
prostatitis	前列腺炎
vomiting	呕吐
dysmenorrhea	痛经
rash	皮症
insomnia	失眠
hypertension	高血压
hyperlipemia	高血脂
hyperglycemia	高血糖
cerebral apoplexy	脑卒中
asthma	气喘
indigestion	消化不良

二、剂型

decoction	汤剂，煎剂
tablet	片剂
capsule（soft，hard）	胶囊（软，硬）
pill	丸剂
oral liquid	口服液
granule	颗粒剂
syrup（dried）	糖浆剂（干）
mixture	合剂
injection	注射剂
powder	粉剂
cream	乳剂
ointment（external use）	膏剂（外用）
extract	提取物

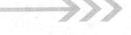

medicinal wine	药用酒
herbal pieces（prepared for decoction）	饮片（配制汤剂）

三、缩写及关键词

FDA	美国食品药品监督管理局
CFDA	国家食品药品监督管理局
OTC	非处方药
GMP	良好的生产操作规范
GLP	良好的实验室操作规范
GSP	良好的经营操作规范
GAP	良好的种植操作规范
GCP	良好的临床研究操作规范
a. m.	上午
p. m.	下午
bid	每日两次
qid	每日四次
tid	每日三次
NS	生理盐水
Exp	失效日期
I. D.	皮下注射
i. m.	肌肉注射
i. v.	静脉注射
inj.	注射
iv. gtt.	静脉滴注
p. o.	口服
s. s.	半量
aq.	水
IU	国际单位
q. s.	适量
TCM	中医药
prescription drug	处方药
drug store	药店

pharmacy	药店，药学
main ingredients	主要配料
main components	主要成分
pharmacology	药理学
indication	适应证
administration	服用
dosage	剂量
usage	使用方法
specification	规格
storage	储藏
package	包装
batch No.	批号
caution	注意，警告
expiry date	失效期（时间点表示）
validity date	有效期（时间段表示）
description	性状描述
TCM product	中药产品
tonic	滋补品
health product	保健品
functional food	功能食品
effective	有效的
safe	安全的
side effect	副作用
adverse reaction	不良反应
contraindication	禁忌证
reasonable	合理的
suitable	适合的
counter	柜台
casher	收银员
quality	质量
price	价格
change	找头，零钱

receipt	发票
out-patient（in-patient）	门诊病人（住院病人）
prescription sheet	处方单
Recipe（R or Rp））	请取（拉丁文，处方单上出现的文字）
medical insurance	医疗保险
licensed pharmacist	注册药师
licensed pharmacy	注册药房
contract pharmacy	定点药房

 学习单元 2　中药零售店常用英语对话 50 句

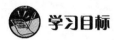 **学习目标**

➤能够熟练运用中药零售店常用英语对话 50 句。

1. Good morning（afternoon，evening，）Sir / Madam. Good night.

先生/ 夫人，早上（下午，晚上）好。晚安。

2. Excuse me. /I am sorry.

对不起，劳驾（麻烦别人时用的客套话）。/ 对不起（表示歉意）。

3. What can I do for you?

我能为您做些什么吗？

4. May I help you?

我能帮您做什么吗？

5. Welcome to our drug store.

欢迎光临我们药店。

6. What do you want?

您想要些什么？

7. What do you like?

您喜欢什么？

8. Which do you prefer?

您更喜欢哪一个？

9. Which of them do you want?

它们当中您要哪一个？

10. Please have a look.

请参观，请瞧瞧。

11. Would you please say it again?

请您再说一遍。

12. Pardon?

对不起，没听清楚。

13. I see.

我明白了。

14. I know.

我知道了。

15. I understand.

我理解了。

16. We have a big variety of tonics here.

我们这儿有各种补品。

17. We sale many kinds of TCM，both OTC and prescription drugs.

我们销售许多中成药，既有 OTC，也有非处方药。

18. We also supply a lot of herbal pieces.

我们也供应各种饮片。

19. We provide some health products such as functional pillow，magnified cup and health shoes.

我们提供一些健康相关产品，如功能枕、磁化杯和保健鞋。

20. I am sorry to hear that.

很遗憾地听到这消息。

21. This drug is suitable for your case.

该药适合于您。

22. This drug is very effective.

这个药非常有效。

23. It is very safe.

它很安全。

24. It is low in side effect.

   它副作用小。

25. It is high in quality.

   它的质量好。

26. It is reasonable in price.

   它价格合理。

27. It costs 25 RMB.

   该药 25 元人民币。

28. Please pay at casher's counter over there.

   请到收银柜那儿付钱。

29. Wait in a moment.

   稍等片刻。

30. Here is your change.

   这是找您的钱。

31. Here is your receipt.

   这是您的发票。

32. Here you are.

   给您。

33. May I wrap them up for you?

   我可以为您包扎一下吗?

34. Take orally two tablets (capsules, pills, packs) each time, three times a day.

   每次口服两片,一日三次。

35. Drink 15mL of the syrup (mixture, decoction) each time, four times a day.

   每次服用 15mL 糖浆,一日四次。

36. Drink the solution after dissolving the granule with warm water.

   用温水溶解颗粒后服用。

37. Thank you for your coming .

   感谢您的光临。

38. With pleasure.

   没关系,很乐意。

39. You are welcome.

   没关系,欢迎再来。

40. Not at all.

    没关系，不用谢。

41. I come here for my cold (headache, fever, cough, chest-tightness).

    我来这儿是为感冒的事。

42. I have got a headache (cold, stomachache, fever, cough, chest-tightness, verti-go).

    我头痛。

43. Which drug is suitable for me?

    哪一种药适合我？

44. How much does it cost?

    多少钱？

45. Where shall I pay?

    哪儿付款？

46. How shall I take it?

    如何服用？

47. Would you please wrap them up for me?

    请您为我包扎一下好吗？

48. Thank you for your good services.

    感谢您的良好服务。

49. Bye-bye.

    再见！

50. So long.

    再见！

 学习单元 3   中药店零售时的英语情景对话

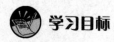 **学习目标**

➤能够熟练进行中药店零售时的英语对话。

一、情景 1

有一外宾患感冒，咳嗽厉害，到雷允上药店购药，受到营业员的热情接待，满意而归。

服务员：Welcome to our Leiyunshang drug store. May I help you?

欢迎光临我们雷允上药店。我能帮您什么吗？

外宾：Yes. I have got a bad cold.

要的，我患重感冒了。

服务员：Oh. I am sorry to hear that. What do you want?

噢，我遗憾地听到这消息。那您需要什么？

外宾：Now I want to something to deal with my cough.

现在我想要点对付咳嗽的药。

服务员：I see. I think both the Banxia Anti-cough Syrup and Acute Branchitis Syrup are suitable for you. They are all very effective and safe. Which do you prefer?

我明白了。半夏露止咳糖浆和急支糖浆都适合您，它们都是非常有效和安全的，您喜欢（倾向于）哪一种？

外宾：Let me see (read the both notes for a while). The Banxia Syrup please. How much does it cost?

让我看看（读了一会儿药品包装说明），请拿半夏露止咳糖浆吧。多少钱？

服务员：20 yuan each bottom.

每瓶 20 元。

外宾：I take one. Where shall I pay?

那我就买一瓶。上哪儿去付钱？

服务员：Please pay at casher's counter over there.

请到收银柜那儿付钱。

收银员：Good morning, madam.

（当外宾去付钱时，收银员主动向外宾招呼）夫人，上午好！

外宾：Good morning. Here is one hundred.

上午好！这是 100 元，给您。

收银员：Here is your change and receipt.

这是找您的钱和发票。

外宾：　Thank you（to the casher）. This is my receipt（to the assistant）.

（对收银员说）谢谢您。（走回服务员处说）这是我的付款凭证。

服务员：Here you are.

药给您。

外宾：　By the way，how shall I take it?

顺便问一下，该药如何服用?

服务员：Take 10 mL each time，three times a day.

每次服用 10 毫升，一日三次。

外宾：　Thank you for your good service.

谢谢您的良好服务。

服务员：You are welcome.

应该的。

外宾：　Bye-bye.

再见。

服务员：Bye-bye.

再见。

二、情景 2

有位住沪外宾专程到雷允上药店购买中成药和滋补品，营业员热情接待了他，他很高兴，并表示用完后再来。

服务员：Welcome to our Leiyunshang Pharmacy.

欢迎光临我们雷允上药店。

外宾：　Hello.

您好。

服务员：What can I do for you?

我能帮您做什么吗?

外宾：　Do you have some TCM? I like TCM very much.

你们有中药吗? 我非常喜欢中药。

服务员：Please have a look. We have many kinds of TCM, both OTC and prescription drug. We also supply a big variety of tonics here.

请您看一看，我们拥有多种中成药，既有 OTC 的，也有处方药。我们这儿还供应各种滋补品。

外宾： I see. I know TCM is very effective. It is low in side effect. That is the reason I want to buy it.

我明白了。我知道中药非常有效，它的副作用小，这就是我想要买的理由。

服务员： I am sorry. Would you please say it again?

对不起，请您再说一遍好吗？

外宾： I mean TCM is very good. It is the reason I want to buy it.

我意思是中药非常好，这是我想要买它的理由。

服务员： Which of them do you want?

它们中哪一种您要？

外宾： I want some herbal tonics and some OTC for my insomnia.

我要一些植物性的滋补品和治疗失眠的OTC植物药。

服务员： As to the tonics I think the Granule Dendrobii sales well recently. It canenhance people's immunological function.

对于滋补品，我觉得铁皮石斛颗粒最近销售得很好，它能增强人们的免疫功能。

外宾： Ok. I buy two boxes.

好啊，我就买两盒吧。

服务员： How about other TCM? I think Yangxue anshen Tablet is good for your sleep.

其他的中药呢？我认为养血安神片对您的睡眠有帮助。

外宾： Yes. I used to take it. It is really good for me. I take two this time. How much do they cost in all?

是的，我曾经服用过，它确实对我有效，我买两瓶。总共要多少钱？

服务员： 100 yuan for each box of the granule.

30 yuan for each bottom of the tablet.

260 yuan in all. You should pay at casher's counter over there.

每盒铁皮石斛颗粒100元，每瓶养血安神片30元，总共260元。请到收银员柜台付钱。

收银员： Good evening, Sir.

晚上好，先生。

外宾： Good evening. Here is three hundreds.

晚上好。这是300元。

收银员：Three hundreds.

Here is your change 40 yuan.

Here is your receipt.

300 元（唱票）。

这是找您的 40 元。这是您的发票。

外宾：This is my receipt（to the assistant）. Please check it.

这是我的付款凭证（对服务员说），请核对。

服务员：Let me see. Ok. Shall I wrap them up for you?

让我看看，没问题。要我为您包扎一下吗？

外宾：Yes，please。By the way，how shall I take the Yangxue anshen Tablet?

好的，请。顺便请教一下，养血安神片如何服用？

服务员：You can take two tablets each time，three times a day.

每次服用两片，一日三次。

外宾：Thank you for your guide.

谢谢您的指导。

服务员：Not at all.

没关系。

外宾：I will come back after using up.

用完了我会再来买。

服务员：Welcome.

欢迎。

外宾：So long.

再见。

收银员：So long.

再见。

复习思考题

1. 简述市场的分类。

2. 市场的基本职能是什么？

3. 分析中药市场的营销特点和环境。

4. 消费者市场的细分标准有哪些？市场有效细分的条件有哪些？

5. 如何计算市场的占有率？

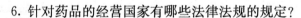

6. 针对药品的经营国家有哪些法律法规的规定？

7. 针对处方药和非处方药国家有哪些法律法规的规定？

8. 针对药品的说明书和标签国家有哪些法律法规的规定？

9. 如何用 Word 文档对文本文件进行编辑？

10. 如何用 Excel 进行数据计算、分析和统计？

理论知识考试模拟试卷

一、**判断题**（第 1 题~第 60 题。将判断结果填入括号中。正确的填"√"，错误的填"×"。每题 0.5 分，满分 30 分）

1. 显微鉴别系指用显微镜观察药材切片、粉末或表面等组织细胞特征。（　　）

2. 烘干法测定水分时，称量瓶必须预先干燥至恒重。（　　）

3. 酸不溶性灰分主要指泥土、砂石等硅酸盐类化合物。（　　）

4. 水分测定结果在预算过程中，可比规定的有效数字多保留一位数，而后根据有效数字的修约规定进舍至规定有效位。（　　）

5. 黄芪经蜜制后，作用趋向表现为沉降。（　　）

6. 蕲蛇、乌梢蛇用酒制后可矫臭、解腥、防腐。（　　）

7. 空气中相对湿度在 50％时，药材易出现霉变变异现象。（　　）

8. 车前草受潮后应采用冷藏的方法加以干燥。（　　）

9. 蜜丸储存过久易出现粘连的变异现象。（　　）

10. 外用膏药因存期过久会发生发硬变异现象。（　　）

11. 松贝母主产于四川阿坝藏族自治州。（　　）

12. 骨碎补的功效是清热解毒，消痰，利咽。（　　）

13. 红藤切面可见大理石样花纹，质坚脆，断面显油润。（　　）

14. 鬼箭羽是卫矛的别名。（　　）

15. 苏木主产于我国的西北地区。（　　）

16. 白鲜皮主产于云南和广西地区。（　　）

17. 功劳叶的别名是枸骨叶。（　　）

18. 白菊花可替代野菊花清热解毒，用于痈疖疔疮。（　　）

19. 菊科一年生草本植物腺梗豨莶、豨莶或毛梗豨莶的干燥地上部分。（　　）

20. 功劳叶可用于肺痨咯血、骨蒸潮热、头晕目眩，又可用于高血压症。（　　）

21. 显微镜在物镜上刻有 5×、10×、15×等符号，表示物镜的直径大小。（　　）

22. 根据中药配伍七情理论，"石膏配知母可增强清热泻火的疗效"属于"相须"配伍关系。（　　）

23. 药物"七情"中，能产生毒副反应的配伍关系是相反。（　　）

24. 根据"十八反"的配伍禁忌，甘草不宜与甘遂同用。 （　　）

25. 根据"十八反"的配伍禁忌，藜芦不宜与珠儿参同用。 （　　）

26. 根据"十九畏"的配伍禁忌，肉桂不宜与赤石脂同用。 （　　）

27. 益母草为孕妇慎用药。 （　　）

28. 使药是用以消除或减弱君、臣药的毒性。 （　　）

29. 银翘散的君药是银花和连翘。 （　　）

30. 四君子汤的组成是人参、白芍、黄精和甘草。 （　　）

31. 六味地黄丸的配伍特点是泻中有补。 （　　）

32. 祛寒、解表药一般要用文火煎沸 15 min 即可。 （　　）

33. 处方写"路路通"应配麸炒。 （　　）

34. 处方写"橘核"应配盐水炒。 （　　）

35. 审阅中药处方要掌握中药处方的组方原则与灵活性的变化，方剂的组成以佐助、佐制、反佐及调和药四部分的药物配伍为法则。 （　　）

36. 如遇中药处方中有配伍禁忌药物时，应请处方医师修改并签字后再配方。 （　　）

37. 解鱼蟹毒可选用紫苏。 （　　）

38. 治咳嗽痰色白清稀可选用川贝母。 （　　）

39. 杜仲是滋补肾阴的常用中药。 （　　）

40. 决明子有清肝明目、润肠通便的作用。 （　　）

41. 病人胃痛，遇寒加剧，可选用保和丸。 （　　）

42. "四气"指的就是寒、热、温、凉四种属性。 （　　）

43. 威灵仙具有解诸骨鲠喉的作用。 （　　）

44. 枸杞子具有明目和润肠通便的作用。 （　　）

45. 藿香为解暑要药，化湿而不燥热，治暑湿之证，不论偏寒、偏热，都可应用。 （　　）

46. 麦冬是治疗阳虚的中药。 （　　）

47. 某药品标明有效期为 2012 年 5 月 30 日，则指可使用到 2012 年 5 月 30 日。 （　　）

48. 病人燥咳少痰，痰中带血，咽干喉痛，手足心热，可用百合固金丸治疗。 （　　）

49. 食积、湿热腹泻病人可以选用四神丸。 （　　）

50. 牛黄解毒片中含有牛黄、雄黄、大黄、黄芩成分。 （　　）

51. 应用磺胺类药物同时服用碱性制剂可预防不良反应的发生。 （　　）

52. 中药市场包含三个主要因素：有某种需要的人，为满足这种需要的购买能力和购

买欲望。 （　　）

53. 社会市场营销观念是一种以顾客需要和欲望为导向的经营观念。 （　　）

54. 经济因素是影响消费者购买行为的直接因素，它主要包括医疗保险制度、亲友、社会团体、家庭等。 （　　）

55. 企业的资源、产品的特点、市场的特点、产品生命周期和竞争者的营销策略是企业目标市场选择的五个因素。 （　　）

56. 中药饮片零售企业，必须配备熟悉生化药品性能，掌握中药种植加工技术和药品生产规范的中药技术人员。 （　　）

57. 非处方药不需要凭执业医师或助理执业医师处方即可自行判断、购买和使用。 （　　）

58. 根据药品的安全性，非处方药分为内服药、外用药两类。 （　　）

59. 中文 Windows 窗口操作中，移动窗口位置的方法是将鼠标指针移至标题栏上拖曳。 （　　）

60. "OTC" 是处方药的英文缩写。 （　　）

二、单项选择题（第 1 题～第 140 题。选择一个正确的答案，将相应的字母填入题内的括号中。每题 0.5 分，满分 70 分）

1. 水合氯醛试液可使细胞壁膨胀，能清楚观察（　　）。
   A. 淀粉粒　　　　B. 蛋白质　　　　C. 树脂　　　　D. 组织结构

2. 显微镜在目镜上刻有 5×、10×、15× 等符号，表示目镜的（　　）。
   A. 放大倍数　　　B. 直径大小　　　C. 高度　　　　D. 长度

3. 灰分检查主要用于控制中药的（　　）。
   A. 品质和洁净度　B. 水分　　　　C. 蛋白质　　　D. 挥发油

4. 烘干法测定水分的干燥温度是（　　）。
   A. 60℃　　　B. 95～100℃　　　C. 100～105℃　　　D. 105～110℃

5. 精密称定：系指称取重量应准确至所取重量的（　　）。
   A. 千分之一　　　B. 百分之一　　　C. 万分之一　　　D. 十分之一

6. 根据有效数字的修约规则，数字 2.325 修约为三位有效数字的结果是（　　）。
   A. 2.31　　　B. 2.32　　　C. 2.33　　　D. 2.34

7. 烘干法测定水分适合于（　　）。
   A. 含挥发性成分的贵重药材　　　B. 含挥发性成分的药材
   C. 不含或少含挥发性成分的药材　　D. 适合于各种药材

8. 姜汁竹茹炮制的目的是（　　　）。

    A. 消除药物副作用　　　　　　　　　B. 增强药物疗效

    C. 改变药物作用的部位　　　　　　　D. 消除特异气味

9. 中药（　　　）炮制的目的是有助于引药入肝，增强疏肝止痛的作用。

    A. 益智仁盐制　　　B. 延胡索酒制　　　C. 款冬花蜜制　　　D. 酒制黄连

10. 胆汁炮制黄连后，能增强黄连的（　　　）之性。

    A. 咸寒　　　　　B. 甘温　　　　　　C. 辛温　　　　　　D. 苦寒

11. 采用（　　　）杜仲的炮制方法，能增强杜仲的补肝肾、强筋骨作用。

    A. 蜜麸炒　　　　B. 蜜炙　　　　　　C. 酒炙　　　　　　D. 盐水炙

12. 中药炮制辅料（　　　）在炮制中的作用是：增强药物润肺止咳、补中益气的疗效；缓和药物过偏之性；矫味和消除药物副作用。

    A. 酒　　　　　　B. 醋　　　　　　　C. 食盐水　　　　　D. 蜂蜜

13. 中药炮制辅料（　　　）味甘性平。其功效为补中益气、健脾和胃、止渴止泻。

    A. 朱砂　　　　　B. 豆腐　　　　　　C. 稻米　　　　　　D. 蛤粉

14. 为使白术缓和燥性并增强健脾和胃的作用，应采用（　　　）操作工艺进行炮制。

    A. 清炒　　　　　B. 麸炒　　　　　　C. 蜜炙　　　　　　D. 酒炒

15. 生甘遂用醋炙法炮制，其目的是（　　　）。

    A. 增强疗效　　　　　　　　　　　　B. 降低毒副作用

    C. 便于煎出有效成分　　　　　　　　D. 便于调剂和制剂

16. 含淀粉质的药物容易发生霉变和（　　　）。

    A. 粘连　　　　　B. 返软　　　　　　C. 虫蛀　　　　　　D. 潮解

17. 当空气中相对湿度超过（　　　），温度30℃时，药物吸收空气中的水蒸气后，导致霉变现象的产生。

    A. 55％　　　　　B. 60％　　　　　　C. 65％　　　　　　D. 75％

18. 玄参在易霉蛀的季节中采取的干燥方法是（　　　）。

    A. 吸潮　　　　　B. 通风　　　　　　C. 阴干　　　　　　D. 烘晒

19. 蒲公英受潮后应采用（　　　）的方法加以干燥。

    A. 密封　　　　　B. 通风　　　　　　C. 阴干　　　　　　D. 日晒

20. 刺猬皮不宜采用（　　　）保管方法。

    A. 冷藏保管　　　B. 文火烘烤　　　　C. 阴凉干燥　　　　D. 通风吸潮

21. 外用膏药因存期过久会发生（　　　）变异现象。

    A. 发霉　　　　　B. 发硬　　　　　　C. 粘连　　　　　　D. 开裂

22. 白薇的入药部位是（   ）。

    A. 根   B. 茎   C. 根茎   D. 根及根茎

23. 胡黄连主产于（   ）地区。

    A. 华东   B. 台湾   C. 东北   D. 西藏

24. 玉竹的功能是（   ）。

    A. 清肝明目，润肠通便   B. 通经下乳，消肿排脓

    C. 清热凉血，活血化瘀   D. 养阴润燥，生津止渴

25. 我国的（   ）地区产有荜澄茄。

    A. 广西   B. 辽宁   C. 甘肃   D. 河北

26. 木瓜以质坚实，（   ）者为佳。

    A. 外皮宽松，色紫红   B. 外皮光滑，色紫红

    C. 外皮抽皱，色紫红   D. 外皮抽皱，色棕黄

27. 透骨草来源于（   ）植物。

    A. 凤仙花科   B. 豆科   C. 兰科   D. 桑科

28. 我国的（   ）地区产有苏木。

    A. 黑龙江   B. 辽宁   C. 甘肃   D. 云南

29. 钻地风来源于木兰科植物地枫皮的干燥（   ）。

    A. 根   B. 树皮   C. 茎   D. 根皮

30. 主产于湖北、江苏、浙江、安徽等地，以湖北产量大的皮类中药是（   ）。

    A. 秦皮   B. 合欢皮   C. 白鲜皮   D. 肉桂

31. 以皮厚，质地坚实，少破碎，内面划显油痕，香气浓，甜味重、微辛者为佳的皮类中药是（   ）。

    A. 白鲜皮   B. 合欢皮   C. 椿根皮   D. 肉桂

32. 大叶冬青是（   ）的别名。

    A. 四季青   B. 苦丁茶   C. 冬青叶   D. 大青叶

33. 呈长椭圆形，表面平滑光泽，背面密布土黄色细茸毛的叶类中药是（   ）。

    A. 艾叶   B. 橘叶   C. 枇杷叶   D. 莱菔叶

34. 可用于痢疾，消化不良，咽喉肿痛等症的中药是（   ）。

    A. 侧柏叶   B. 莱菔叶   C. 铁树叶   D. 番泻叶

35. 旋覆花的别名是（   ）。

    A. 望春花   B. 双花   C. 金沸花   D. 芫花

36. 花冠外层的舌状花呈线形，内层管状花呈筒形的花类中药是（   ）。

A. 白菊花　　　　　　B. 黄菊花　　　　　　C. 野菊花　　　　　　D. 旋覆花

37. 下列中药中，具有散风清热、平肝明目功效的中药是（　　　）。

A. 红花　　　　　　　B. 黄菊花　　　　　　C. 月季花　　　　　　D. 玫瑰花

38. 茺蔚的正名是（　　　）。

A. 益母草　　　　　　B. 鱼腥草　　　　　　C. 墨旱莲　　　　　　D. 落得打

39. 外表面黄绿色，具多数纵棱，棱上密生细齿，摸之锉手的草类药是（　　　）。

A. 大蓟草　　　　　　B. 麻黄　　　　　　　C. 墨旱莲　　　　　　D. 木贼草

40. 茵陈的功效是（　　　）。

A. 通经下乳，消肿排脓　　　　　　　　　　B. 健胃消食，涩精止遗

C. 消痰化瘀，软坚散结　　　　　　　　　　D. 清湿热，退黄疸

41. 鹅管石主产于（　　　）沿海地区。

A. 福建、广东　　　B. 广东、广西　　　　C. 天津、河北　　　　D. 吉林、辽宁

42. 下列不属于石决明性状特征的是（　　　）。

A. 内面观呈耳形　　　　　　　　　　　　　B. 外表面有半弧形的条纹

C. 边缘有 8～9 个小孔与壳面平　　　　　　D. 壳内粗糙，凹凸不平

43. 方解石的来源是（　　　）矿物，主含碳酸钙。

A. 氧化物类　　　　B. 硅酸盐类　　　　　C. 硫酸盐类　　　　　D. 碳酸盐类

44. 呈不规则的块状，有土腥气，铁屑散着其上，则呈毛状直立的中药是（　　　）。

A. 代赭石　　　　　　B. 自然铜　　　　　　C. 磁石　　　　　　　D. 铁落

45. 陈棕炭来源于（　　　）植物棕榈鞘片的纤维及旧棕制品。

A. 龙脑香科　　　　B. 棕榈科　　　　　　C. 橄榄科　　　　　　D. 菊科

46. 冰片的功效是（　　　）。

A. 清热化痰，息风定惊　　　　　　　　　　B. 开窍醒神，清热止痛

C. 活血止痛，消肿生肌　　　　　　　　　　D. 收涩止血

47. 显微镜的类型很多，但均可分为（　　　）和光学系统两部分。

A. 光源装置　　　　B. 物镜转换器　　　　C. 机械装置　　　　　D. 载物台与推进器

48. 烘干法测定水分的干燥温度是（　　　）。

A. 60℃　　　　　　B. 95～100℃　　　　C. 100～105℃　　　　D. 105～110℃

49. 根据有效数字的修约规则，数字 2.335 修约为三位有效数字的结果是（　　　）。

A. 2.31　　　　　　B. 2.32　　　　　　　C. 2.33　　　　　　　D. 2.34

50. "大黄配合芒硝其泻热攻下作用更强"，属于中药七情配伍理论中的（　　　）。

A. 相须　　　　　　　B. 相使　　　　　　　C. 相畏　　　　　　　D. 相杀

51. 根据中药配伍七情理论，属于"相畏"配伍关系的是（　　）。

　　A. 生半夏配生姜　　B. 麻黄配桂枝　　　C. 丁香配郁金　　　D. 黄芪配茯苓

52. 配伍七情中，能产生毒副作用的配伍关系是（　　）。

　　A. 相恶　　　　　　B. 相反　　　　　　C. 相畏　　　　　　D. 相杀

53. 根据"十八反"的配伍禁忌，半夏不宜与（　　）同用。

　　A. 南星　　　　　　B. 生姜　　　　　　C. 芫花　　　　　　D. 草乌

54. 下列配伍关系中属"十八反"的是（　　）。

　　A. 知母与黄柏　　　B. 生姜与生半夏　　C. 白及与乌头　　　D. 茯苓与黄芪

55. 根据"十八反"的配伍禁忌，芫花反（　　）。

　　A. 苦甘草　　　　　B. 甘草　　　　　　C. 细辛　　　　　　D. 白芍

56. 根据"十八反"的配伍禁忌，与藜芦相反的药物是（　　）。

　　A. 珠儿参　　　　　B. 四叶参　　　　　C. 细辛　　　　　　D. 太子参

57. 根据"十九畏"中药配伍禁忌，硫黄不宜与（　　）同用。

　　A. 砒霜　　　　　　B. 芒硝　　　　　　C. 贝母　　　　　　D. 芫花

58. 下列配伍中属于"十九畏"禁忌的中药是（　　）。

　　A. 藜芦与人参　　　B. 乌头与贝母　　　C. 巴豆与牵牛子　　D. 甘草与大戟

59. 下列配伍中属于"十九畏"禁忌的中药是（　　）。

　　A. 贝母与乌头　　　B. 川乌与犀角　　　C. 甘草与甘遂　　　D. 赤芍与藜芦

60. 妊娠禁用药是指（　　）。

　　A. 通经祛瘀的中药　　　　　　　　　　B. 行气破滞的中药

　　C. 药性辛热的中药　　　　　　　　　　D. 毒性中药

61. 下列哪一项是属于妊娠禁用的中药（　　）。

　　A. 甘草　　　　　　B. 甘遂　　　　　　C. 红花　　　　　　D. 杏仁

62. 下列属于妊娠忌用的中药是（　　）。

　　A. 益母草　　　　　B. 大枣　　　　　　C. 人参　　　　　　D. 菊花

63. 患神经衰弱的心悸、失眠的病人不宜吃（　　）一类食物。

　　A. 辛辣、酒、浓茶　　　　　　　　　　B. 腥臭

　　C. 生冷助寒　　　　　　　　　　　　　D. 辛辣助热

64. 八法中适用于水湿内停的治法是（　　）。

　　A. 吐法　　　　　　B. 下法　　　　　　C. 清法　　　　　　D. 消法

65. 补主药之不足，又可兼顾次要症状的是（　　）。

　　A. 君药　　　　　　B. 臣药　　　　　　C. 佐药　　　　　　D. 使药

66. 具有调和药性作用的药物是（　　）。

    A. 君药　　　　　　B. 臣药　　　　　　C. 佐药　　　　　　D. 使药

67. 具有"发汗解表，宣肺平喘"功效的方剂是（　　）。

    A. 桂枝汤　　　　　B. 麻黄汤　　　　　C. 银翘散　　　　　D. 桑菊饮

68. 用于外感风寒表虚证的方剂是（　　）。

    A. 麻黄汤　　　　　B. 桂枝汤　　　　　C. 银翘散　　　　　D. 桑菊饮

69. 银翘散属于（　　）。

    A. 辛温解表剂　　　B. 辛凉解表剂　　　C. 表里双解剂　　　D. 清热解毒剂

70. 大承气汤属于泻下剂中的（　　）。

    A. 温下剂　　　　　B. 寒下剂　　　　　C. 润下剂　　　　　D. 逐水剂

71. 小柴胡汤中半夏、生姜的作用是（　　）。

    A. 轻清升散，疏邪透表　　　　　　　　B. 益胃气、生津液和营卫

    C. 和胃降逆，散结消痞　　　　　　　　D. 清泄少阳半里之郁热

72. 四物汤由（　　）所组成。

    A. 生地黄、当归、白芍和川芎　　　　　B. 人参、白术、茯苓和甘草

    C. 熟地黄、当归、白芍和川芎　　　　　D. 熟地黄、当归、白术和茯苓

73. 六味地黄丸的"三补"是指（　　）。

    A. 熟地、丹皮、泽泻　　　　　　　　　B. 熟地、山茱萸、泽泻

    C. 熟地、山茱萸、山药　　　　　　　　D. 熟地、山药、茯苓

74. 除（　　）外，均是平胃散的组成。

    A. 苍术　　　　　　B. 甘草　　　　　　C. 青皮　　　　　　D. 厚朴

75. 二陈汤的君药是（　　）。

    A. 半夏　　　　　　B. 陈皮　　　　　　C. 茯苓　　　　　　D. 甘草

76. 味厚滋补的补益药煎煮时间宜长，煮沸后再用微火煎煮（　　）左右。

    A. 15 min　　　　　B. 30 min　　　　　C. 60 min　　　　　D. 90 min

77. 气味芳香，含挥发性成分的药物煎药时一般需要（　　）。

    A. 先煎　　　　　　B. 后下　　　　　　C. 包煎　　　　　　D. 烊化

78. 消食导滞的健胃剂宜（　　）。

    A. 饭前服　　　　　B. 饭后服　　　　　C. 睡前服　　　　　D. 饭中服

79. 下列药物应配"清炒"的是（　　）。

    A. 炒黄芪　　　　　B. 炒党参　　　　　C. 路路通　　　　　D. 炒陈皮

80. 下列药物应配"砂炒"的是（　　）。

A. 炙没药　　　　　B. 炙僵蚕　　　　　C. 炙马钱子　　　　D. 炙山楂

81. 中药处方上单写药名"干蟾"应配（　　　）。

A. 蜜炙　　　　　　B. 清炒　　　　　　C. 麸炒　　　　　　D. 砂炙

82. 处方写"煨益智仁"应配（　　　）。

A. 盐炒　　　　　　B. 盐水炒　　　　　C. 制品　　　　　　D. 麸炒

83. 下列药物应配"生品"的是（　　　）。

A. 茜草　　　　　　B. 莲房　　　　　　C. 陈棕　　　　　　D. 侧柏叶

84. 处方"生黄芪 15 g、煅牡蛎 30 g、浮小麦 9 g、麻黄 9 g、太子参 9 g、大枣 15 g"的错误是（　　　）。

A. 配伍禁忌　　　　B. 用药错误　　　　C. 药味重复　　　　D. 没有错误

85. 当归常可用于治疗（　　　）。

A. 咳嗽　　　　　　B. 胃痛　　　　　　C. 腹泻　　　　　　D. 痛经

86. 藿香正气水可用于治疗（　　　）。

A. 湿热腹泻　　　　B. 脾虚久泻　　　　C. 胃肠型感冒　　　D. 食积腹泻

87. 小活络丸是治疗（　　　）的常用药。

A. 胸痹　　　　　　B. 头痛　　　　　　C. 痹证　　　　　　D. 失眠

88. 音哑失音可选用（　　　）。

A. 生姜　　　　　　B. 桔梗　　　　　　C. 莲子　　　　　　D. 紫苏

89. （　　　）是止痛的常用药。

A. 延胡索　　　　　B. 辛夷　　　　　　C. 杜仲　　　　　　D. 香附

90. 山楂可用于（　　　）。

A. 清泻心火　　　　B. 润肺止咳　　　　C. 健脾止泻　　　　D. 消食化瘀

91. 槐花可用于治疗（　　　）。

A. 痛经　　　　　　B. 咳嗽　　　　　　C. 腹泻　　　　　　D. 痔疮出血

92. 回乳可选用（　　　）。

A. 芒硝　　　　　　B. 漏芦　　　　　　C. 穿山甲　　　　　D. 地榆

93. 风寒感冒常可选用（　　　）。

A. 感冒退热颗粒　　　　　　　　　　　B. 午时茶

C. 玉屏风颗粒　　　　　　　　　　　　D. 急支糖浆

94. 银黄片可用于（　　　）的治疗。

A. 咽痛　　　　　　B. 胃痛　　　　　　C. 心痛　　　　　　D. 头痛

95. 逍遥丸可用于（　　　）的治疗。

A. 胃痛　　　　　B. 失眠　　　　　C. 感冒　　　　　D. 腹泻

96. 再造丸是治疗（　　）的常用药。

A. 胸痹　　　　　B. 痹证　　　　　C. 腹泻　　　　　D. 头痛

97. 归脾丸可用于（　　）的治疗。

A. 失眠　　　　　B. 腹泻　　　　　C. 感冒　　　　　D. 咽痛

98. 归经是药物对于人体脏腑和（　　）具有特殊选择性作用的性能。

A. 津液　　　　　B. 气血　　　　　C. 七情　　　　　D. 经络

99. 威灵仙治疗诸骨鲠喉时，可用水煎，或（　　），分数次含口中，缓缓吞咽。

A. 加米醋煎汁　　B. 与生姜同煎　　C. 生嚼　　　　　D. 研磨吞服

100. 下列可以治失音的中药是（　　）。

A. 辛夷　　　　　B. 红花　　　　　C. 胖大海　　　　D. 枸杞子

101. 下列具有明目作用的中药是（　　）。

A. 麦芽　　　　　B. 芒硝　　　　　C. 菊花　　　　　D. 威灵仙

102. 下列性味甘寒，为治热病伤津、津少口渴的要药是（　　）。

A. 炮姜　　　　　B. 芦根　　　　　C. 肉苁蓉　　　　D. 附子

103. 既能消食又能活血化瘀的是（　　）。

A. 鸡内金　　　　B. 麦芽　　　　　C. 山楂　　　　　D. 太子参

104. 能够平补脾肺肾三脏的是（　　）。

A. 延胡索　　　　B. 甘草　　　　　C. 山楂　　　　　D. 白芍

105. 治疗脾胃虚寒的要药是（　　）。

A. 生姜　　　　　B. 炮姜　　　　　C. 干姜　　　　　D. 丁香

106. 被称为治疗肝肾不足，腰膝酸痛之要药的是（　　）。

A. 黄芪　　　　　B. 麦冬　　　　　C. 鹿茸　　　　　D. 杜仲

107. 下列描述中，（　　）是中药胶囊剂的特点之一。

A. 在胃肠道中崩解速度比片剂慢

B. 在胃肠道中崩解速度比丸剂慢

C. 在胃肠道中崩解速度比片剂、丸剂快

D. 在胃肠道中崩解速度比片剂慢、比丸剂快

108. 某药品标明失效期为 2010 年 5 月 30 日，则表明此药可以使用到（　　）。

A. 2010 年 5 月 30 日　　　　　　　B. 2010 年 5 月 29 日

C. 2010 年 5 月 31 日　　　　　　　D. 2010 年 6 月 1 日

109. 银黄片的功效是（　　）。

A. 健脾胃、消食积　　　　　　　　B. 消炎利胆

C. 防石、消石、排石　　　　　　　D. 清热，解毒，消炎

110. 功效为降气化痰，温肾纳气的中成药是（　　）。

A. 川贝枇杷糖浆　　　　　　　　　B. 小青龙合剂

C. 苏子降气丸　　　　　　　　　　D. 银黄片

111. 可治疗气郁引起的血、火、食、湿、痰郁所致的胸膈痞闷等症状的是（　　）。

A. 小建中合剂　　B. 温胃舒颗粒　　C. 越鞠丸　　　D. 左金丸

112. 可治疗肝郁气滞型急慢性胆囊炎，并属湿热未清者，可用（　　）。

A. 胆宁片　　　　B. 三黄片　　　　C. 三金片　　　　D. 金胆片

113. 大补阴丸的使用注意是（　　）。

A. 孕妇忌服　　　B. 孕妇慎用　　　C. 忌食辛辣食物　　D. 糖尿病病人禁用

114. 能清上、中、下三交之火，又能清上交风热的是（　　）。

A. 黄连上清片　　B. 三黄片　　　　C. 六神丸　　　　D. 左金丸

115. 下列中成药中含有麝香成分的是（　　）。

A. 黄连上清片　　B. 六应丸　　　　C. 六神丸　　　　D. 复方丹参滴丸

116. 制止微生物生长繁殖以防物品腐败，亦称抑菌的是（　　）。

A. 消毒　　　　　B. 防腐　　　　　C. 灭菌　　　　　D. 杀菌

117. 头孢菌素类抗生素通过抑制细菌（　　）的合成发挥杀菌作用。

A. 细胞壁　　　　B. 细胞膜　　　　C. 蛋白质　　　　D. DNA

118. 抗真菌药物（　　）必须静脉注射。

A. 咪康唑　　　　　　　　　　　　B. 两性霉素 B 粉针剂

C. 酮康唑　　　　　　　　　　　　D. 达扶康

119. 利巴韦林对（　　）最敏感。

A. 疱疹病毒　　B. 胃肠道感染　　C. 尿道感染　　　D. 真菌感染

120. 市场指具有特定需要和欲望，而且愿意并能够通过交换来满足这种需要或欲望的全部（　　）。

A. 现实顾客　　　B. 潜在顾客　　　C. 生产者　　　　D. 中间商

121. 市场＝人口＋购买力＋（　　）

A. 现实产品　　　B. 市场价格　　　C. 购买欲望　　　D. 商品流通

122. （　　）是生产观念的发展和延伸，认为必须以抓推销为重点，通过开拓市场、扩大销售来获利。

A. 生产、产品观念　　　　　　　　B. 推销观念

C. 市场营销观念　　　　　　　　　　D. 社会市场营销观念

123. 社会市场营销观念要求达到正确处理（　　）欲望、企业利润和社会整体利益之间的矛盾，统筹兼顾，求得三者之间的平衡与协调。

    A. 消费者　　　　　B. 经销商　　　　　C. 生产商　　　　　D. 零售商

124. 中药企业直接面对的营销环境是（　　）营销环境。

    A. 宏观　　　　　　B. 微观　　　　　　C. 自然　　　　　　D. 经济

125. 药用消费者市场是指为了（　　）健康需要而购买或取得商品和劳务的全部个人和家庭。

    A. 个人　　　　　　B. 大众　　　　　　C. 团体　　　　　　D. 全社会

126. 影响药用消费者购买行为的主要因素有（　　）因素、心理因素和社会文化因素。

    A. 精神需要　　　　B. 经济　　　　　　C. 社会团体　　　　D. 家庭

127. 地理标准、（　　）标准、心理标准和行为标准是消费者市场的细分标准。

    A. 产品　　　　　　B. 价值　　　　　　C. 人口　　　　　　D. 经济

128. 企业集中全部力量于一个或几个细分市场，为这些市场提供产品是（　　）营销策略。

    A. 无差异　　　　　B. 差异　　　　　　C. 集中　　　　　　D. 竞争

129. 企业目标市场可根据（　　）、"避强"定位和重新定位来进行产品定位。

    A. 功能定位　　　B. "迎头"定位　　　C. 价格定位　　　　D. 地理位置

130. （　　）占有率＝企业药品销售额÷市场药品销售额×100％。

    A. 全社会药品市场　　　　　　　　　B. 全国药品市场

    C. 企业药品市场　　　　　　　　　　D. 企业保健品市场

131. 药品说明书和标签由国家（　　）予以核准。

    A. 中医药管理局　　　　　　　　　　B. 食品药品监督管理局

    C. 卫生部　　　　　　　　　　　　　D. 药材总公司

132. 药品（　　）应当列出全部活性成分或者组方中的全部中药药味。

    A. 说明书　　　　　B. 标签　　　　　　C. 内包装　　　　　D. 外包装

133. 中药饮片调配操作管理制度，包括饮片接方、（　　）、核对和发药等制度。

    A. 配方　　　　　B. 质量事故报告　　　C. 进货　　　　　　D. 出库复核

134. 国家药品监督管理部门负责（　　）目录的遴选、审批、发布和调整工作，并负责处方药与非处方药分类管理办法的制定。

    A. 毒性药品　　　　B. 麻醉药品　　　　C. 精神药品　　　　D. 非处方药

135.（   ）不需要凭执业医师或助理执业医师处方即可自行判断、购买和使用。

    A. 麻醉中药   B. 精神药品   C. 处方药   D. 非处方药

136. 根据药品的安全性，非处方药分为（   ）。

    A. 甲、乙两类   B. 甲、乙、丙三类

    C. 中成药、化学药两类   D. 内服药、外用药两类

137.（   ）只准在专业性医药报刊进行广告宣传，即不能在大众传播媒介做广告宣传。

    A. 处方药   B. 非处方药   C. 甲类非处方药   D. 乙类非处方药

138. 消费者（   ）选购非处方药，并须按非处方药标签和说明书所示内容使用。

    A. 不可自主   B. 必须有医师证明

    C. 必须在药师指导下   D. 有权自主

139. 关闭计算机的正确方法是（   ）。

    A. 关闭显示器

    B. 按开始键，关闭计算机

    C. 先关闭所有应用程序，按开始键，关闭计算机

    D. 拔电源

140."Cold" 的中文意思是（   ）。

    A. 咳嗽   B. 流感   C. 感冒   D. 打喷嚏

理论知识考试模拟试卷答案

一、判断题（第 1 题～60 题。将判断结果填入括号中。正确的填"√"，错误的填"×"。每题 0.5 分，满分 30 分）

1. √	2. √	3. √	4. √	5. √	6. √	7. ×	8. ×	9. ×
10. √	11. √	12. ×	13. ×	14. √	15. ×	16. ×	17. √	18. ×
19. √	20. √	21. ×	22. √	23. √	24. √	25. ×	26. √	27. √
28. ×	29. √	30. ×	31. √	32. ×	33. ×	34. √	35. ×	36. √
37. √	38. ×	39. ×	40. √	41. ×	42. √	43. √	44. ×	45. √
46. ×	47. √	48. √	49. √	50. √	51. √	52. √	53. ×	54. ×
55. √	56. ×	57. √	58. ×	59. √	60. ×			

二、单项选择题（第 1 题～140 题。选择一个正确的答案，将相应的字母填入题内的括号中。每题 0.5 分，满分 70 分）

1. D	2. A	3. A	4. C	5. A	6. B	7. C	8. B	9. A
10. D	11. D	12. D	13. C	14. B	15. B	16. C	17. D	18. D
19. D	20. B	21. B	22. D	23. D	24. D	25. A	26. C	27. A
28. D	29. B	30. B	31. D	32. B	33. C	34. B	35. C	36. D
37. B	38. A	39. D	40. D	41. A	42. D	43. D	44. C	45. B
46. B	47. C	48. C	49. D	50. A	51. A	52. B	53. D	54. C
55. B	56. C	57. B	58. D	59. B	60. D	61. B	62. A	63. A
64. D	65. B	66. D	67. B	68. B	69. B	70. B	71. C	72. C
73. C	74. C	75. A	76. C	77. B	78. B	79. C	80. B	81. D
82. B	83. A	84. B	85. D	86. C	87. C	88. B	89. A	90. D
91. D	92. A	93. B	94. A	95. A	96. B	97. A	98. D	99. A
100. C	101. C	102. B	103. C	104. D	105. C	106. D	107. C	108. B
109. D	110. C	111. C	112. A	113. B	114. A	115. C	116. B	117. A
118. B	119. A	120. B	121. C	122. D	123. A	124. B	125. A	126. B
127. C	128. C	129. C	130. D	131. B	132. D	133. A	134. D	135. D
136. A	137. A	138. D	139. C	140. C				

技能考核模拟试卷

一、识别中药饮片操作

考试时间：10 min。

配分：20分。

考试要求：考生辨认盛药盘内的 20 味（四组）中药饮片，按药物编号写出所辨认的药物名称。药名按《上海市中药炮制规范》写正名正字。

组别	药物编号	中药名称	药物编号	中药名称	药物编号	中药名称	药物编号	中药名称	药物编号	中药名称
一组	1		2		3		4		5	
二组	6		7		8		9		10	
三组	11		12		13		14		15	
四组	16		17		18		19		20	

二、中药检测操作

考试时间：60 min。

配分：30分。

1. 考试内容

（1）显微鉴定操作技能。

（2）水分测定及计算结果。

2. 考试要求

（1）按照显微鉴定操作程序和方法对下列样品进行鉴定。

（2）样品：黄连、小茴香、蒲黄粉。

3. 操作方法

（1）徒手切片，并画出显微镜中观看到的三种样品的简图。

（2）对所给的中药按照规程进行水分测定操作并计算结果（最后结果保留两位有效数字）。

三、中药算方操作

考试时间：15 min。

配分：10 分。

1. 考试内容

(1) 准确计算 5 张中药处方的每帖单价。

(2) 准确计算 5 张中药处方的每张总价。

2. 考试要求

(1) 使用计算器或算盘算方。

(2) 答案的尾数四舍五入到分。

(3) 处方中每味药名前标示的是价格，此价格为 10 g 量的价格，即：元/10 g。药名后标示的是重量，单位为 g。

例题：

0.29 石决明 12	1.60 天麻 3	0.68 杭菊 9	0.34 料豆衣 9
0.15 白蒺藜 9	0.19 女贞子 9	0.15 制狗脊 9	0.18 川断 9
0.69 杜仲 9	0.09 牡蛎 30		

×3 帖

单价：　　　　　　　　　总价：

四、中药配方操作

考试时间：40 min。

配分：40 分。

1. 考试内容

(1) 对模拟处方进行调配操作。

(2) 临方炮制一味中药。

(3) 中药处方应配或特殊处理方法。

2. 考试要求

(1) 按配方常规要求独立完成模拟处方的调配操作。

(2) 对指定的一味中药饮片作临方炮制，并写出该药物的临方炮制方法、辅料品种和使用量及质量要求。

(3) 对下表中所列的五味中药饮片写出处方应配或特殊处理方法。

例题：

处方

香附 9	煨木香 5	金铃子 9	玄胡索 9	广藿香 9	陈皮 5
瓦楞子 30	川朴 5	苍术 5	白芍 9	青皮 5

临方炮制：

煨木香——

序号	品名	处方应配或特殊处理办法
1	香附	
2	瓦楞子	
3	川朴	
4	苍术	
5	白芍	